わが国における ポリヴェーガル理論 の臨床応用

トラウマ臨床をはじめとした実践報告集

花丘ちぐさ 編著

岩崎学術出版社

目　次

本書について

花丘ちぐさ

　ポージェス博士によって1994年に提唱されたポリヴェーガル理論は，海外からトラウマ学の講師を招いてのトレーニングなどを通して，徐々に日本にも紹介され知られるようになっていった。ポージェス博士の著書，『The Pocket Guide to the Polyvagal Theory』（Norton Publisher）の和訳が，2018年に『ポリヴェーガル理論入門——心に変革を起こす「安全」と「絆」』（春秋社・花丘ちぐさ訳）として出版され，2023年現在第10刷まで売り上げている。ポリヴェーガル理論は，まさに，多くの臨床家が注目している理論といってよいだろう。

　ポリヴェーガル理論については，すでに書籍などで解説されているので，本書では詳細は扱わない。概説すると，ポージェス博士は，哺乳類は系統発生的に進化してきた三つの神経基盤を持つと論じた。それまでは，自律神経系には交感神経系と副交感神経系の二つがあり，おおむね拮抗的に作用していると考えられてきた。しかしポージェス博士は，副交感神経系の中でも，迷走神経系には背側迷走神経系と腹側迷走神経系という二つの神経枝があるという理論を展開した。ここから，ポリヴェーガル理論，つまり複数の（poly）迷走神経（vagas）があると考える理論が生まれた。多重迷走神経理論とも訳される。さらにポージェス博士は，哺乳類には背側迷走神経複合体と腹側迷走神経複合体と呼ばれる複数の神経系が関係しあう機能があり，特有の働きを持つとした。背側迷走神経複合体，腹側迷走神経複合体，さらに交感神経系の働きも加わり，私たちの生命や活動を支えているとしている。

　神経系の進化のなかで最初に発生したのは，背側迷走神経系であり，無顎

魚類までさかのぼる。これは無髄のゆっくりと働く神経系で，哺乳類では主に横隔膜より下の臓器を支配する。安全であるときには消化と休息を司り，生命の危機にさらされた時は，心拍や呼吸を一気に落としてシャットダウン，つまり不動化を起こさせる。これは凍りついたように見えることから，凍りつきとも言われる。次に発生したのは交感神経系で，硬骨魚からみられる。この交感神経系は安全なときは適応的な活動を支えるほか，危機においては「闘争／逃走反応」を支持する可動化を司る。最後に，哺乳類に特異的に発生したのが腹側迷走神経系だ。これは有髄の機敏な神経系であり，腹側迷走神経複合体として，社会交流システムを司るとともに，背側迷走神経複合体と交感神経系のバランスを取る役割も果たしているという。

　ポリヴェーガル理論では，ストレス下では，哺乳類は系統発生と逆向きの方向で反応するという。つまり，問題が起きた時，人は最初に友好の合図を送って話し合うといった社会交流によって問題を解決しようとする。それがうまくいかないと「闘争／逃走反応」を起こす。つまり戦ったり逃げたりする。それもうまくいかないと，凍りつき反応を起こす。これがトラウマの機序を説明しているため，トラウマの臨床でポリヴェーガル理論が大いに歓迎されてきた。トラウマというと，過覚醒な状態を意味することが多かったが，ポリヴェーガル理論によって，多くのトラウマの専門家が直面する，気力を失い，心身が重くて働かなくなるような，抑うつ的なトラウマサヴァイヴァーの神経系についても，より明確な理解を持つことができるようになった。

　ポージェス博士は，このようにしてポリヴェーガル理論が世界に広がっているのを喜ぶと同時に，自分が提唱したポリヴェーガル理論を，何かを付け加えたり，差し引いたりすることなく正確に理解するための情報源として，ポリヴェーガル・インスティテュートを設立した（2021年）。そして，本書の編者である花丘ちぐさが，博士の著書を翻訳したご縁，また，博士が開発した，腹側迷走神経系の状態を反映するとされている呼吸性洞性不整脈の計測システムを学んで研究に取り入れたことから，ポリヴェーガル・インスティテュート・ジャパンを設立するに至った（2022年）。そこで，ポリヴェーガル理論の日本における臨床応用についての著作を編むに至った。

　ポージェス博士は，ポリヴェーガル理論をさらに発展させる新たな発見が

なされることを心から歓迎している。この点について編者は，今後の科学の発展を祈り，研究者の皆様を応援していきたいと考えている。そして，臨床家，またトラウマ臨床の教育者として編者は，ポリヴェーガル理論の臨床応用を通して，その有用性を経験的に理解し，それを広く共有していきたいと願っている。つまり，科学の発展を通してポリヴェーガル理論が高められていくことを願う一方で，ポリヴェーガル理論が臨床の現場でどのように応用され，人々の助けとなっているかの知見を蓄積していくことで，ポージェス博士が願う世界を実現していきたいと考えている。ポージェス博士は，安全と絆を通して，人間が本来の姿を取り戻し，ヒューマニティと善があまねく世界にいきわたることを願っているように思う。本書が，そのような，平和で社会交流が豊かに行われている世界を実現する一助となれば幸いである。

　本書では，各専門分野の最先端をゆく研究者，臨床家の皆様にご登場いただいた。ポリヴェーガル理論は，人間の本質的な部分についての洞察をもたらす。したがって，あらゆる分野をまたいで，その臨床応用は可能である。本書は，そういった意味で，ポリヴェーガル理論の祝祭的な場であると考えている。本書は，研究成果を発表する学際的なものではなく，実践応用の情報交換をしつつ，仮説を展開し，考察を行うものとした。本書への寄稿にあたって，著者の諸先生方には，まずここが安全の場であることを確かなものとしたいと考えた。安全をベースに，のびのびと，また存分に，日ごろの考えや思いを表現していただきたいとお願いした。読者諸氏におかれても，本書を，好奇心をもってワクワクしながら読んでいただきたいと考えている。

ポリヴェーガル理論提唱者
ポージェス博士からの序文

ステファン・W・ポージェス

　この画期的な本の序文を書くにあたり，大きな熱意と個人的な感謝の念を表明したい。テレサ（花丘ちぐさのニックネーム）は，本書『わが国におけるポリヴェーガル理論の臨床応用』を出版することで，日本でポリヴェーガル理論に精通した，熱心で有能なセラピストのネットワークを作り，ポリヴェーガル理論が様々な臨床戦略に統合できることを実証した。

　本書は，日本のセラピストによって書かれ，日本語で出版された，日本の臨床家のニーズに合わせたポリヴェーガル理論の臨床応用に関する初めての本である。ポリヴェーガル理論の原理を応用し，日本のクライアントに合わせた有用な臨床戦略を開発したポリヴェーガル理論のセラピストから学ぶことで，日本のメンタルヘルス関係者が大いなる利益を得ることを熱望している。テレサは，ポリヴェーガル・インスティテュート（https://www.polyvagalinstitute.org/）のインターナショナル・パートナーの一人であり，ポリヴェーガル理論を体現している日本のセラピストたちが，本書を通して，本理論の原理を多様な文化やコミュニティに浸透させ，人類を支援している世界中のポリヴェーガル・インフォームド・セラピストの家族の一員になられたことを祝福する。

　ポリヴェーガル理論が科学界に発表されたのは，1994年10月8日のことである。その日，アトランタで開催された精神生理学会（Society for Psychophysiological Research）での私の会長講演で，理論的な意味を持つポリヴェーガルモデルが紹介された。その数カ月後，本理論は，同学会の機関誌『Psychophysiology』に掲載された（Porges, 1995）。論文のタイト

ルは，「Orienting in a Defensive World: Mammalian Modifications of Our Evolutionary Heritage. A Polyvagal Theory.」である。このタイトルは，理論のいくつかの特徴を暗号化するために作られたもので，哺乳類が敵対的な環境の中で進化し，その中で生存できるかどうかは，防衛の状態を安全や信頼の状態，つまり協力的行動や健康を支える状態に下方修正する能力に依存していることを強調することを意図したものであった。

本理論は，当初，メンタルヘルスや精神疾患への応用を提案するものではなかった。本理論は，自律神経系が精神的，医学的，行動学的，生理学的プロセスにどのように影響を及ぼすかについて，検証可能な仮説を立て，理解を深める研究を促進するために提案された。ポリヴェーガル理論は，脳と身体の双方向のコミュニケーションを重視した，拡張的な脳・身体モデルとして生み出された。本理論は，進化・発達の観点を強く持ち，観察可能な行動，心理的プロセス，自律神経状態の間の関連性を探る枠組みとして提案された。

本理論を発表した当初は，臨床家が本理論を受け入れるとは思ってもみなかった。私は，本理論を，研究者たちのために検証可能な仮説を生み出すための構造として概念化していた。そして本理論は，新生児学，産科学，麻酔学，生体医工学，内科学，心理学，精神医学，歯学，人間工学，社会学，消化器学，哲学など，さまざまな分野の専門誌に引用されている。興味深いことに，応用の分野のリストは増え続け，教育，ビジネスマネジメント，コーチング，建築，ソーシャルワーク，ヨガ，宗教的・精神的儀式，法律の分野で受け入れられている。

本理論が実験室の枠を超え，トラウマを経験した人たちの個人的な体験の説明モデルとなるとは，発表当時は夢想すらしていなかった。本理論は，個人の主観的な体験と，実験室に根ざした神経生理学的な説明との間に，科学に裏打ちされた知的な架け橋をつくるものであった。本理論によって，生命の危機を経験した後，神経系が防衛的なバイアスに再チューニングされ，その結果，回復力が失われ，安全な状態に戻れなくなることが理解できた。この発見は，私を研究室の外に連れ出し，本理論に込められた原理を伝え，普及させるための見慣れないプラットフォームを模索することにもつながった。本理論の最初の発表から数年，私はいくつかの分野に迎えられ，本理論の潜在的な応用について議論してきた。それは，ヒトという種の基本的な性質，

つまり，つながりや協調性，そして「安心したい」という欲求を満たすことによってのみ繁栄できる種であるという，強力な生物学的要請を強調する驚くべき発見の旅となった。

　ポリヴェーガル理論の発表以来，本理論を臨床に応用することに大きな関心が持たれてきた。この関心は，2011 年に『The Polyvagal Theory: The Neurophysiological Foundations of Emotions, Attachment, Communication, and Self-Regulation』（未邦訳）がノートンから出版されたことで，関心は大きく広がった。この書籍の出版は，それまで学術図書館や電子図書館でしか入手できなかった本理論に関する情報を，臨床家が入手する機会を提供するものであった。2011 年に研究論文の集大成を出版した後，『The Pocket Guide to the Polyvagal Theory‐Transforming power of feeling Safe』(Norton, 2017)（『ポリヴェーガル理論入門——心身に変革を起こす「安全」と「絆」』（春秋社，2018，花丘ちぐさ訳)）を出版した。その後，『Polyvagal Safety-Attachment, Communication, Self-regulation』（2021）（『ポリヴェーガル理論と安全——愛着，コミュニケーション，自己調整（仮題)』（春秋社，花丘ちぐさ訳で 2023 年刊行予定)，そしてデブ・デイナ氏と，同じくノートンから 2018 年に『Clinical Applications of the Polyvagal Theory‐the Emergence of Polyvagal-Informed Therapies』（『ポリヴェーガル理論臨床応用大全——ポリヴェーガルインフォームドセラピーのはじまり』（春秋社，2023，花丘ちぐさ訳)」をともに編集，出版した。

　ポリヴェーガル理論が生まれる以前は，メンタルヘルスや精神疾患は私の理論的課題の焦点ではなかった。しかし，さまざまな精神疾患の診断と並行する自律神経機能障害の指標として，自律神経測定法を利用する可能性に関心を持ち，研究を行っていた。ピーター・ラヴィーン，ベッセル・ヴァン・デア・コーク，パット・オグデンというトラウマ学のパイオニア 3 人のおかげで，私は，トラウマが人口のかなりの部分に深刻な破壊的影響を与えることを知ることになった。トラウマの分野で献身的に活動するこれらのパイオニアたちにとって，本理論は，トラウマに対するクライアントの反応を理解するのに役立ったという。彼らにとってポリヴェーガル理論は，クライアントの個人的な物語を超え，生存を最適化するための身体の英雄的な神経反応を説明する新しい言語となった。生命を脅かす状況では，自律神経系は反射

的に再チューニングされ，闘争や逃走だけでなく，シャットダウン，崩壊，解離といった防衛行動をもサポートする。このように神経系が再調整された結果，長期的には防衛的な偏りが慢性化し，回復力が失われ，安全な状態に戻れなくなるのである。この安全性の喪失は，健康，成長，回復といった恒常性維持機能を支える自律神経系の役割にも有害な結果をもたらす。このように，トラウマは防御的な反応に偏ることで行動を乱すだけでなく，併存する自律神経機能障害によって健康にも影響を及ぼすのだ。消化器系や循環器系の障害，慢性疼痛などの自律神経症状は，逆境的体験を持つ人々によって頻繁に報告されている。一般に，これらの障害は機能的なものであり，医師が従来の臓器別医療評価によってこれらの障害を診断することは困難である。

　私の会長講演（Porges, 1995）の発表から約30年が経ち，何千人もの科学者が査読付きの研究発表の中で本理論を引用している。これはある程度予想していた喜ばしい結果であった。しかし驚いたのは，本理論が，学者ではなく臨床の世界から大いに歓迎されたことである。本理論は，さまざまな分野の臨床家に受け入れられ，神経系の機能を理解し，クライアントの健康回復への旅をサポートするためのプラットフォームを作り上げるのに役立った。

　本理論を臨床に応用していく過程で，私は何人かの才能あるセラピストと出会った。デブ・デイナもその一人で，ポリヴェーガル理論を受け入れ，その理論を効果的かつ効率的な臨床戦略に生かすためのわかりやすい言語を見いだしてくれた。彼女は才能あるセラピストである。デブと私は，『Clinical Application of the Polyvagal Theory』（前出『ポリヴェーガル理論臨床応用大全』），という本を共同編集した。その本では，約20人のセラピストに寄稿してもらい，本理論に関する自身の経験や，臨床でどのように本理論を取り入れたかを議論してもらった。各章の順番自体が，興味深い物語を作り出している。最後の章を読んだとき，私は目に涙を浮かべていた。ポリヴェーガル理論を自らの臨床に生かしているセラピストたちの情熱が伝わってきた。それは，彼らの臨床だけでなく，彼らの人生そのものにも大きな変化をもたらしたのだ。

　私はテレサの活躍に非常に感動を覚えている。彼女のポリヴェーガル理論に対するイニシアチブ，情熱，そして献身は，日本語で書かれたポリヴェーガル理論に関する最初の本を生み出し，日本のセラピストが，彼らの深遠な

仕事にポリヴェーガル理論を反映させることにつながった。私がデブ・デイナと共同編集した本と同様，彼女の本は，日本の創造的で直感的なセラピストの声を伝えている。テレサは，日本におけるポリヴェーガル理論の代弁者である。

この新刊は，第 10 刷と版を重ねた彼女の翻訳『ポリヴェーガル理論入門』（春秋社）の成功を超えて，日本におけるポリヴェーガルの声を広げていくだろう。本理論が多くの日本のセラピストに歓迎され，受け入れられていることに感激を覚える。今回テレサは，さまざまな分野の 30 余人のセラピストや研究者を招いて 1 冊の本に編集した。心理学，精神医学，理学療法，作業療法，ソーシャルワーク，身体指向療法，そして禅僧まで，実にさまざまな分野の方々がポリヴェーガル理論の経験を語ってくれている。私は，これらのセラピストたちが，日本の文化や体験とつながるために，ポリヴェーガル理論をどのように治療戦略に織り込んでいるのかを知るのを楽しみにしている。

テレサは，私が出会った日本人の中で最も流暢に英語を話す。彼女は，努力することなく自然に英語で会話をすることができる言語におけるギフテッドである。日本語と英語は，それぞれ全く異なる音を基本とする言語であり，日本語の文字が視覚的な記号言語であるのに対し，英語の文字は音声言語であるため，この二つは非常に異なる言語である。彼女が，その二つの言語を自由に繰っていることに敬意を表したい。ヨーロッパの言語は表音文字が多いので，読むことと話すことが混在している。日本語の場合はそうではなく，処理するにも表現するにも，神経系の異なる部分を働かせる必要がある。実は，私はヨーロッパ発祥の言葉であっても，外国語は得てして苦手である。それに対応できる人を，私はとても尊敬している。インド・ヨーロッパ言語は，共通のアルファベットがあるように，共通点が多い。日本語はそれらの言語と大きく異なる。テレサが，こうした言語能力を持つことは幸運なことだと考えている。彼女は架け橋であることを光栄に思うと言っているが，単に光栄であるだけでなく，彼女は「ポリヴェーガル理論」の声を伝える特別なポータルである。したがって，彼女は，個人的にも大きな責任を負っていることも記しておきたい。

日本についての私の知識は限られている。日本に行ったことがなく，日本の文化や歴史に触れる機会は，記事やメディアの報道を読む程度に限られて

いる。第二次世界大戦の終わり頃に育った私は，戦争が日本と日本人に与えた破壊的な影響についてよく理解している。しかし当時は，子どもであるが故に視野が狭く，戦争を生き抜くことのトラウマや，神経系に与える深刻な影響については理解していなかった。のちに，ポリヴェーガル理論によって，戦争という慢性的な生命の危機の体験のもとで適応的に再調整される神経系の英雄的な生存メカニズムについて，より思いやりのある理解ができるようになった。また，本理論によって，サヴァイヴァーの対処戦略に組み込まれた世代を超えたトラウマを把握することができるようになった。本理論は，私の祖父母の移民の体験を通して，私の家族に組み込まれた世代を超えたトラウマを理解するのに役立った。私は本理論が，日本人が世代間伝搬するトラウマという難題を克服するために，神経系がどのように英雄的に役立ってきたかを，より思いやりを持って理解するのに役立つことを期待している。

　私が子どもの頃（1950年代前半），日本から輸入された製品は，安価で品質が悪かった。例えば，おもちゃの自動車には，窓やドアといった機能的な部品はなく，絵が描かれていた。しかし，その後，日本製品のアメリカでの認知度は驚くほど変わった。1950年代後半になると，ソニーのような企業が非常に高品質の電子機器を製造するようになった。1960年代には，自動車，オートバイ，カメラ，科学機器などが登場した。戦後間もない日本から，非常に質の高い商品が産み出された。これは実に驚嘆に値する。日本は，戦後復興の夢を実現し，見事に経済的な繁栄をもたらした。これは，日本の人々の伝統的な倫理観と現実的な戦略の組み合わせが，労働者と経営者の間に生産的な相乗効果を生んだのだ。私は，50年代の安価な日本製ポータブルラジオから，現在日本で製造されている最先端の電化製品や自動車までを目の当たりにしてきた。興味深いことに，私たちの家庭で所有しているレクサスのハイブリッド車を含む多くの製品は，日本で製造されたものだ。

　さて，先の第二次大戦後，金融市場では，必然的に円安になった。しかし，その逆境の中で，日本経済は革新と効率化によって開花した。日本の産業は，アメリカの企業が見習うべきモデルとなった。日本企業は，従業員の健康と福祉に責任を持ち，思いやりのある資本主義経済を成功させ，資本主義社会の手本となった。その成功の過程で，日本製品は異文化のニーズに適応していった。日本の人々が，異文化を理解するために，幅広い柔軟性と適応機能

を発達させていったことがよくわかる。

　しかし現在，日本には急速な高齢化や労働力不足，景気の低迷などの問題があることは理解している。また，中国，韓国，台湾の経済拡大など，アジア経済も日本との競争力を強めている。日本は常にアジア経済をリードする役割を担ってきたが，新たなステージに入ろうとしているようだ。長年にわたり，日本やその歴史，人々についてより深く知るにつれ，私は日本の人々が，複雑に変化する世界で成功するための適応的な柔軟性を有していることに対して，尊敬の念を抱き続けている。

　前書きの最後に，私の抱負を述べたいと思う。個人的には，ポリヴェーガル理論によって，人間とは何かということをより深く理解することができると考えている。さらに私は，本理論が教育や医療を含む社会制度にもっと深く浸透することを望んでいる。どちらの環境でも，個人は脅威に対する身体的な反応を経験し，学習や治癒，社会性を混乱させることがある。私は，学校や医療機関が，安全や信頼を示す合図を出し，子どもも大人も，より歓迎されたと感じられるようになることで，健康と学問的成功を促進できると確信している。

　そして，司法の分野でも本理論が強く必要とされていることに触れておきたい。司法，警察といった制度については，私たちがお互いにどう接するか，ということに集約されると考えている。私たちは互いに歓迎し，助け合っているか。それとも，厳しく評価し，攻撃的なのか。とりわけ，ポリヴェーガル理論は，私たちの身体の反応に耳を傾け，それを尊重することで，私たちの行動を管理し，人間の経験を最適化するための協同調整を可能にするガイドとなるものである。私は，日本のセラピストができるだけ多くの分野で，ポリヴェーガル理論の有益な応用について新しい物語を創ってくれることを楽しみにしている。

　最後にとりわけ，40年以上にわたって辛抱強く私の話に耳を傾け，後にポリヴェーガル理論となって実を結ぶアイデアを共有してくれた妻，スー・カーターに感謝したい。スーは，社会的絆におけるオキシトシンの役割を発見するという画期的な仕事をした。彼女は社会的行動の謎を解き明かす神経生物学を探求していた。彼女の真摯な姿が，健康だけでなく社会的行動における自律神経系の役割を考察するように，私を導いてくれたのだ。

オキシトシン研究者
カーター博士からの序文

C・スー・カーター

　私は日本に多くの友人がおり，日本の方々に尊敬と憧憬の念を抱いている。私はこれまでに2度日本を訪れ，この特別な土地に住む素晴らしい人々について学ぶ機会を得た。私たちの地球全体の将来にとって重要なことでもあるが，日本では，北米で見られるような無意味な暴力，特に若者たちによる暴力行為が少ないという事実がある。私たちは，何が日本人を守っているのか，同時に，なぜ北米をはじめとする西欧諸国が社会的トラウマや暴力に対して脆弱になったのかを考える必要があるだろう。例えば，罪のない人が大量に射殺される事件は，被害を受けた人とその愛する人の両方の人生を破壊する可能性がある。

　テレサ（花丘ちぐさ）が編集したこの書籍は，暴力やトラウマの起源について，ポリヴェーガル理論の観点から洞察を与え，人々をトラウマから守り，臨床治療を成功に導く生物学的・社会的条件について，より深い認識を導く助けとなるだろう。本書は，感情的安全性の生物学と進化に関する複雑な考えを，セラピストとそのクライアントの両方にとって，より身近なものとして理解できるレベルにまで落とし込んでいる。ここで説明されているように，おそらくこのトラウマから守るということについては，肯定的な社会的行動の進化的・生化学的な原因と結果を調べることで，よりよく理解することができるだろう。

　私の夫であるステファン・ポージェス博士や私自身の研究も含め，数多くの科学的研究が重ねられてきていることで，生化学的要因と自律神経系が共に機能し，社会的支援の生物学的基盤を提供していることが明らかになって

きている。このような知識を得るには，現代科学のツールが必要だが，それが蓄積されればされるほど，私たちがなぜ他の人間に依存するのか，また，身体がどのように他者を利用して心の安全感を得るのかについて，より正確な理解を得ることができる。科学的文献はますます充実してきており，そうした科学的根拠に基づき，社会的相互作用がどのように私たちを恐怖や脅威から守るのか，その答えの一端が明らかになりつつあると信じている。

　私は半世紀以上にわたって，社会的行動の神秘的な神経生物学を理解することに情熱を注いできた。これらの研究から，出産や母性，社会的交流にまつわるものなど，幼少期の体験には，後に私たちがトラウマ的体験をしたときに私たちを守り，健全な癒しの道へと導く特別な力があることが分かってきた。良い母親と一緒にいることで安心感を得られるのと同じ基本的な生物学的条件が，生涯を通じて社会的な行動をとる背景にもなっている。この発達の道筋は，私たちが他者とどのように関わり，親がどのように子どもを育てるかに依存しており，オキシトシンとして知られる古代から存在する分子によって支えられている。

　脅威や恐怖は，少なくとも危険が現実のものとなっているときには適応的なものであり，人間の生活にはこうした危険も起こりうる。しかし，脅威や不安の感情が実際の危険を超えて続き，慢性化した場合，これらは私たちの身体にダメージを与える。慢性的なストレスは，うつ病や感情的シャットダウン，極端な場合は自殺につながることもある。また，脳と身体に直接害を与える炎症を作り出す。

　ポリヴェーガル理論を理解するためには，哺乳類の自律神経系，特に迷走神経を調整している古代の生化学反応がオキシトシンに依存していることを知ることが役に立つ。この分子は，前哺乳類（爬虫類）の祖先から現代人への生化学的な橋渡しをするのに役立ったのである。オキシトシンは，私たちを他の人間と社会的に結びつけており，ストレスや脅威に対する重要な緩衝材の一部として不可欠なものである。

　しかし，オキシトシンの研究は，いくつかの障害に直面してきた。オキシトシンは，女性だけに関係するホルモンで，出産や授乳期だけに作用すると誤解され，無視されていた。つまりオキシトシンは，「女性の生殖ホルモンであり，男性には作用しない」と誤解されていたのだ。確かにオキシトシン

は女性にとって特別に重要なホルモンである。しかし，男性にも同様に一生を通じて影響を与える。オキシトシンのユニークな特性は，ポジティブな社会体験やソーシャルサポートがもたらす健康への恩恵を説明するのに役立つ。ここでは，男女両方のオキシトシンの適応的な機能のうち，社会性，特に一般に「心理療法」と呼ばれている社会的相互作用の利点に関する臨床的理解に関連があると思われるものを簡単に紹介する。

オキシトシンは，哺乳類が子どもを母乳で養うための生物学的メカニズムから進化し，ヒトを含む胎盤哺乳類では，オキシトシンは子宮収縮と乳汁の分泌を促進する。オキシトシンは自律神経系を直接支配しており，脳幹をはじめ全身にオキシトシン受容体が存在し，心臓や消化器系など自律神経系が支配する組織にも存在している。また，オキシトシンは胸腺などの免疫系の組織にも存在し，免疫系の防御面をサポートしている。オキシトシンは，抗炎症作用と抗酸化作用を持ち，ストレスに対処する分子として身体全体に機能している。オキシトシンは，各細胞の発電所ともいえるミトコンドリアや，腸内細菌叢を調整している。

オキシトシンの保護作用は，ストレス，トラウマ，その他の逆境に直面したときに最も容易に検出される。オキシトシンは活性化すると他の分子と結合し，恐怖を落ち着かせることができるが，通常は本物の危険に身体が反応するのを止めることはない。オキシトシンとオキシトシン受容体の刺激は，一般に，成長，回復，癒しのパターンをサポートする。オキシトシンは幹細胞から神経細胞や心筋細胞へのプログラミングに関与し，脳や心臓の損傷を回復させる能力を持つ。オキシトシンの作用は，長寿における女性の優位性を説明するのに役立つと思われる。オキシトシンはまさに「自然の妙薬」であり，だからこそ，オキシトシンの自然な保護特性を最大限に引き出す方法を発見する必要があるのだ。

オキシトシンは，古代から存在している分子であるが，その適応的な特性から，人類の進化だけでなく，現代医学や心身の健康にとっても特別に重要なものと考えられている。しかし，オキシトシンに生物学的な特徴を与えている特性は，同時に研究を困難にし，医薬品による治療法を生み出すために利用することも困難にしている。オキシトシンは，非常に活発な化学結合を持ち，化学形態を変化させるというユニークな化学的性質を持つため，この

分子を扱うこと，測定することが困難なのである。オキシトシンの作用は，その受容体に依存する。これらの受容体は文脈に依存し，性差があり，特に出生前後の経験によって変化する。オキシトシンは，バソプレシンとして知られる，より古くからの関連ペプチド分子の受容体など，他のタイプの受容体にも作用することがある。オキシトシンは，その重要性にもかかわらず，医薬品として使用する際に問題となる特性をも併せ持っており，その点は，現在ようやく認識され始めたところである。このような理由から，オキシトシンを外用薬として頼るのではなく，オキシトシン系を作り出し利用する身体自身の能力を理解し活用することが非常に重要なのである。

　日本の科学者達は，オキシトシンに関する私たちの理解をリードしている。例えば，金沢医科大学の東田陽博教授らの最近の研究は，オキシトシンが免疫系の分子によって制御されていることを明らかにした。彼らの素晴らしい研究により，オキシトシンは免疫系の成分によって直接制御され，また体内に輸送されることが明らかになった。これらの驚くべき発見は，科学界におけるオキシトシンの見方を一変させ，これまで発見されていなかったオキシトシンの機能への新しい入り口を開くものである。東田教授は医師であり，もともとは分子生物学者であった。しかし，そのキャリアの後半で，人間の行動学である自閉症の研究にシフトしていった。2つの分野が見事に融合して生まれた彼の発見は，間違いなく誰も成し得なかったものである。私は，東田教授は世界で最も創造的な科学者の一人であり，私の科学的研究における最も偉大なヒーローであると考えている。

　また，もう一人，非常に優れた日本人研究者である東京の山末英典博士の臨床研究にも注目したい。彼の研究もまた，自閉症に見られる社会的障害におけるオキシトシンの役割について，科学的にも臨床的にも理解を変えつつある。山末教授は，自閉症における慢性的なオキシトシンの値を研究し，オキシトシンに対する我々の理解を再び変えるような結果を出している。また，生物学の深い知識を臨床に活かしている。

　心理療法，ボディワーク，医療行為にかかわらず，社会的相互作用に依存する治療法において，人体をより利用しやすくする方法を理解しようとする中で，自閉症の研究において，この優秀な日本人科学者のリーダーシップは注目に値する。オキシトシンは，私たちが脅威から安全へと適応的に状態を

変化させるのを助ける。もし身体が脅威を感じている状態にあれば，どのようなセラピーも完全に効果を発揮することはできない。私たちの生理的な状態と感情的な歴史が，介入へのアクセスを決定するのだ。このことは，ポリヴェーガル理論や，身体的，および心理的セラピーの基礎となるものである。

　哺乳類の神経系は，非社会性爬虫類であった祖先から進化してきた。しかし，哺乳類は数百万年の間に，大量の酸素を必要とする大きな脳を発達させた。高度な神経系を管理し，呼吸に酸素を必要とする状況の中で，過剰な酸化や炎症から哺乳類を守るなど，オキシトシンの最も重要な機能のいくつかが進化してきたのだ。オキシトシンはまた，低酸素症（酸素不足）から身を守り，子宮内環境（酸素は母親から供給される）から大気中の酸素を吸うことへ移行することを可能にする。驚くべきことに，この周産期には，人間の乳児は世話をしてくれる人，通常は母親との絆を深め始めなければならない。この絆は，母親の養育によって強化される。

　オキシトシンの供給源のひとつに母乳がある。歴史的には，赤ちゃんにとって実母からの乳が唯一の栄養源であったため，母乳に含まれるオキシトシンは必要に応じて存在していたのである。しかし，「現代」の文化では，赤ちゃんの約半数が人工栄養（粉ミルク）に依存する可能性があり，離乳も伝統的な文化よりずっと早くなっている。母乳から哺乳瓶への移行は，1950年代から一般的になり始めた。その背景には，ビジネス的思惑もあった。哺乳瓶による授乳がオキシトシン系とその受容体の調整に及ぼす生物学的影響については，まだよく分かっていない。しかし動物実験の結果から，哺乳瓶による人工栄養への依存は，後に子どもが社会性や生理機能を自ら制御する能力に影響を与える可能性があることがわかりつつある。さらに，母乳を与えない母親は，授乳期に得られるストレス対処能力の一部を奪われることになる。授乳歴のある女性には，乳がんが少ないことが知られている。乳がんは，母乳育児が一般的であったころには，ほとんど見られなかったもので，その意味で「現代病」であるともいえる。母乳を与えないことの影響は，未熟児を含む他の逆境下にある乳児において，最も顕著に現れると思われる。これらは，生涯を通じての感情調整に影響を及ぼす可能性のある深刻な問題である。

　私たちの進化の歴史は，哺乳類の進化の過程で，オキシトシンが，人間が

他者と接するときに防衛反応をオフにするためのプロセスの一部となったことを教えてくれる。人間の神経系は闘争／逃走を支持するが，これを長期間維持することはできない。哺乳類が成長し，最適な健康状態を保つためには，穏やかな時間を持つ必要がある。爬虫類は，哺乳類に比べて大量の酸素を必要としない。そのため爬虫類はエネルギーを節約するために，代謝を下げ，本質的な「シャットダウン」を行うことが可能である。オキシトシンは，シャットダウンの影響を克服または回避することができる自律神経生理学の一端を担っている。人間にとって，シャットダウンは非常に危険である。なぜなら，脳の機能を最適化するためには，酸素を継続的に供給する必要があるからだ。迷走神経とオキシトシンは，酸素欠乏時に身体を守るために，古くからある背側迷走神経系を通じて作用している。同時に，進化により生じた新しいオキシトシンと腹側迷走神経系の協調関係は，生存と幸福を支える手段として，社会性と他者を信頼することを促進する。

　要約すると，オキシトシンには抗炎症作用がある。オキシトシンはまた，免疫系と自律神経系の一般に保護的な迷走神経枝を調整している。オキシトシンによって制御される迷走神経経路は，顔や頭の筋肉への作用を通じて，社会的なコミュニケーションや関わりを持つために必要である。オキシトシンは極度のストレス要因の存在下で分泌され，トラウマに対する「シャットダウン」反応から私たちを保護する可能性も持っている。さらに，自律神経系は，私たちのすべての内臓を調整し，血液や栄養素を全身に分配している。オキシトシンは自律神経系への作用を通じて，脳への酸素供給を調整し，人間の認知，文化，ひいては文明を支えている。自律神経系は，ペプチド系と愛のポータルの一つであり，その影響を受けている。このように，オキシトシンの自律神経系への作用は，社会的支援と愛の治癒力の重要な構成要素である。オキシトシンは愛の能力をサポートする多くの分子の一つに過ぎないが，オキシトシンがなければ，人間は，愛や愛のある人間関係の恩恵を経験することができないだろう。

　愛は本質的に美しいが，複雑で神秘的でもある。愛を定義することは困難だが，愛の機能は多岐にわたる。愛は人間存在のあらゆる側面に影響を与える。愛は強力な薬として知られている。

　愛が人を守り，癒す仕組みは，今ようやく解明されつつあるところである。

生涯を通じて，オキシトシンは社会性に影響を与え，社会的体験はオキシトシンに影響を与える。オキシトシンの作用を通じた愛の神経生物学に関する知識は，人間の並外れた繁殖の成功，また回復力を説明するのに役立っている。私たちの種，そしておそらく地球の精神的，肉体的健康と長寿は，特にトラウマを被った際に，愛の生物学の知識を理解し，応用する能力にかかっている。

　他者を信頼する能力は，人間が「愛」と呼ぶものの基礎となるものだ。また，信頼は，ビジネス，政治，医療など，あらゆる制度システムの基礎となる。文明の進化には，信頼と他者と協働する能力が不可欠であった。信頼と愛の生物学的モデルは母親と幼児に端を発し，子育てを支える同じ生物学が，細胞から社会へと何度も何度も繰り返し使われているのだ。これらのシステムは身体の状態に依存し，予測可能性と安全性が知覚できることを必要とする。

　人間の身体は，他者からのサポートの必要性に敏感であるように進化によって調整されている。感情的にも身体的にも健康であるためには，このサポートを最大限に活用する必要がある。私は，よく訓練されたセラピストが，私たちの生理機能を理解し，調整するために重要な役割を担っていることに感銘を受けている。また，ポリヴェーガル・インスティテュートのインターナショナル・パートナーであり，日本の代表であるテレサが，日本での「ポリヴェーガル理論の臨床応用」の本を編纂していることを嬉しく思っている。私たちの社会と地球は，愛，安全，信頼に依存しているので，日本でポリヴェーガル理論がさまざまな分野で応用されていることは，実に素晴らしいことだと思う。ポリヴェーガル理論は，逆境やトラウマ体験を超えて，社会交流を行い，他者を信頼する力を養っていくことができるように，クライアントとセラピストの両方をサポートするために，私たちの持つ資質とその活用の仕方を教えてくれている。

第1部

精神医学

1. トラウマ学

トラウマとポリヴェーガル理論
——沈黙から共有へ——

宮地尚子　　森　美緒

I　はじめに

　ポリヴェーガル理論は，近年トラウマケアの領域で特に注目が集まっている。しかし，まだその活用法や意義が広く理解されているとは言い難い。その理由は，ポリヴェーガル理論の複雑さだけではなく，そもそもトラウマというもの自体が，他者との共有のしづらさや，とらえがたい性質をもっていることにもある。

　本章では，まず，PTSDという精神疾患で説明される症状に加えて，トラウマが社会において共有されにくく，語りづらいという性質があることについて，「環状島モデル」を用いて説明する。次に，トラウマ学にポリヴェーガル理論がどのような影響を与えたのか，不動化／可動化，社会交流システムといった，理論の重要な要素に沿って説明する。

　トラウマとそれによる影響は，断片的なトラウマ記憶とその活性化という，心理的な漠然としたイメージでとらえられてきた。しかし，ポリヴェーガル理論において神経系の働きと人の精神状態や行動の関係が説明されたことにより，観念的にとらえられやすいトラウマを，実存的な身体感覚と接合することが可能になった。こうした理論的転換がもたらされたことで，トラウマ臨床における新たな理解やアプローチの幅が広がることが期待される。そして，トラウマへの新たな切り口となったポリヴェーガル理論は，トラウマの語りづらさ，共有しづらさというナラティブにも，変化をもたらしうるかもしれない。こうした意義や変化について，トラウマとPTSD，環状島モデル

を交えて論じていく。

II　トラウマと PTSD

　トラウマが関連する精神疾患として最も多く知られているのはPTSD（Post Traumatic Stress Disorder）であろう。PTSDは，DSM-5（Diagnostic and Statistical Manual of Mental Disorders第5版）によれば，外傷的事件のあとに生じる，再体験・回避・過覚醒・否定的認知や気分という4つの症状群からなる。もともとPTSDは，事件や災害などの命をおびやかす外傷体験の後に生じる症状と考えられてきた。それに加えて，精神科医のハーマン（Herman, 1992）は，虐待などにより継続的・反復的に受けた心的外傷の影響を「複雑性PTSD」という概念で説明した。複雑性PTSDは，現在ICD-11（International Statistical Classification of Diseases and Related Health Problems；国際疾病分類 第11版）における診断基準としても認められており，PTSDの中核症状（再体験・回避・過覚醒）に加えて，感情調節の障害や対人関係の維持困難，否定的自己像といった症状群をもつとされる（シュワルツ，2022）。

　PTSD研究が発展し，トラウマの長期的な影響が論じられるなかで，その他の精神疾患や，脳機能との関連も多く指摘されてきた。トラウマは脳に機能的・器質的影響をもたらすが，治療的介入でその脳機能も回復しうるといわれている。さらに，PTSDやASD（Acute Stress Disorder；急性ストレス障害）だけではなく，うつ，不安，解離，アディクション，自傷，不定愁訴など，さまざまな臨床像を伴う（宮地，2013）。これらの症状や反応をどう理解し，どう診断するかは，ジェンダーや文化によっても変わってくることがあり，トラウマを見逃すと，過剰診断や過小診断，誤診なども生じうる。また，トラウマは目に見えない心の傷であるがゆえに，外傷的記憶の活性化による再体験症状や過覚醒，トラウマ関連の事象の回避といった防衛反応は，周囲からの理解を得づらいことが多い。認知や感情面の困難であれば，本人の気質や，他のパーソナリティ障害といったものとも混同されやすい。このように，トラウマがもたらす反応や症状は多様で，当人は非常に苦しいが，

他者からは見過ごされたり，誤解されやすいといった性質をもっている。

Ⅲ　社会におけるトラウマ：環状島モデルとトラウマの語りづらさ

　筆者が 2007 年に発表した「環状島」（宮地，2007）は，内海のあるドーナツ型をした島で，トラウマについて語ることの困難さを形象化したモデルである。トラウマには，前項で説明したような個人の病理として現れてくる問題だけではなく，トラウマをめぐる様々な社会的偏見や抑圧，沈黙といった力動を生じさせる力がある。筆者自身も治療者としてこうした力動に直面する中で，環状島というメタファーを用いることによって，トラウマをめぐる人々のポジショナリティ（立ち位置）を分析し，可視化してきた。

　トラウマは，その内容が重ければ重いほど語りにくく，環状島の〈内海〉に沈んでいる。中心部には，語りの不在が広がっている。この環状島には 3 つの力が働いており，〈重力〉はトラウマがもたらす反応や症状，〈風〉は当事者と周囲との間でまきおこる混乱や葛藤，対立や分断，〈水位〉は社会の無理解度を示す。トラウマの当事者が，出来事を語り，島や外海にいる人たちとつながっていくためには，内海から内斜面を登っていかなければならない。逆に支援者は，外海からやってきて外斜面から尾根に登り，当事者に手を差し伸べることになる。いずれの場合も，〈重力〉や〈風〉の強さ，〈水位〉の高さによっては斜面に留まり続けることが難しい。トラウマ支援が難航すると，二次的外傷体験（Stamm, 1995）やバーンアウトが生じやすくなる。

　こうした構造のなかで，当事者が重度の症状や障害をもっている場合や，社会的スティグマの強い問題ほど，語られにくく，不可視化されやすくなっていく。また，同じ「被害者」でも，事件の種類によって，内海への沈みやすさ，すなわち語りにくさは異なる。自然災害の被害者より，人為的事件の被害者の方が語りにくく，人為的事件の中でも交通事故などより性暴力などの被害者の方が語りにくい。語ることによりスティグマを受ける恐れがあったり，犯罪，加害，共犯性がかかわる被害などは，社会からタブー視されやすく，バッシングを受けたり，認知もされにくいため，〈水位〉が高くなる。ケア・ギバーや「お世話になった人」からの被害，所属集団内での被傷（特

にマイノリティ集団）などは，語ることで相手や仲間を裏切ってしまうとか，自分が集団にいられなくなるという恐れも生じる。精神疾患や症状のような〈重力〉のために，内海に沈み込んで，語りたくても語れないというケースもあるだろう。先に挙げた，複雑性PTSDの事例などは，加害者との外傷的な絆が長期に形成されていたり，症状からくる対人関係の困難によってますますトラウマティックな体験を重ねてしまうなど悪循環が起こることがあり，それだけ環状島の〈風〉や〈重力〉に巻き込まれ，内海に落ちやすくなる。

　戦争や紛争，災害や大きな事故など，集団的なトラウマを引き起こす出来事の場合，環状島の規模や働く力も大きくなる。当事者や支援者が，知らないうちにその力動に巻き込まれてしまうことも起こりやすい。メディアの注目度や報道のあり方によっても，〈水位〉は大きく変わる。トラウマの語りづらさ，触れがたさには，PTSDのような症状による影響だけではなく，さまざまな社会的な問題が関わっている。

IV　トラウマ学にポリヴェーガル理論がもたらしたもの

1．3つのシステム

　ポリヴェーガル（Poly-vagal）とは，多重の迷走神経という意味である。従来の自律神経系にまつわる理論は，交感神経と副交感神経による興奮と鎮静，アクセルとブレーキという単純な二元論で構成されていた。ポリヴェーガル理論では，副交感神経系（迷走神経系）は背側迷走神経と腹側迷走神経に分けられ，交感神経系と合わせた3つの神経系を用いて人間の行動や精神状態を説明している。この3つの神経系の働きによって生じる生理学的反応は，「不動化システム」「可動化システム」「社会交流システム」という3つに分類される。

　「不動化システム」で生じるのは，背側迷走神経複合体の反応である，危機状況での凍りつきや虚脱反応のことを指し，失神・気絶・解離など，それ以上に被害を大きくしないための身体による防衛反応だといわれている。それに対し「可動化システム」では，交感神経系の働きにより，危険への反応

が生じる。いわゆる「闘うか逃げるか」反応であり，危機の緊急的回避に大きな効力をもつ。第 3 の「社会交流システム」は，腹側迷走神経複合体による「安全への反応」で，穏やかな沈静化した行動状態を促進するといわれている（津田，2019）。神経系の働きを介して，その状況がもたらす感情と身体反応をつなげるポリヴェーガル理論は，トラウマの専門家たちにも大きなインパクトをもたらした。この理論の応用により，トラウマ反応を心や記憶といった観念的な側面からだけではなく，身体と脳の働きの関連といった側面から理解することが可能となってきた。

2．「不動化システム」と「可動化システム」

　「不動化システム」による凍りつきや虚脱反応についての説明は，特に，トラウマへの反応を，脳と身体の防衛反応として理解する助けとなった。たとえば，性被害と PTSD との関連は昔から指摘されてきたが，被害時の反応については，一般的に「こうなるはず」と考えられがちな反応とは異なることも多く，理解が得られにくかった（宮地，2020）。しかし，ポリヴェーガル理論に基づいた説明では，被害者が加害者に対して抵抗できない理由を「理解不能な反応」から，「背側迷走神経の活性化により，硬直する身体」という理解へと転換することができる。また，事件後に生じる，恐怖や緊張などの感情や，フラッシュバックで呼び起こされる記憶は他者の目からは見えないため，疑われたり，大げさだとみなされてしまう場合もあった。そこへ，すくんで動けないといった身体の反応を脳の働きと結びつけて説明することで，トラウマ反応についての理論的な側面が補強され，見方が変わってきた。近年は，性犯罪における被害者の行動について，こうした理論を用いて広く理解を求める動きも起こっている。また，周囲の人間だけではなく，当事者にとっても「なぜ逃げられなかったのか」など，自分の事件当時の反応や行動の意味を受け止めるために非常に重要である。特に，性被害などスティグマを受けやすく語りづらい領域で，ポリヴェーガル理論が説明によく用いられているのはこのためである（花丘（2021）などを参照）。

　こうした理論的な転換は，治療上でも意義があった。当事者は，トラウマ反応のシステムを知ることで，自分を責めたり，自分の反応を恥だと思わな

くなり，孤立感や恐怖が薄らぐ。また，たとえば，再体験症状によって不動化システムの活性化が起きている時に，凍りつきに対して身体的に働きかけ，凍りつきを解除するといったアプローチも可能になる。そうやって恐怖に対する自分の耐性領域を広げることが，複雑性PTSDにおける対人関係や感情調整の困難の改善にも役立つだろう。自分の症状を理論的に理解し，身体的なアプローチによってトラウマ反応から解放されたら，日々の生活も楽になり，人との関わりの幅も広がる。

　トラウマそのものへの理解も変わってくる。先に紹介した「環状島モデル」では，トラウマ当事者のなかで，より重い体験や症状，社会的抑圧や偏見に曝されている人々ほど沈黙を強いられる，すなわち内海に沈みやすいことを示した。なぜなら，内海の人々が〈内斜面〉から〈尾根〉へと登ろうとする動きは，〈風〉や〈重力〉，すなわち対人関係の混乱，社会規範や偏見，精神症状や二次症状といったものによって妨げられるためである。トラウマを誰かに語るという社会的な行為には，不安定な環境に身を置かなければならないという制約がついて回ることがわかる。こうしたさまざまな外圧に対して「不動化」が働いてしまうと，凍りついたり，沈黙したり，解離したりしてしまい，当事者はすぐに内海に引き戻されることになる。逆に，悲惨な体験や被害を語る人が，攻撃的な論調になってしまうとか，ヒステリックだととらえられてしまうことがあるが，身を守るために「可動化」のシステムが活性化してしまっている場合もあるだろう。もちろん，正当な怒りや抗議の声まで医療化してしまっては危険だが，トラウマを語り，支援を受けるためには，多くの圧力に対峙していく必要があり，その際にどのような医学的・生理学的困難が生じうるのか，理解しておくことは重要である。このように，トラウマをめぐる事象を社会的に分析する場合にも，ポリヴェーガル理論によって当事者の身体という視点を新たに加えることで，より細やかな理解が可能になってくる。

　このように，ポリヴェーガル理論がトラウマ学にもたらした意義のひとつは，感情や記憶から，身体へと視点を転換したことにより，治療や理論に大きな進展をもたらしたことである。トラウマ体験の最中でなぜ動けなかったのか，そしてトラウマティックな体験がなぜその後も心身の状態に影響を及ぼし続けるのか，なぜ支援を受けることが難しいのか，という問いに対して，

身体の側から応えたのが，3つの神経系を用いた説明である。

3．社会交流システム

　上記のように，ポリヴェーガル理論は，治療的なアプローチにも，そして
トラウマを社会的に理解する視点においても，大きな転換をもたらした。そ
れは，トラウマをめぐるナラティブを，「隠すもの」から「共有するもの」
へ，「沈黙」から「語り」へと導く補助線となるかもしれない。そのための，
ポリヴェーガル理論のもう一つの重要な要素が「社会交流システム」である。
　「社会交流システム」が働いているときには，交感神経系のアクセルと背
側迷走神経系のブレーキ，それぞれの過活性化を調律する腹側迷走神経系の
機能が作動し，穏やかで向社会的な状態がもたらされる。腹側迷走神経系は
哺乳類以降に発達した神経系であり，仲間とのコミュニケーションを司り，
適正に機能するには，フェイストゥフェイスな他者との関わりによる相互作
用が必要であるとされる（津田，2019）。そして，それは人が安全と感じら
れる環境で行われることが前提だと，ポージェスは強調している。逆に言え
ば，安全でない環境では，他者と関わっているときでも，可動化システムに
よる過度な緊張状態や，不動化システムによる凍りつき反応，解離といった
別の生存戦略が取られやすいということである。たとえば，暴力的なパート
ナーと離れたくても，不動化によって恐怖を解離したり抵抗力を失ったりす
れば，そのまま一緒に居続けることになる。あるいは，自尊心の傷つきや関
係破綻の不安に耐えられず，相手を攻撃して支配することで序列関係を維持
しようとするなど，可動化システムによる過剰なアクセルが働いてしまうこ
ともあるだろう。こうした不均衡な被害／加害の関係に悪循環が生じやすく，
時に治療関係でも逆転移や再演が起こってしまう（Putnam, 1997）のは，「社
会交流システム」が機能せず，「可動化／不動化システム」の過剰な働きが
固定化されているため，とみることもできるだろう[注1]。

注1）こうした対人関係のパターン化は，アタッチメントの理論における不安定な愛着スタイル（工
　　藤，2020）の問題とも通じる。幼少期の愛着関係がその後に渡って対人関係のパターンに影響す
　　ることについては，多くの事例から経験的な裏付けはあっても，そのメカニズムは観念的な理
　　解によるところが大きかった。ポリヴェーガル理論は，対人関係の側面でいえば，アタッチメ

「環状島モデル」で，トラウマをめぐって，当事者を中心としてさまざまな力動が働くことを説明した。トラウマをもつ人は，症状や社会的要因が働くトラウマの構造により，斜面に留まり続けることが難しい。すなわち，安全感や安心感を持ちにくいことから，偏った生存戦略が引き出されやすくなり，人との安定した交流が難しくなる。かといって，それを恐れて孤独になっていくと，今度は社会交流システムが働く機会も損なわれてしまう。それは，症状の悪化をもたらすだけでなく，支援の受けづらさにもつながる。だからこそ，混乱した対人関係を安定化させたり，手助けする人がそばにいること，症状にのまれないための手段を得ること，トラウマ反応について理解されることで，当事者は内斜面をより安全に登っていけるようになる。ポリヴェーガル理論が説明しているのは，単に「他者との交流がトラウマを克服させる」ということではなく，「他者との交流が安全にできる環境づくり」こそが，「凍りつき」でも「闘争・逃走」でもない，生存のための第三の戦略が正しく作動するための必要条件だということである[注2]。

　トラウマからの回復を，PTSDからの回復ととらえるとき，どうしても主体は患者となり，治療は症状克服のための闘いとなってしまう。しかし，他者との安全な相互作用が必要だということがわかれば，つながりあって生き延びること，安全な輪を作ること，語り手に対して安全な聞き手がいることの重要性に気づくことができる。その際，「環状島モデル」のように，トラウマを取り巻く力動を理解しておくことも，安全な場の構築のために役立つ。環状島を，安全なものにしていくには，〈重力〉を和らげる力，〈水位〉を下げる力，〈風〉から身を守る手段が必要である。なにより〈内海〉にいる人たちが，自分のことを理解し，浮上していくための力，語る力を得ることも大切である。

ント理論を生理学的に再考するものとしても有用であると考えられる。

注2) 持続エクスポージャー療法やナラティブ・エクスポージャー・セラピーなど，トラウマ体験を言語化することがキーになる治療法もいくつかあるが，いずれも治療者との安全な関係や守られた環境が必須である。社会交流システムに焦点を当てれば，ポリヴェーガル理論は，身体的アプローチだけではなく，認知的アプローチを活用する上でも治療関係の重要性を示唆している。

V　終わりに

　ポリヴェーガル理論は，もともと精神生理学という人間の身体内部の神経系の働きの研究に端を発していた。しかし，それがトラウマにおける身体と社会の相互作用を説明することにつながり，トラウマという現象に対する理解を拡張し，支援を豊かにしていくことに役立っている。

　ポリヴェーガル理論のトラウマへの臨床応用に期待されることは大きく二つある。第一に，トラウマティックな出来事が起きたとき，周囲の人々や，当事者自身が，トラウマ体験時の状態や，精神症状や意図しないフラッシュバック反応についての知識を得て，それが心の弱さや病に起因するものではなく「生命を守るための身体の反応」だととらえられるようになることである。第二に，トラウマのもつ語りづらさ，共有不可能性（Caruth, 1995）を認識しながらも，そこに安全な聴き手がいること，他者とつながり合うことの意義をより強く見出し，実践していくことである。トラウマを語ることは，告発や啓発的な行為だととらえられることもあるが，治療的に意義を持つのは，語る内容そのものよりも，語ることによる他者との関わりを通して安全と安心を実感していけるときであろう。トラウマに限らず，傷つきを語ることには不安や恐れ，恥の意識がともなう。トラウマをもつ人が，沈黙を強いられることなく，安全に自分のことを語れるようになる，そのような社会の土壌を豊かなものにしていくことが求められている。理論とアプローチの発展により，「触れがたく・語りづらい」というトラウマ・ナラティブにも新たな変化がもたらされることを期待している。

文　献

Caruth, C. ed. (1995) Introduction. In Trauma: Explorations in Memory, pp. 226–236, Johns Hopkins Univ Pr.（下河辺美知子監訳（2000）過去の入手不可能性と可能性．トラウマへの探求 証言の不可能性と可能性，pp. 226-236，作品社）

Herman, J. L. (1992) Trauma and Recovery. Basic Books, New York.（中井久夫訳（1996）心的外傷と回復．みすず書房）

Putnam, F. W. (1997) Dissociation in children and adolescents; A developmental perspective. Guilford Press.（中井久夫訳（2001, 2017）解離：若年期における病理と治療．みすず書房）

Stamm, B. (1995) Secondary traumatic stress: Self-care issues for clinicians, researchers, and educators. The Sidran Press.（小西聖子・金田ユリ子訳（2003）二次的外傷性ストレス　臨床家，研究者，教育者のためのセルフケアの問題．誠信書房）

花丘ちぐさ編（2021）なぜ私は凍りついたのか：ポリヴェーガル理論で読み解く性暴力と癒し．春秋社．

工藤晋平（2020）支援のための臨床的アタッチメント論：「安心感のケア」に向けて．ミネルヴァ書房．

宮地尚子（2007）環状島＝トラウマの地政学．みすず書房．

宮地尚子（2013）トラウマ．岩波新書．

宮地尚子（2020）性暴力とPTSD．トラウマにふれる　心的外傷の身体論的転回，pp. 61-100，金剛出版．

シュワルツ，アリエル著，野坂祐子訳（2022）複雑性PTSDの理解と回復：子ども時代のトラウマを癒すコンパッションとセルフケア．金剛出版．

津田真人（2019）「ポリヴェーガル理論」を読む　からだ・こころ・社会．星和書店．

執筆者略歴

宮地 尚子（みやじ なおこ）

一橋大学大学院社会学研究科・教授。精神科医，医学博士。

1986年京都府立医科大学医学部卒業，1993年同大学大学院医学研究科修了。1989年から1992年，ハーバード大学医学部社会医学教室および法学部人権講座に客員研究員として留学。1993年より近畿大学医学部衛生学教室勤務，2001年より一橋大学大学院社会学研究科地球社会研究専攻・助教授を経て，2006年より現職。

森 美緒（もり みお）

臨床心理士，公認心理師。一橋大学大学院社会学研究科地球社会研究専攻・博士課程。

2013年一橋大学社会学部卒業，2015年文京学院大学大学院人間学研究科修了。その後，精神科クリニック，産業保健，学生相談などでカウンセリングに従事。

2. 発達障害

TSプロトコールとポリヴェーガル理論
——トラウマ処理の作用機序を巡って——

杉山登志郎

I TSプロトコールの概要

　筆者はこの十年余り，重症の発達性トラウマ症（van der Kolk, 2005）および複雑性PTSDのクライアントの治療に取り組んできた。最近になって，そのような治療技法がほぼ組み上がった。それがTS（Traumatic Stress）プロトコールである（杉山，2021）。

　TSプロトコールは，フラッシュバックの軽減と治療に焦点を当てた，簡易型トラウマ処理技法である。実際の治療に要する時間は5分間から10分間程度であり，4回から6回程度の治療の実施によって，フラッシュバックは著しく軽快する。一般的な精神科外来における保険診療による治療で十分に実施が可能である。また筆者らはランダム化比較研究（RCT）を行い，その有効性は科学的に示された（杉山ら，2022）。

　TSプロトコールは次のものから成り立っている。

　1. **TS処方**　これは向精神薬の極少量処方と漢方薬の組み合わせである。
　2. **パルサーを用いた簡易型処理**　基本的には4カ所の部位に左右交互刺激と肩呼吸による深呼吸を行い，身体的不快感を下から上に「抜く」。
　3. **手動による簡易型処理**　パルサーを用いた処理を1セット行った後に，不快感，違和感をチェックしてもらい，手動による処理をさらに加える。
　4. **TS自我状態療法**　解離性同一性障害の併存症例に用いる。目的を主人格および部分人格相互の協働ができることにおき，人格の統合を目指さな

表 1　TS（Traumatic Stress）処方　（杉山，2021）

基本処方
• TS 処方 1, 気分変動が中心（双極Ⅱ型類類似）：アリピプラゾール 0.2mg，炭酸リチウム 2mg，ラメルテオン 0.8mg　分 1 　桂枝加芍薬湯（小建中湯）2 包，四物湯（十全大補湯）2 包　分 2 • TS 処方 2, 攻撃的な言動が問題：リスペリドン 0.3mg，炭酸リチウム 2mg，ラメルテオン 0.8mg　分 1 　桂枝加芍薬湯（小建中湯）2 包，四物湯（十全大補湯）2 包　分 2 ▷不眠が強い場合 　レンボレキサント（デエビゴ）1.25mg ～ 5mg　頓服で ▷抑うつが強い場合　デュロキセチン 10mg ～ 20mg　分 1

い。人格間のコミュニケーションが可能になり，相互の協力ができれば終了である。よく行われる，イメージの中で地下室に行くのではなく，催眠をできるだけ避ける。意識を下げず，自立的な心の働きに委ねることで大きな治癒力がもたらされることは，アクティブ・イマジネーション（シュピーゲルマン，1994）において示されていたことである。TS 処理と組み合わせることで，15 分間程度で実施することができる。

　処方は，フラッシュバックを軽減させる特効薬である漢方薬と，極少量の向精神薬の組み合わせを基本的に用いる。処方を表 1 にまとめる。この服用の後，簡易型トラウマ処理を実施する。TS プロトコールの要点は，重いトラウマによるフラッシュバックを安全に軽減させることである。漢方薬の服用は，トラウマ処理を実施したときに解除反応を起こさずに実施する安全性のためである。

　最初にクライアントの脈を測り，パルサーのスピードを脈に合わせて決める。これはクライアントが心悸亢進した時に，どの程度の早さになるのかを想定して，現在の脈拍よりも早い速度に設定する。ついで以下の 4 つの部位に，パルサーを当て 20 回程度の交互刺激をくわえ，刺激を加えた後に，胸郭呼吸による強い深呼吸を行う。最初に腹（両側肋骨の辺縁），次いで鎖骨

下縁（鎖骨突起の下側方），次に頸（頸動脈の部位），最後に頭（両側のこめかみ）と4カ所に下から上に向かって左右交互刺激と深呼吸を繰り返し，身体の不快な違和感を上に抜くのである。

　この4セットによる簡易処理を終了後，身体の違和感を尋ね，違和感のある部位に，さらにパルサーによる処理か，手動による両側刺激を加える。例えば，胸の辺りに違和感があれば，鎖骨の部位に両手でのタッピングを30回ほど行い，深呼吸をする。また喉の辺りに違和感がある場合は，鎖骨および後頸部に両手で同じく30回のタッピングと深呼吸を行う。こうして数分の処理で身体の不快感を抜くことができる。この身体的不快感を抜くという治療を4〜6回行うと，フラッシュバックそのものが軽減する。このことが筆者の発見である。1回のセッションはせいぜい10分間もあればできる。

　手動処理のタッピングの部位は4セット法と同じ所への左右交互タッピングである。腹，鎖骨，頸の部分は両手でパタパタと20回から30回やわらかく叩き，胸郭呼吸を行う。頭は頭頂から下に両手を用いて交互になで下ろすという両側刺激を20回程度行い，その後に胸郭呼吸を行う。手動処理の時に，鎖骨と頭の部位に関しては，両手を交差させて対側に両側刺激を加える方が，効果がより高い。パルサーを用いないで最初から手動処理のみでトラウマ処理を行うことも可能である。

　子どもの場合には，鎖骨への2セット（同側，交差；パルサーを交差させ対側に当てる）から3セット（腹，鎖骨，頭，または腹，鎖骨，鎖骨交差など）で良いことが多い。これは恐らく子どものボディーイメージに関係するのだろう。子どものボディーイメージは年少児であればあるほど，延長のない丸い存在である。成人のように下から上にパルサーを当てて行き，身体の違和感を抜かなくとも，中心部に位置する1カ所，あるいは身体の中心部と頭の2カ所への左右交互刺激で，身体的違和感を和らげることができる。子どもの場合も同様に，この簡易型処理を4〜6回，つまり2週間おきの外来では2〜3カ月間ほど行うと，フラッシュバックが軽減してきて，日常生活の中でフラッシュバックに振り回されることが減ってくる。

　TSプロトコールは，TS自我状態療法まで含めても，10分間から15分間で治療が可能であり，つまり普通の精神科外来で実施ができる。短くすることが目的ではないが複雑性PTSDのクライアントにおいて，治療の安全性を

高める。フラッシュバックの蓋が開いて，解除反応を生じる可能性が減るからである。これは重症のトラウマを抱えるクライアントにおいては常に考慮すべき優先事項である。この点において，TSプロトコールは複雑性PTSDのクライアントに向いている。

　筆者は臨床的な試行錯誤の末にこの方法に辿り着いたのだが，なぜこんな簡単な方法でトラウマ処理ができるのか，理論的根拠を持たないまま取り組んできた。ポリヴェーガル理論（Porges, 2018）はトラウマ治療を行う上でも非常に有力な仮説である。この小論では，筆者なりのポリヴェーガル理論への疑問点を示し，TSプロトコールの効果機序について考察を行う。

Ⅱ　ポリヴェーガル理論を巡る論点

　ポリヴェーガル理論の筆者なりの理解を記す。迷走神経は12ある脳神経（脊髄を介さず，脳から直接体内の臓器に神経経路をつないでいる神経系）の1つである。脳と多くの臓器とを接続しているが，ポージェスによれば迷走神経の8割が感覚神経系であり，脳に直接臓器の情報を伝えており，残り2割が出力系で，臓器の活動の調整を行っている。ポージェスは，迷走神経は1種類ではなく，2種類からなることを見いだした。1つはより原始的な無髄神経（神経の樹状突起の髄鞘による絶縁が行われていない）で，脳幹の背側部に起始するのでこちらを背側迷走神経系，もう1つはより進化した神経である有髄神経（髄鞘化がなされていて神経伝達速度はこちらが速い）からなり，腹側部に起始するため腹側迷走神経と呼ばれる。この2種類の迷走神経が異なった機能を司っているというのがこの理論の重要な着眼点である。最も起源が古い背側迷走神経系は主に横隔膜下の臓器に接続し，消化・吸収，睡眠，生殖などの生理学的状況を作る時の活動が中心である。また肺や心臓にもつながっていて，生命の危機が迫ると，徐脈や無呼吸を引き起こし，結果的に酸素の消費を非常に抑制する。一方，腹側迷走神経系は，主に横隔膜上の臓器に接続し，表情やアイコンタクトなどの社会交流システムとして機能し，社会的な関わりを作る状況において働いている。

　ポージェスは，生体が危機に陥ったとき，系統発生的な順序とは逆向きに

神経系が発動されると考えた。危機状態において，腹側迷走神経系による社会交流システムが活性化し，人間関係を通して危機を乗り越えようと試みる。言業や表情などで，自分に敵意がないことを伝える。その上でなお危険が迫ると，今度は交感神経系が活性化し，闘争・逃走反応と一括される生理学的状態が引き起こされ，全身の活動が亢進し危機場面からの離脱が行われる。つまりここまでの時点では，トラウマに関連する状況に対する強い反応という形で生体の危機回避が生じている。

　ところがこの一連の闘争反応がうまく働かず，さらに致命的な危機が迫る状況になると，今度は進化の過程でより古い背側迷走神経系が活性化し，凍り付き（フリーズ）の形でシャットダウンが生じる。身体が動かなくなり，心拍や呼吸は下がり，死んだふり状態がもたらされる。この死んだふりは，タヌキやオポッサムの仮死擬態など，様々な動物において目撃されており，最大限の危機状態に陥ったときの生体の反応として広く知られている。このように，役割が異なった複数の迷走神経の働きによって過剰反応から過小反応へとスイッチが切り替わる。ポージェスは，高次の脳による判断ではなく，大脳辺縁系や脳幹レベルのもっと原始的反応によるものと考えた。これを彼は，パーセプション（一般の認知受容）から分けるために，ニューロセプションと呼んだ。内臓感覚や五感なども含めた心身の反応システムである。

　さて，臨床からの疑問は，筆者のトラウマ臨床の経験では，人間がオポッサムのような仮死状態になったのは見たことがないということに尽きる。瞬間的なフリーズはしばしば目撃するし，記憶が飛んでしまう状態もよく見る。また大暴れをした後，ぼーっとなってしまう状態もよく見る。それほど多くはないが，倒れてしまうクライアントは存在するが，こちらは解離反応というよりも，ヒステリー反応に属する転換性の症状であって，人のいるところで意識消失を起こすため怪我をしないという特徴があり，仮死状態というのではない。

　人間において，いわゆるオポッサムのようなフリーズが生じることがあるのだろうか。例えばライオンに襲われたなど本当に致死的な状況になったら仮死状態フリーズが生じるのかもしれないが，これは考えてみると，心的トラウマの後年の反応として起きてくるものとは異なった症状である。

　長期反復性トラウマの反応としてよく見るのは，記憶の断裂であるが，こ

ちらの方は，不快を伴うことを記憶から弾き飛ばすようになり，徐々にそれほど不快でないことまで記憶を飛ばすようになる。しかし一連の活動の中で，瞬間瞬間に記憶を飛ばしていて，この状態はシャットダウン症状とは明らかに異なる。さらにより進行した形の解離では，記憶を飛ばしている背後に部分人格がいたりして，主人格の飛ばした記憶をせっせと拾い集めていたりする。この有様はどう考えてもシャットダウンではなく，別の系統の意識状態（これをワトキンスら（1997）は異なった自我状態と呼んでいた）が活性化して，主人格を助けている状況である。この何というか活性化された意識状況を背側迷走神経系が司っているとは考えにくい。むしろ本当に身体的危機を招くシャットダウンを避けるために，別の系統の意識が作られて行き，病理的な道筋で回避反応を軽減させ，シャットダウンを防いでいると見るべきなのではないだろうか。

　フリーズを何度も生じるような体験を繰り返すと，道が通じるようになって，フリーズしなくても良い場面でもフラッシュバックによってフリーズが生じてしまいやすくなるのだろうか。でもそのような反応が生じやすくなってしまっては，生体の生命的危機を回避するという，本来のフラッシュバック反応から著しく逸脱してしまう。そう考えると先に述べたように，記憶を飛ばす作業はむしろ，解除反応を生じないために，つまりその先にあるフリーズ反応を生じないために，不快体験を意識から切り離し，キャンセルし続けるという生体の防衛反応として考える方が了解しやすい。記憶の断裂を起こしている要因はフラッシュバックであり，リアルな体験そのものでは無い。フラッシュバックについて生理学的に生体に起きていることを検証する必要が生じてくる。

III　症　例

　議論が臨床から遊離しないように，筆者が経験した「よく倒れた」症例を紹介したい。公表の許可を得ているが，匿名性のために細部を大きく変えている。

　症例は，4 歳の女児 A とその母親 B である。A が暴言暴力を繰り返すことを主訴に，8 月末に受診した。

　父親は，子ども達への暴言，暴力，母親への暴言，暴力があり，A の胸を揉むという加害もあって母親 B は子どもを連れて離婚し，2 月から新しい生活に入った。B は穏やかだが，答えが欲しい，はっきりさせたい性格であるという。A は女の子らしい，おだやかな子であったという。癇癪がなければ今もすごく良い子とのことである。

　5 月頃から A は突然に激しい癇癪をおこすようになった。A の兄弟も新しい生活で大変なので，対応に困惑することが増えた。8 月には毎日，A は泣きわめき，兄弟や母親に暴力をふるった。玩具の包丁を振り回して「傷つけてやる」と叫ぶこともあったという。治まるまでに 30 分以上かかるという。児童相談所には相談をしており，緊急で見てもらった小児科医から紹介されて緊急の受診になった。

　A に対し，甘麦大棗湯と，余り興奮した時の頓服としてリスペリドン水薬 0.5ml を処方した。その上で，2 〜 3 週間に 1 回の TS プロトコールによる簡易型トラウマ処理を行った。9 月後半には癇癪は軽減し，10 月になると頓服を用いることは皆無になった。

　母親 B は DV で荒れる家庭に育った。昔から背後に霊を感じていたという。結婚後，夫からの暴言，暴力があった。現在も，人への不信感，自己の無価値感があるという。9 月はじめ初診し，TS 処方の服用と，TS 処理による簡易型トラウマ処理を開始した。この B がしばしば倒れた。

　9 月末，A がパニックになった時，B は息ができなくなり倒れ，近隣の人に助けてもらった。数日後，外来で 3 回目の簡易型処理を終えた後，会計待ちの間に倒れた。応答ができない状態で別室で 30 分ほど寝たが，「入院のために紹介をしますか？」と治療者がたずねると，目を開けそれは否定し，起き上がって帰宅した。これ以外にも，何度か倒れたことがあるという。しかし 10 月に入り A は落ち着いてきた。B 自身も 4 回目の簡易型処理を終えたころから急速に落ち着き，その後は母子共に安定した生活を送ることができるようになった。

　診断としては発達性トラウマ症の娘と複雑性 PTSD の母親という母子である。母親 B は，対処ができないと感じたときに過呼吸を生じ，家で

> も外来でも倒れることが生じたが，かならず助けを得られる状況で倒
> れており，また速やかに回復した。この状況は簡易型処理が進み母子
> 共にフラッシュバックが軽減した後は見られなくなった。

　Bの「倒れる」状況は過呼吸に引き続き生じているが，必ず人が居るところで起きており，転換性の意識消失と考えられる。またAの癇癪は父親のDVや暴力のフラッシュバックである。

　恐らくソマティック・エクスペリシング®（SE™）による対応としては，Aには怖くならない，そして興奮を引き起こさないための練習をし，Bにも過呼吸を生じないための心身の練習をするということになるのだろう。筆者もそのような治療は有効と考えるが，Aの荒れも，Bの「倒れる」も，背側迷走神経優位になって起きている症状なのだろうか。筆者が実施したTSプロトコールは，フラッシュバックに焦点化したトラウマ処理技法である。A，Bともに，治療によってフラッシュバックが治まるにつれ，生じていた諸症状も速やかに軽快した。

　SE™がフラッシュバックによる反応を起こさない心身に焦点を当てているのに対し，TSプロトコールはフラッシュバック自体の軽減を目標としている。SE™もTSプロトコールも，ヴァン・デア・コーク（2014）のいうボトム・アップ型（体への働きかけによる治療）のトラウマ処理技法であるが，焦点を当てる症状が少し異なっていることが理解される。

Ⅳ　TS プロトコールと迷走神経

　迷走神経に関しては余り知られていないもう1つのトピックスがある。迷走神経に対する電気刺激療法である。迷走神経刺激療法（Vagus nerve stimulation therapy；VNS；Toffa et al., 2020）は，難治性のてんかんに対し実施されてきた外科的治療である。頸部の所から迷走神経を露出させ，そこに電極を付け，電気刺激を加えるのであるが，これによって約60パーセントの患者でてんかん発作の減少が認められる。この治療手技はFDAでの承認を経て，わが国でも2010年に保険適応になった。つまり既に確立されて

いる治療法である。

　ところが最近になって，このVNSが別の領域に有効なことが明らかになってきた。最初はうつ病の治療として用いられ，難治性のうつ病の約25％前後に有効という報告がなされていて（Carreno et al., 2017），アメリカ合衆国ではFDAで既に承認されている。有効なのはどんなうつ病だろうという疑問が湧くが，文献を読んでみた限り明確な輪郭ははっきりしない。さらにごく最近になって，慢性の炎症に有効という報告がなされるようになった。最初は慢性リューマチの症状緩和に有効（Koopmanm et al., 2017）という報告が現れた。もちろん炎症への根本治療ではなく，慢性リューマチの悪化を引き起こす，サイトカインの分泌を抑えるからと説明されている。クローン病の症状緩和に有効という報告もある（Marshall et al., 2015）。このように，VNS，迷走神経への電気刺激治療は予想外の領域に少なくとも臨床的には有効性を示すことが明らかになった。

　さらにTS処方の主薬である桂枝加芍薬湯は，迷走神経緊張亢進作用があると漢方医の間では言われてきた。芍薬については，神経シナプスのカルシウム流入阻害の働きがあり，甘草は神経シナプスのカリウムの流出阻害があることが分かっているが，桂枝加芍薬湯に限定した研究や文献は見当たらない。神田橋（2009）は桂枝加芍薬湯が抗てんかん作用を持つことに触れ，フラッシュバックは生理学的にはてんかん類似の現象なのではないかと述べた。TSプロトコールのフラッシュバックに対する優れた効果を見る限り，特に迷走神経の刺激，調整作用が効果の背景にあると考えても良いのではないだろうか。TSプロトコールも生体にVNSの抗てんかん作用，さらに抗炎症作用によく似た影響を及ぼしているのではないかと考えられる。いずれにせよこのような知見から明らかになるのは，トラウマによって引き起こされる諸反応に対する，迷走神経系の働きの重要さである。この点に注目したポージェスの慧眼に対し敬意を禁じ得ない。

　トラウマへの反応は全身を巻き込んだ変化である。視床下部‐下垂体‐副腎（HPA）軸がその中心と考えられているが，デヒドロエピアンドロステロン，青班核ノルエピネフリン，ニューロペプチドY，ガラニン，ドパミン，セロトニンも関与している。さらに脳由来神経栄養因子（BDNF）も，神経ステロイド産生酵素アロプレグナノロン（ALLO）もトラウマによって引き

起こされるアロスタシス（動的適応）への関与が示されている（杉山，2022）。ストレス状況が長期間にわたり継続すれば，副腎皮質ホルモンの過剰状態が，長期的には神経の再生を妨げ，脳にむしろ強いダメージを与えることに代表されるように，むしろ生体へのマイナスも生じてくる。これが子ども虐待をはじめとする慢性のトラウマによって生じるアロスタシスの過程であり，最近のトピックスはエピジェネティックス（epigenetics；遺伝子スイッチ）への影響である（Fujisawa et al., 2019；Park et al., 2019）。迷走神経におけるトラウマへの反応は大変重要ではあるものの，これらの総合的な一連の反応の１つと考えられる。

　臨床的には，フラッシュバックの軽減をまず実施し，それに併行して不安に対して易興奮や解離が起きない体の練習を実施していくことが理想的な治療になるのではないだろうか。トラウマ処理技法を様々に組み合わせて柔軟に用いていくことが有用と考えられる。

文　献

Carreno FR, Frazer A. (2017) Vagal Nerve Stimulation for Treatment-Resistant Depression. Neurotherapeutics,14(3); 716-727.

Fujisawa TX, Nishitani S, Takiguchi S, et al. (2019) Oxytocin receptor DNA methylation and alterations of brain volumes in maltreated children. Neuropsychopharmacology. 44(12); 2045-2053.

神田橋條治（2009）難治例に潜む発達障害．臨床精神医学 38(3)；349-365.

Koopman FA, van Maanen MA, Vervoordeldonk MJ, et al. (2017) Balancing the autonomic nervous system to reduce inflammation in rheumatoid arthritis. Journal of International Medicine, 282(1); 64-75.

Marchall R, Taylor I, Lahe C et al. (2015) Bioelectrical Stimulation for the Reduction of Inflammation in Inflammatory Bowel Disease. Clinical Medicine of Insights Gastroenterol, 8; 55-59.

Park C, Rosenblat JD, Brietzke E, et al. (2019) Stress, epigenetics and depression: A systematic review. Neurosci Biobehav Review. 102; 139-152.

Porges S. (2018) The pocket guide to the Polyvagal Theory. W.W. Norton Company, Inc., New York.（花丘ちぐさ訳（2018）ポリヴェーガル理論入門．春秋社）

シュピーゲルマン，J.M.著，河合隼雄・町沢静夫・森文彦訳（1994）能動的想像法．創元社.

杉山登志郎（2021）テキストブックTSプロトコール．日本評論社.

杉山登志郎（2022）逆境に強い子――レジリエンスを巡って．そだちの科学，39；35-49.

杉山登志郎，堀田洋，涌澤圭介他（2022）新たな簡易型トラウマ処理プロトコールによる複雑性PTSD患者へのランダム化比較試験による治療研究．EMDR研究，14(1)，56-65.

Toffa DH, Touma L, El Meskine T (2020) Learnings from 30 years of reported efficacy and safety of vagus nerve stimulation (VNS) for epilepsy treatment: A critical review. Seizure, 83; 104-123.

van der Kolk B (2005) Developmental trauma disorder. Psychiatric Annals, 35(5); 401-408.

van der Kolk B (2014) The body keeps the score: Brain, Mind, and Body in the Healing of Trauma. Penguin Books, London.（柴田裕之訳（2016）身体はトラウマを記憶する．紀伊國屋書店）

Watkins J G, Watkins H H (1997) Ego states-theory and therapy. W W Norton & Colnc Inc, New York.

執筆者略歴

杉山 登志郎（すぎやま としろう）

医師。福井大学子どものこころの発達研究センター客員教授。

1976年久留米大学医学部卒業，小児科学教室入局。1978年名古屋大学医学部精神医学教室入局。1980年静岡県立病院養心荘勤務。1983年愛知県心身障害者コロニー中央病院精神科医長。1986〜87年アメリカ合衆国カリフォルニア大学ロサンゼルス校神経精神医学研究所留学，自閉症の研究に従事。またこの間にユング派分析家シュピーゲルマン博士より教育分析を受ける。1989年名古屋大学医学部精神科助手。1995年静岡大学教育学部教授。2001年あいち小児保健医療総合センター保健センター長兼心療科部長。2004年〜2008年金沢大学医学部客員教授。2010年浜松医科大学児童青年期精神医学講座特任教授。2016年〜2020年浜松医科大学児童青年期精神医学講座客員教授。2016年〜浜松市子どものこころの診療所顧問。2017年〜現職。

3．災害緊急対応

災害緊急対応における
ポリヴェーガル理論の臨床応用

仁木啓介

I　はじめに

　熊本地震は，2016年4月14日午後9時26分に前震（震度7）が，16日午前1時25分に本震（震度7）が発生した。3日間で震度6以上の地震が合計7回あり，その後，10月までの6カ月間で，4,200回以上の余震が続いた。本震の震源地から，筆者の自宅は直線距離で3kmの所にあり，勤務先の病院は3.5kmの所に位置していた。筆者は勤務先や避難所で災害対応しながら，地元の支援に従事した。さらに熊本県DPAT（災害派遣精神医療チーム）として活動した。

II　被災時の反応

　前震の時，筆者は，食事で訪れた木造3階建ての建物の一室で，おしぼりをもらったところだった。突然，ドンという音に続き，上下に突き上げられるような振動があり，その後テーブルを掴んだ筆者は，前後左右に大きく部屋ごと振り回された。周囲には，多くの悲鳴が響いていた。その瞬間はビックリで，何が起きたのか頭が真っ白になった。脱出を試み階段に目をやると，壁一面に飾られた一升瓶が割れて散乱していた。両手におしぼりを握り，ガラスの破片を端に寄せながら階段を降り逃げた。電話回線は不通で，SNSを通して熊本が震源だと知った。過剰覚醒のまま勤務先に駆けつけ，緊急対応

を行いながら興奮する入院患者の安定化に努めた。長い一日が終わり，疲労困憊してベッドで横になった時だった。地中奥深くでハンマーで思いっきり叩くようなかん高い音に続き，ドンという振動が起こり，それと共にベッドごと一旦右側に引っ張られた。それからまるでポルターガイスト現象のように，大きく円を描いて前後左右に，私を乗せたベッドは部屋中を動き回った。なぜだか私は，アトラクションのようだと感じて笑っていた。本震である。一方妻は，固まり震えて動けない状態だった。登山靴を履き，職場に駆けつけると，心理課のフロアでスプリンクラーが発動し，病棟の2フロアは，給水器が倒れ，水道管が引きちぎれて，フロア全体が水浸しになっていた。多くの病院で当院同様，スプリンクラーによる水害が発生した。病院に寝袋で寝泊まりしながらの，熊本地震で被災した多くの業種の人や一般市民への災害対応が始まった。

III　PTSR（Post Traumatic Stress Response：心的外傷後ストレス反応）

　突然の災害被害で，人はビックリして，何が起こったのか情報収集を試みる。視覚情報を含む音や匂い，振動など様々な感覚と，その時の心身の反応が条件付けられ，フラッシュバックのトリガーになる。交感神経が一気に優位になり，過剰覚醒の助けを借りて，倒れるタンスを受け止め，家族を連れて避難所に逃げる人がいる。また過剰覚醒のレンジを振り切り，背側迷走神経複合体が活性化し，フリーズ（凍り付き／不動化）する人がいる。

　PTSD（Post Traumatic Stress Disorder：心的外傷後ストレス障害）と同様にPTSRの状態には，過剰覚醒，回避・麻痺，解離などがある。過剰覚醒状態を保つことで，不眠不休で自分の役割（警察や消防，医療やライフラインの復旧）を果たすことができ，再びの危機に対して対応できるように，感覚を過敏にし，眠りを浅くし，アイドリング状態を保つことができる。しかし，副作用として，イライラしやすくなり集中力が落ちる。高血圧や心臓疾患等を起こす割合も高くなる。麻痺や解離の助けで，悲惨な現場での活動を可能にするが，喜怒哀楽は乏しくなる。戦闘地域では回避が発動し，危険

な場所を避け生き残りを図るようになる。刺激を避けるために引きこもり，ソーシャルサポートや，コミュニティーから距離を置く。教訓を忘れないために，何度も想起する。解離では，記憶を飛ばし一見楽になるが，健忘や，聞こえない，見えない，歩けない，感情がないなど，様々な感覚や記憶を切り放すことになる。PTSR は，初期では生き残るために必要な反応だが，程度が激しいと ASD（Acute Stress Disorder：急性ストレス障害）として治療が必要になり，継続すると PTSD へと発展する。戦闘地域で暮らす人は，常に過剰覚醒となり，回避・麻痺，解離の助けで日々の生活が可能になる。そこでは，心的外傷は現在形である。戦士が自国に帰り，安心・安全な環境に身を置くことで，初めて Post トラウマになり，PTSD になる。言い換えれば，心的外傷を Post にできたのである。熊本地震では，震災後 10 カ月間に 4 千回以上の余震が起きた。つまり，心的外傷を Post にできないため，時を経て PTSD を発症（遅発性 PTSD）した人たちがいた。継続する余震に加えて，災害に付随する様々な長期的な心理的・物理的な要因により，複雑性 PTSD の様相を呈する人たちも存在した。

IV　初期対応

　ライフラインへの対応を含む物理的な災害対応を行いながら，余震の度に携帯アラームが，昼夜問わず様々な場所から一斉に鳴り響く中での，トラウマ対応である。ストレス耐性が低い入院患者は，交感神経の興奮がピークに達し，解離や麻痺を起こす人もいた。トップダウン（知識を与えることで，大脳辺縁系の興奮を抑える）の安定化のために，心理教育を行いながら，集団に定位付けを行った。周囲を見渡させ，建物や窓ガラスが壊れていないのを確認させながら，呼吸を整えさせ，ここは病院で医師も看護師もいるし，治療の設備も整っている，怪我をしている人は誰もいない，と声をトーンダウンさせて働きかけた。ボトムアップ（身体に働き掛け，人脳辺縁系の興奮を抑える）の安定化を意識しながら，過剰覚醒は自然な反応だと，一般化した。市民や避難所の人達に対しては，心理教育を含むトップダウンの安定化のために，ラジオや TV，新聞やチラシを利用して，災害時の心の反応について

解説し，セルフケアやストレス対処法を提供した。

　被災した医療者や行政職員等にも，普段以上の役割が求められる。当院職員も，車や避難所で生活をしながら医療活動を行った。学校，保育園が休みのため，急遽院内に託児所を設けた。毎日の子どもの健康チェックができ，昼休みに子どもと過ごせる職員には，安心な場を強化し，過剰覚醒を和らげる効果があった。また，就業前に安定化のテクニックを教え，申し送りでは，皆で手を繋ぎ輪になった。リーダーが左右どちらかの手を「ぎゅっ」と握り，それを素早く隣りに次々と伝え反応をみる。麻痺や解離を起こしている人で連鎖が止まるため，調子が悪い人を見分けやすい。集団での一体化と集中力を高め，さらに，麻痺・解離への予防的効果にもなったと，筆者は考える。

V　耐性の窓（Window of Tolerance）：ポリヴェーガル理論

　トラウマやストレスにより，個人がどのような状態にあり，どのように治療をするのかを判断するのに，ポージェスのポリヴェーガル理論はとても助けになる。特に，ダニエル・シーゲルが作った「耐性の窓」に，パット・オグデンがポリヴェーガル理論を当てはめて解説した図を，心理教育に使用している。(Seegel, 1999；Ogden et al., 2006)。耐性の窓の，最適覚醒（耐性領域）では，自律神経の交感神経と副交感神経のアクセルとブレーキの働きでバランスが保たれるが，過剰ストレスや，PTSDの状態になると，閾値が低下し，最適覚醒の範囲が狭くなる。そのため，容易に過剰覚醒になったり，過小覚醒になる。過剰覚醒の範囲に留まると，不眠や感覚過敏になり，動きも多くなり，集中力もなくなる。それまで何もエピソードがないのに，災害等を契機に多動状態になった人を，成人型ADHDと誤診する場合がある。一方，過小覚醒ではうつの様相を呈し，回避により物事を避け引きこもるので，うつ病と判断されてしまう。最適覚醒（耐性領域）の幅が狭いため最適覚醒に留まる期間は短く，容易に過剰覚醒と過小覚醒を行ったり来たりするため，双極性障害と誤診される。

　低覚醒状態に抗うつ剤を安易に投与すると，最適覚醒の幅が狭いため，一気に過剰覚醒に陥り，落ち着かず，身のやり場のない状態になることがある。

抗うつ剤の使用では少量から行い，短いサイクルで診察を行い，服薬調整を
する。

　副交感神経には，腹側迷走神経複合体と背側迷走神経複合体がある（多重
迷走神経：ポージェスのポリヴェーガル理論）。腹側迷走神経複合体は，リ
ラックスしているときに優位になり，背側迷走神経複合体が優位になると不
動化（フリーズ）や解離を起こす。地震で戦慄を覚え，固まり震えている状
態は，交感神経の活性化を突き抜け，背側迷走神経複合体が加わり，シャッ
トダウンし不動化を起こしている。また，トラウマを受けた人への安易なリ
ラクセーションは，副交感神経は活性化するが，腹側迷走神経複合体ではな
く背側迷走神経複合体が優位になるため，気分が悪くなったり，身体の硬直
（固まる／カタレプシー）や解離を起こすことがある。そのため，背側迷走
神経複合体が活性化しやすい人には，それなりの対策をもって対応しなけれ
ばならない。

VI　被災者へのケア

1．ケース 1 ：ASD ／過剰覚醒，フラッシュバック

　　45 歳の主婦。熊本地震・前震より避難所生活。昼夜問わず余震が続
くため，目眩なのか地面が揺れているのか区別が付かない。些細な揺
れや音が怖く，ビクビクして落ち着かない毎日で，食欲不振・不眠が
ある（過剰覚醒）。余震の度に，足がすくみ身体が硬くなる（背側迷走
神経複合体の活性化）。診察では，身をすくめ低声で地震について話す
が，回避は目立たなかった。PTSR について心理教育を行い，過剰覚醒
状態による不眠と，揺れへの過剰反応に対処することとした。リソー
スを尋ねると，遊園地のジェットコースターが大好きで，特に城島高
原パークの木製コースターが，スリルがあり大好きだと目を輝かせ話
す。丸まっていた背中は伸びて，前のめりの姿勢に変化した。SE™（ソ
マティック・エクスペリエンシング®）を使い，その時の感覚をじっ
くり味わってもらうと，少し身体が左右に揺れ出した。良い感覚だ

けをトラッキングしながら，様子を見ると，閉眼した表情は気持ち良さそうだった。そこで，具体的に木製コースターに乗って，楽しかった瞬間を想起しながら，EMDR（Eye Movement Desensitization and Reprocessing）の両側刺激を行い，その時の良い感覚をさらに味わってもらった。本人は，また遊園地に行きたいと言う。〈ところで，その楽しい，木製コースターでは，どのように？〉「両手を挙げて乗れるんです，キャーって叫んで，すごく揺れて，ギシギシ音がして，スリルが，」［眼球運動での両側性刺激を継続しながら］〈よく分からないのですが，震度 7 の揺れと，そのジェットコースターの揺れでは，どちらが揺れますかね〉「もちろん，ジェットコースターです」〈そうですよね〉「え，え，」「あっーあー」。交感神経が興奮している状態に背側迷走神経複合体が加わり，不動化を起こしていたクライアントに，ジェットコースターで楽しんでいた自分を EMDR の両側刺激を行いながら想起させることで，腹側迷走神経複合体の活性化がブレンドされた。揺れが怖くて不動化するのが，楽しい揺れに置き換わった。「なんで私，怖がってたのかな？」。初診時の対応で，揺れへの怖さは消え，不動化も起こさなくなった。薬物治療として，不眠や身体が反応しそうな時に，アルプラゾラム 1/2T を頓服として処方した。その後も，揺れは何でも無く，不眠も軽減して 3 回の診察で終診となった。

2．ケース 2：PTSD ／過剰覚醒，解離

　60 歳代女性，前震から避難所で生活。本震後に，災害現場近くでトラック運転中に，突然両下肢の違和感が出現した。路肩に停めたら，足が動かなくなり救急搬送された。以後，車椅子生活。精密検査では機能的に問題はなく，当院を紹介され入院した。両足の感覚はなく，力が入らず，介助が必要な状態だった。不安・恐怖が強く（余震と夜），不眠。昼間に仮眠を少し取る程度。食欲無く，何も食べない日もあった。災害による過剰覚醒状態から，背側迷走神経複合体の活性化による解離性運動障害（歩行障害）と診断した。病院で安全感・安心感を実感させるために，医師や看護師がいるナースステーションの出入口前

の個室を準備した。しかし，看護師が常に見える方が安心，直ぐに逃げられるように「ドアは閉めないで」と希望された。刺激に敏感なため，トラウマを話さなくても良いTFT（Thought Field Therapy：思考場療法）とブレインジム，臨床催眠を行った。充分な安定化には，余震が継続する中では，時間が必要だった。その後，SE™，EMDRを総合的に行い，約半年の経過で歩行可能な状態になり，一人暮らしができるレベルになり退院した。

3．ケース3：PTSD ／過剰覚醒，麻痺，解離，回避

　60歳代女性。南阿蘇の家で一人で就寝中，突然地震に見舞われた。もの凄い地響きでベッドから起き上がったら，大きな振動とブチッという音がして停電し，同時にベッドから遠くに跳ね飛ばされた。周囲の棚が移動し倒れ，ドアも歪み，部屋から出られないため，窓から外に出た。しばらくは放心状態だった。ジープに鍵が付いていたので，避難所の公民館まで逃げた。余震の中，恐怖の一夜を過ごした。此処にいては助からないと思い，熊本市内の家まで自力で逃げ帰った。胸の痛みと息苦しさに気付き，受診したら肋骨が3本折れているのが判明した（麻痺）。また，どのように逃げてきたのか，全く記憶になかった（解離性健忘）。後日，南阿蘇に向かうが，家が近づくにつれて嘔気，頭痛が激しくなり，途中で何度も引き返した。何とか家にたどり着くと，家の周辺の道路は波を打ち，陥没していた。近くでは多くの家が倒壊し，死者も出ていた。周囲の被害状況から，ジープだったから通れたのだと聞かされた。その後も南阿蘇に行こうとすると，苦しくなるし，家に入ることができても嘔気，めまいで自分が寝ていた部屋や仕事場に入ることができなかった（回避）。些細な刺激で，当時の情景や感覚が再現されるフラッシュバックが頻発するため，当院のトラウマ外来を受診した。

　診察時，過緊張で顔に汗をかいている。動悸・不安があり，入眠困難で，寝ても悪夢で何度も起きてしまう。食欲なく吐き気がする。南阿蘇には泊まれず，仕事場に入れないため，海辺に家を借りて仕事を

している。しかし，短時間しか集中できない。保険手続きや家の修理のために，現場に行かねばならないので困る。山の自然に囲まれた生活に早く戻りたいと言う。診察中，除反応や解離が起きそうな場面では周囲を見回してもらい（定位付け），少しずつ話を聞きながら治療的対応をした（滴定）。はじめは，ノンバーバルな対応ができる安定化を利用した。落ち着いて来た時点で，EMDRを行っている。さらに，南阿蘇に通ってもらい，部屋ではアロマを焚いて音楽を流し，予期不安に対してアルプラゾラム1mgを服用してもらった。シェイピングの枠組みにて少しずつ行動範囲を広げ，現場で仕事が短時間できるようになった。災害が再び起きたときへの対処や準備も行った。家族と一緒に客間で寝てからは，短期間の宿泊が可能になった。海辺から段階的に拠点を移し，災害から6年が経過した今は，被災した寝室で寝泊まりができ，完全ではないが，仕事場で仕事ができるまでになった。

VII DPAT／避難所でのケア：コミュニティー，過剰覚醒，過小覚醒

DPAT（Disaster Psychiatric Assistance Team）は，災害派遣精神医療チームである。発災当日から遅くとも72時間以内に活動できる班を先遣隊とし，精神科医，看護師，業務調整員（ロジスティックス）で構成され，心理士や精神保健福祉士，薬剤師なども構成員にできる。活動は，①障害された既存の精神医療システムの支援，②災害のストレスによって新たに生じた精神的問題を抱える一般住民への対応，③支援者支援，他がある（厚生労働省，H26年）。

熊本地震で私は，DPATとして西原村の避難所を担当した。職業人は昼間は出勤し，高齢男性は家畜や猟犬の世話をするため，日中の避難所には高齢女性と子どもが多い。地区ごとでお茶会をする高齢女性のコミュニティーができていた。80歳ではまだ若者だと言い，96歳の女性でも元気に原付バイクを乗り回し，何やら精力的に動き回っていた（過剰覚醒）。事前情報では，閉鎖的でよそ者が入り辛い地域ということで，NPOの関わりも少なかっ

た。熊本DPATとして来た医師だと告げると，「よく来たな」とお茶を出され，次々にトウモロコシや漬物が出てきた。断っても，新聞紙に包み持たされる。お茶をいただきながら，呼吸法や心理教育を世間話に織り交ぜて話をした（集団の安定化）。避難所での生活状況を伺い，心の問題がありそうな人には個別に対応した。お茶会は，仲間意識を高め支え合うことで腹側迷走神経複合体がブレンドされ，落ち着く楽しい場として存在していた。休日に個人で避難所を訪れ，猟師の男性に面談した。イノシシの狩り方や山歩きの注意点など，多弁に話して過剰覚醒があり，休息が取れない状態だった。いきなり覚醒度を下げると動けなくなるので，ストレス対処行動の確認に留めた。高齢者では，いくら補助金があっても借金をして家を建て替えることはできない。取りあえず仮設住宅に入居するが，入居期限が来ても住む家がなく出られない。さらに，入居により地域のコミュニティーが変化した。日本風の木造住宅から物置のような鉄板の無機質な住宅まで，仮設住宅を作った会社により質・大きさが異なる。そのため，お互いの家を訪問しづらくなった。仮設住宅の一角に集会所があるが，イベントがないと使用不能で，普段集まる場所がない。田舎の家にある大きな仏壇をそのまま狭い仮設住宅に持ち込んだため，居住空間を圧迫している家庭も多い。

　DPAT活動が終了したある日，現場の保健師から，「閉居する高齢女性の生活状況が不明であり，健康状態の把握と治療の必要性の判断のために，訪問して欲しい」と依頼があった。筆者が，熊本県から来たことを告げると，高齢女性はドアを少し開け顔をのぞかせた。お茶会メンバーで，いつも柔和な笑顔で，トウモロコシを勧めてくれた方だった。私に気付き，快く部屋に上げてくれた。お茶の代わりにと，缶ジュースを勧めてくれた。部屋の中央には大きな仏壇が不自然に居座り，窓やカーテンは閉め切られていた。暗く生彩のない表情だが，口を開くと，次第に笑みを浮かべて話し出した。うつ状態は軽く，過小覚醒と回避により刺激を避けて生活をしていた。不動化やシャットダウンの様相はなかった。仮設住宅に入居したが仲間と離ればなれになり，子どもや孫に引き取られた人，病気で入院した人，お亡くなりになった人などがいて，コミュニティーが崩壊していた。仮設住宅に落ち着き，過剰覚醒状態から過小覚醒状態にシフトし，低活動状態になっていた。担当保健師を紹介して，定期的にお話しをして欲しいとお願いした。高齢女性の

空気が，穏やかに変化したように見えた。

VIII　最後に

　災害は，生活や環境，人や物ばかりでなく，そこにあるはずの過去の思い出と，思い描いていた未来をも突然奪い，多くの喪失体験と試練を人々に与える。災害トラウマは単純なPTSDではなく，個人の複雑な要因が絡み合い，作り上げられる。それは，被災後すぐに表面化する症状もあれば，それぞれの要因をPostにするのに時間が掛かり，時と共に病態が変化するものもある。東日本大震災の支援の際，お世話になった運転手にヒステリー球（咽喉頭異常感症）があり，固形物を口にすることができなかったことがあった（背側迷走神経複合体）。多くの病院で何度も検査を受けたが，異常は無いと放置され苦しんでいた。被災者に寄り添いながら状態を見極め，交感神経を調節する方策，交感神経・腹側迷走神経複合体・背側迷走神経複合体をブレンドする方法，腹側ではなく背側が活性化されやすい回路の条件付けを外す方策をもって，トラウマを，身体と心の両面でコントロールする。この本を通して，被災者のこころのケアに少しでも役に立つことを願うばかりである。熊本地震に支援していただいた多くの人達に心から感謝している。

※例示したケースは，本人の同意を得ており，個人を同定できないように一
　部改変している。

引用および参考文献

Connolly, S.M. (2004) Thought Field Therapy. Clinical applications integrating TFT in psychotherapy.（森川綾女監訳（2011）TFT思考場療法――臨床ケースブック．金剛出版）

Dana, D. (2018) The polyvagal theory in therapy: Engaging the rhythm of regulation.（花丘ちぐさ訳（2021）セラピーのためのポリヴェーガル理論――調整のリズムとあそぶ．春秋社）

Kain, K.L., Terrell. S.J. (2018) Nurturing Resilience: Helping Clients Move Forward from Developmental Trauma An Integrative Somatic Approach.（花丘ちぐさ・浅井咲子訳（2019）レジリエンスを育む――ポリヴェーガル理論による発達性トラウマの治療．岩崎学術出版社）

神田誠一郎（2014）ブレインジム――発達が気になる人の12の体操（健康双書）．農山漁村文化協会．

厚生労働省（2014）H26年災害派遣精神医療チーム（DPAT）活動要領．https://www.mhlw.go.jp/seisakunitsuite/bunya/hukushi_kaigo/shougaishahukushi/kokoro/ptsd/dpat_130410.html

仁木啓介（2016）第8章 心的外傷およびストレス因関連障害群に対する短時間の精神療法．（中村敬編）日常診療における精神療法――10分間で何ができるか．pp.111-123, 星和書店．

仁木啓介（2017）第16章 トラウマ治療における臨床催眠の役割．（松木繁編）催眠トランス空間論と心理療法――セラピストの職人芸を学ぶ．遠見書房．

仁木啓介（2020）トラウマ治療における臨床催眠．精神療法，46(1)；38-42．

仁木啓介（2020）第Ⅱ部 トラウマおよびPTSD治療における臨床催眠．（田中新正，鶴光代，松木繁編）催眠心理面接法，金剛出版．

Ogden. P., Milton. K. & Pain. C. (2006) Trauma and the Body.（日本ハコミ研究所訳（2012）トラウマと身体．星和書店）

Porges, S.W. (2001) The polyvagal theory: phylogenetic substrates of asocial nervous system. International Journal of Psychophysiology, 42; 123-146.

Porges, S.W. (2017) The pocket guide to The Polyvagal Theory: The transformative power of feeling safe. W. W. Norton & Company, New York.（花丘ちぐさ訳（2018）ポリヴェーガル理論入門．春秋社）

Shapiro, F. (1995, 2001) Eye Movement Desensitization and Reprocessing: Basic Principles, Protocols, and Procedures, 2nd ed. Guilford Press and Paterson Marsh Ltd.（市井雅哉監訳（2004）EMDR 外傷記憶を処理する心理療法．二瓶社）

Siegel, D.J. (1999) The Developing Mind: Toward a Neurobiology of Interpersonal Experience. Guilford Press, New York.

津田真人（2019）ポリヴェーガル理論を読む――からだ・こころ・社会．星和書店．

津田真人（2022）ポリヴェーガル理論への誘い．星和書店．

van der Kolk, B.A. (2014) The Body keeps the Score: Brain, Mind, Body, in the Healing of Trauma.（柴田浩之訳（2016）身体はトラウマを記憶する――脳・心・身体のつながりと回復のための手法．紀伊國屋書店）

執筆者略歴

仁木 啓介 (にき けいすけ)

精神科医師，ニキハーティーホスピタル理事長・院長。

精神保健指定医，日本精神神経学会認定専門医・指導医，日本精神科医学会認定臨床専門医・指導医，日本医師会認定産業医，ソマティック・エクスペリエンシング®・プラクティショナー，日本 EMDR 学会ファシリテーター・コンサルタント，日本臨床催眠学会臨床指導者資格，日本 TFT 協会認定一般向け講師。

昭和 62 年熊本大学医学部精神科に入局し，国立熊本病院等を経て，平成 3 年より仁木病院 (現ニキハーティーホスピタル) に勤務。熊本県精神保健福祉協会理事，熊本国税局健康管理医，日本 EMDR 学会副理事長，日本 EMDR 学会人道支援委員会 (JEMDR-HAP) 委員長，日本臨床催眠学会理事，日本 TFT 協会顧問。

令和 3 年 10 月精神保健福祉の分野に於いて，熊本県より県知事表彰を受ける。

4. アディクション

アディクション治療における
ポリヴェーガル理論の臨床応用

松本　功

Ⅰ　ヴェーガルブレーキ

　ポリヴェーガル理論で，私がもっともこころ惹かれるのは「ヴェーガルブレーキ」である。人間の文字通り心臓部に触れているからだ。

　ポリヴェーガル理論は，精神生理学者のポージェス博士が発見したものである。もともとは，乳幼児の心拍，突然死などの研究から明らかにされた（ポージェス，2018；津田，2019）。心臓の拍動のリズムは，洞房結節がペースメーカーになっているが，交感神経と迷走神経によってコントロールされている。交感神経だけだと，基本調律は 90 回／分以上と速いのだが，そこに迷走神経が抑制的に働いてブレーキをかけ，60 ～ 100 回／分のバランスを保っている。この状態が落ち着いている状態である。もし，心拍数を 10 ～ 20 上げたい場合，ブレーキを緩めればよいのだ。交感神経を刺激する必要はない。交感神経系の働きはおおざっぱで，微調整することが難しいため，交感神経を活性化させてしまうと，激高したりパニック状態に陥る恐れがある。哺乳類には，交感神経を活性化しなくても，可動化を促進するために心拍数を上げる素晴らしい能力があるのだ。ブレーキを緩めるだけで，繊細な調整ができる。

　心拍と呼吸は迷走神経による心拍変動 HRV があることによってバランスが取れているが，迷走神経によって突然心拍数を下げて徐脈～停止させてしまうことがある。同じ迷走神経のこの働きを「迷走神経パラドックス」というが，この矛盾を解き明かそうとして，ポージェス博士は解剖学，進化学な

どをあらゆる文献を研究し，この迷走神経には2つのサブタイプがあること
を見出した。交感神経にブレーキをかけつつ，心拍変動を維持し続ける腹側
迷走神経系と，シャットダウンする背側迷走神経系である。

　そして，これらの発達は，進化の歴史とも関わっている。人は呼吸によっ
て，酸素を取り入れて生きているが，魚類から爬虫類，哺乳類と進化し，陸
に上がってからは多くの酸素が必要になった。闘争／逃走反応だけでは生き
ていけないので，集団でコミュニケーションをとり，助け合う必要があった。
それには安全な土台が重要である。このために発達してきたのが，社会的交
流システムである腹側迷走神経系だった。闘争／逃走反応は交感神経系であ
る。陸に上がる前，軟骨魚類の頃は，ゆっくりとあまり酸素を使わずに生存
していた。この時の神経系が背側迷走神経系だった。

　また，個体の発生を見ると，系統発生を繰り返すように，腹側迷走神経系
の発達（有髄化）は，胎生期の最後の3カ月（24〜40週）になってようやく
直線的に増加し，生後6カ月までの期間に最大となり，青年期まで少しずつ
増加していく。そのため，完全に自分自身で制御できるように，胎生期から
協同調整が必要なのだ。したがって幼少期にトラウマを受けてきた発達性ト
ラウマの場合は，協同調整の機会が十分ではなく，この腹側迷走神経系の発
達が損なわれるので，社会的交流システムを持てるような生理学的な状態
を作り出すことが治療の目的になる。また，安全をキャッチする神経系は
ニューロセプションと呼んでいる。自律神経系は，このように生命の根幹部
分に関わっている。この生理学的物語を理解しておくことが，生存には極め
て重要であることが分かる。

II　依存症について

　アディクションが重症になってコントロール不能になった場合を依存症と
呼んでいる。私が務める赤城高原ホスピタルは，依存症の専門病院である。
名前が表すように，赤城山のすそのに立ち，四季折々の豊かな自然と景色に
囲まれている。

　入院，外来診療はもちろん，家族会や地域の自助グループ参加を組み込ん

だシステミックな開放型の病院である。治療では，患者さん向けのプログラムと家族向けのプログラムがあり，その多くはグループ中心の治療である。私も毎月，サイコドラマ（竹村＆吉岡，2018）の監督をして，患者さんの体験を一緒にシェアさせてもらっている。配役の動きの神経系を読むことで，より体験が身体に落とし込まれやすくなった。

　地元に帰った回復者が来院して，体験談を話してくれるメッセージミーティングがあり，回復の希望をもたらしたり，ロールモデルとなったりしている。また地元で自助グループを立ち上げることもある。ポリヴェーガル理論のレンズで見ると，我田引水ではあるが，自然やグループ中心のプログラムなど，社会的交流システムを育む環境がよくできていると思う。

　アルコールやドラッグなどで，辛うじて自分なりに自己調整・自己治療（カンツィアン＆アルバニーズ，2013；宮田ら，2019）していた患者さんが，それまでは生存のために役立っていた依存対象に頼らずに，新しいグループの中に入ることには不安や緊張が伴う。そもそも，人と安心した関わりが持てなくてアディクションを使ってきた人が多いので，なおさらである。あるいは，アディクションを断つことは，まだ止めてないお酒やドラッグの仲間をも断つことになるので，孤立を招きがちである。中にはフラッシュバックや解離を起こしてしまう患者さんも少なくない。

　依存症になった背景には，実は発達性トラウマを受けている場合が多い。依存症治療の世界では，AC（Adult Children）としてケアされてきた。未解決で未放出のエネルギーが蓄積されていて，交感神経系がつねに緊張した「高止まり」になっていたり，背側迷走神経系がつねに緊張気味の低止まり，あるいはこの高止まり，低止まりを乱高下していることが多い（花丘，2020）。アロスタティック負荷がかかり続けてきた状態である（ケイン＆テレール，2019）。「ダウナー系」や「アッパー系」とその効果を込めた呼び名で依存物質を分類するが，その作用を体感して，調子を上げたり下げたりしてなんとか自己調整している。

　そうしたトラウマがある場合には，希望者にSomatic Experiencing®（SE™）（リヴァイン，2008）の個人セッションを提供している。患者さんは，依存対象を使わずに，自己調整して安定化することを覚えて行く必要があるが，それにはセラピストとの協同調整が必要になる。神経系をトラッキング

してマッピング（デイナ，2021）することが必須である。ポリヴェーガル理論がとても役立つ。心理学的物語を生理学的に読み解くことによって，調整を図っていく。

III ケース

　ケースを紹介する。今回の企画を説明したところ，他の患者さんの回復のためになればと，皆さんが快く手記を寄せてくれた。それぞれ個人が特定されないように仮名にしてある。

ケース1. ミチさん，40代女性。アルコール・薬物依存症，および自傷癖のあった方。

　私は，ごく普通の家庭に生まれたと思っていました。私の記憶の始まりは，母親が，私をヒステリックに怒鳴るところからはじまります。今考えれば，恐怖を感じて怯えていたのかもしれませんが，2歳くらいの私には，なんだかわからない涙が流れていたことを記憶しています。

（中略）

　はじめて処方薬を飲んだ時，それは過呼吸を起こして安定剤を飲んだときでした。生まれて初めて緊張感が解けたように感じ，こんな世界があるのかと，泣き崩れました。

　また，空想をよくしていて，現実に起きている出来事が，昔起きた恐怖心と一緒になっていました。（中略）仕事が終わって帰宅しても，連続して起こる幼少期の空想から逃れるために，処方薬とアルコールは，私にとっての素晴らしい解決方法と思っていました。その結果，私は，より強力な薬物への渇望現象と，薬を飲まないと生きれないという強い強迫観念に20年以上支配されてきました。

　薬物依存の状態からのデトックスの期間，はじめは，1分後の自分の状況すらわからない恐怖が襲いました。今日をやり過ごせると思えば，それより先に強い絶望感から一人で号泣し出したり，体を動かしたか

と思えば，薬物を使っていないのに，かつての感覚に戻り，その違和感や恐怖心から，足の震えや声が出なくなりました。気を抜くとぼーっとしてきて見える現実が嘘みたいに感じ，食べ物，音楽，人間関係で刺激を求める衝動がありました。指の皮をむき続けたり，プラスチックで皮膚を傷つける自傷行為が止まりませんでした。

　先生の治療で，窓から見える景色でどこがいいのか聞かれたり，呼吸の練習をしました。恐怖心や混乱が強く，身体が違和感で熱を持ち，むずむずするように感じました。自分を責める強烈な声が強く，それを，診察の場で話し，それがどこからきているのか記憶を探ったりし，足は，床についているか，石のような身体に目を向けることは，焼けるようで，1人でできるものではありませんでした。

　苦しんでいる中でも，心地いいと感じたのは，散歩をしていて数キロ歩くと見えてくる大きな真っ白な雪山でした。その，山の見えた一瞬だけは，フワッと楽になりました。先生の言っているリソースをこの瞬間に体験しました。その時の私は，それでも，森の木の葉っぱが，揺れたのを横目で感じただけで，ゾクっと恐怖を感じるほど過敏な状態でしたが，それでも，毎日雪山を見て一瞬でも力が緩むのを感じました。

　退院しましたが，コロナ禍で，身動きがとれない中，テクノロジーの発展でZoomや電話で，アルコールや薬物を使わず生きている女性と出会いました。直接会わなくても，毎日数分定期的に声を聞くことが，私の心を癒やし始め，雪山に続くリソースになりました。人が，私の人生に心地よく入り始めました。

　私には，恥という感覚があり，それを感じると，自分は不要だという理屈が，頭の中を回る回路がありました。身体が熱く感覚がなくなり，圧迫感やむくむように感じ，お腹に黒い気持ちの悪いものがあると感じていました。そこに目を向けてむずむずしても，治療で教えてもらった自分のリソースの感覚と行ったり来たりすると，今現実は，恐怖はなく，言うなれば嘘の情報（今起きてないこと）に，反応しているとだんだんわかるようになってきました。

　ただ，トラブルの時，身体が熱くなり混乱します。痛みが出るなど

して病院を受診して，かつて盛んに飲んでいたような薬を処方された時など，頭は真っ白になります。こういった普通のことも，私には究極的には命に関わることだからです。

ここで，病院を含め第三者に電話をして，正しい行動を聞き，恐怖感と，自分の知ってる安心との間を行ったり来たりすること，または，人と話し合うことで，自分が過度に反応し，いつまでもその恐怖の中にいなくていいんだと感じられるようになるとわかるようになりました。かつては，強い恥意識から，病院にも相談できなかったけれど，その違和感からも抜け出し，病院は，自分を守る存在だと感じられるようになりました。

かつては，動くためにアルコール，薬物を使ってきましたし，そうでなくても，動きを続けるために，大きな音の音楽や恐怖を感じるような本などで，自分に起きる感情を鎮めてきました。今は，現実の世界が刺激であり，そこに振り回されそうになったら，休憩をとることで現実をアクティブに過ごせています。

今この瞬間を生きることができる喜びを感じるようになりました。

喜んで，人と繋がることの連続で，過去の私に取り憑いていた恐怖感，恥意識から解放されるサイクルに入ったことは，もし，これから辛いことがあってもそれを乗りこえる体験が，私のリソースであると信じられます。生きるプログラムに取り組み続け，今まで見たことない現実を楽しんでいきたいと思っています。

（この間，両親は家族会に参加し続けた。両親自身もグループに支えられ，調整が計られた。母親自身も自分の姉妹の自死というトラウマを負っていた）

アロスタティック負荷が続いた幼少期を経て，過呼吸という症状が出るようになって，初めて処方箋（トランキライザー）を飲んで一時的に緊張が緩んだ。しかし根本的な治療にはならない上に，薬物自体の依存性のためもあって薬が増え，さらにアルコールを加えて自己治療の努力を重ねていたが，生活も破綻してきて，安全な環境と安定化のために入院となった。

　SE™を使いながら，アルコールや薬物の欲求が活性化するたびに，協同調整を繰り返した。少しずつヴェーガルブレーキが働くようになってきた。今まで見たことがない現実を楽しむという腹側迷走神経系が働き，過去の心理的物語が修正され，生きる力につながってきている。

　依存症の回復のプロセスは，依存対象を断てば終わりではなく，楽しさも楽しめるが悩みを悩む，その後の不自由さがあり，そこに成長と回復があることを教えてくれたミチさんであった（上岡＆大島，2010）。

ケース2　尾崎詩織さん。DIDで，鎮痛解熱剤（その成分に依存を形成しやすい成分が入っている）依存で，かつて摂食障害や自傷があった。

　この世を彷徨う屍の様に過ごす毎日が続き，生も死も永遠に無いかの様に感じていた。止まり続ける時間の中，思考や感情が湧かない白黒の世界で私と万物との間には無限の空間が広がっていた。そんな空虚と孤独の中，私は頭の中で生きていた。首から下の感覚を失い，まるで宙を浮いているかの様な浮遊感や，痛みや疲労を感じない無感覚の物体が頭にくっついている違和感すら，私は感じる事ができなかった。

　SE™を繰り返していく中で，冷たく無機質な物体が，温かな生身の身体に変化する瞬間を体験した。頭と身体が繋がりを持ち，人間である“私”を見つけた瞬間であった。生まれて初めて味わう感覚の中，束の間の瞬間ではあったが私の世界は色付いた。その後も刹那的な“生”は診察室で行われるSE™の最中のみ体験する事ができた。

（中略）

　ある日，山道を散歩していた時，身体感覚に意識を向けると上半身の余計な力は抜け，下半身は山道を登る為に適度な力が入り，足取りは軽かった。傾斜のある道を歩き続け，呼吸は乱れたが心地良かった。秋風が心地良い季節，紅葉の美しさに目を奪われた。そよ風が肌に優しく触れ，森の香りや鳥のさえずりに感覚を研ぎ澄ます。身体感覚を通じて生きている事を実感し，五感を通じて自然を味わった。そして私はハッとした。私は初めて世界に受け入れられていると感じた瞬間であった。自然はあるがまま，私はありのまま存在していた。感じる

> 事で気付く事がある。そして癒しがある事も知った。私は感性に傷付き，
> 感性に癒される。

　冒頭，背側迷走神経系に入った低止まりの状態を，よく言語化している。書いている時点では，ヴェーガルブレーキがよく働いているのだろう。

　詩織さんが私を信頼するのに 10 年かかったと人づてに聞いたことがある。過剰な警戒モードにあって，背側迷走神経系と交感神経がブレンドして乱高下していたことが想像される。連日のように，市販の解熱鎮痛剤のODや自傷を繰り返すことで「酔って」自己治療していたのだ。

　やがて生理学的に調整されていくと，「私はありのままに存在していた」というように心理学的物語が修正されていくのが分かる。

ケース 3　ニーノさん　50 代　女性。幼少期に性的トラウマを受け，DID，処方薬依存となったが，薬物離脱を経，トラウマケアを受け，社会復帰し，母親となって子育てを経験し，今は家族会に参加している方。

　家族会は元来依存症を患っている人の家族のために用意されたプログラムですが，私のように自身が依存症やACである人も多いのです。何を話しても良い雰囲気がそこにはあって，どんな話でも受け入れられ誰からも非難されたりしない，という安心感があります。

　そんな受け入れられる雰囲気だったからか，主治医としか話すことができなかった性トラウマの話を，男性のいる空間ですることができました。

（中略）

　一番アウトプットすることが難しい問題だったので，自分自身でも驚いています。そんな驚きの現象が起きるのもこうした当事者同士の集まりのいいところだと，再認識しました。自分はここにいていいんだ，どんな私でも受け入れてもらえるに違いない，と思わせてくれるこの家族会は私の大事な癒しの場となっています。

　また，この家族会は育児の答え合わせの場所にもなっています。性

虐待だけではなく，家庭内で様々な虐待を受けて育った私には子育てのあり方がほとんどといっていいほど分からないため，子育ての悩みは人一倍多かったと思います。子育ての悩みを事細かく話をし「それは子どもの成長過程の普通のこと」，「それはあなたが干渉しすぎ」などとアドバイスをもらっています。

そしてもらったアドバイスを今度は依存症などの問題を抱えるママたちで行っている「ママミーティング」で仲間と共有しています。今までで一番共感しあったのは，反抗期のこどもへの対応方法でした。その日集まっていたメンバーは皆，反抗期らしい反抗期を経験せずに大人になっていました。なので暴言を吐いたり，せっかく作った食事を摂らなかったりする娘の話をし，家族会で「『それは親子関係がうまくいっている証拠。安心感がなければ子どもは反抗もできないのよ。あなたの子ども時代のようにね』と言われた」と話した時は，共感しあったものです。

何年も経った先日のママミーティングでのことでした。1人のメンバーからその時のことが話題にあがりました。そのメンバーは，反抗期の娘さんに驚きながらも，かつてのママミーティングでの話を思い出し，「これか！　私の子どもにも反抗期がきた！」なんて思いながら対応したと笑顔で話していました。私たちの子育ては過去の自分の育てられた環境をお手本にすることができません。だからこうしたミーティングで体験などを話したり聞いたりすることがとても重要です。

安全の合図があることが，愛着の前提条件だとポージェスは言っている（ポージェス，2018）。その合図がある中で，社会的交流システムが働き，欠けていた愛着のリソースをえることができるのだ。

ケース4　ミーさん，30代　女性

ミーさんは良い子を演じてきて，性的トラウマや虐めを受け，思春期になって全身に及ぶ激しい自傷，過食嘔吐，ODを繰り返してきた。SE™を繰り返すなかで，感じたことを粘土で作ったり，絵を描くというリソースを見出してきた。図1はその中の一枚である。

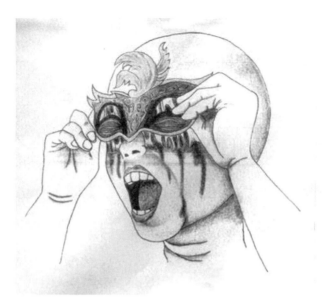

図1　ミーさんの描いた絵

　ポージェス博士は，「行動には良いも悪いもない……特定の状況に
そぐわないというだけです。……そういう人達に対して貼られた『エ
セ道徳のベニヤ板』を剥がすことができるのです」と述べている。彼
女はその良い子の仮面を剥がそうとしても，癒着していて出血してし
まうジレンマを描いている。そこでは，背側迷走神経系による硬直と，
それを破ろうとする交感神経の動き，そしてそれを表現しようとする
腹側迷走神経系が総動員して，創造性という自由を得ているのではな
いかと思われる（津田，2019）。そして，このような絵をたくさん描い
た後，夢の中でパパとママに出会うという内容の，染み入るような絵
本を自費出版した。

　手記や絵を寄せてくれた4名の方には，字数の関係で全部を紹介できず残
念だが，世にも恐ろしい体験を耐え抜いて，安全な場を求め，その場に参加
し続け，成長し続ける勇者の姿（ポージェス，2018）が，仲間たちへのメッ

セージとして伝わることになれば，何よりも嬉しいことである。ありがとうございました。

参考文献

デイナ，デブ著，花丘ちぐさ訳 (2021) セラピーのためのポリヴェーガル理論．春秋社．

花丘ちぐさ (2020) その生きづらさ，発達性トラウマ？．春秋社．

ケイン，キャシー．L．，テレール，ステファン．J.著，花丘ちぐさ・浅井咲子訳(2019)レジリエンスを育む．岩崎学術出版社．

上岡陽江・大島栄子 (2010) その後の不自由──「嵐」のあとを生きる人たち．医学書院．

カンツィアン，エドワード．J．，アルバニーズ，マーク．J．著，松本俊彦訳 (2013) 人はなぜ依存症になるのか──自己治療としてのアディクション．星和書店．

リヴァイン，ピーター著，藤原千枝子訳 (2008) 心と身体をつなぐトラウマ・セラピー．雲母書房．

宮田久嗣他 (2019) アディクションサイエンス．朝倉書店．

ポージェス，ステファン．W．著，花丘ちぐさ訳 (2018) ポリヴェーガル理論入門．春秋社．

竹村道夫・吉岡隆編 (2018) 窃盗症．中央法規．

津田真人 (2019)「ポリヴェーガル理論」を読む．星和書店．

執筆者略歴

松本 功（まつもと いさお）

精神科専門医。依存症専門病院「赤城高原ホスピタル」勤務。

昭和 57 年信州大学医学部卒業。ソマティック・エクスペリエンシング® ・プラクティショナー。EMDR Part2 修了。東京サイコドラマ協会認定サイコドラマティスト。NARM™ プラクティショナー。DARe プラクティショナー。自我状態療法国際認定セラピスト。

訳書：マックス・クレイトン／フィリップ・カーター著『いのちのサイコドラマ』群馬病院出版会／弘文堂 2013 年。共訳：マックス・クレイトン著，中込ひろみ・松本功訳『ロールトレーニングマニュアル』二瓶社 2013 年。監訳：ローレンス・ヘラー／アリーン・ラピエール著『発達性トラウマ その癒やしのプロセス』星和書店 2021 年。共著：竹村道夫・吉岡隆編集『窃盗症クレプトマニア──その理解と支援』中央法規出版 2018 年。共著：花丘ちぐさ編集『なぜ私は凍りついたのか』春秋社 2021 年。

実践報告コラム「精神看護」

ポリヴェーガル理論の視点を活かせば精神看護はもっと楽しい！
室伏圭子

「嗅いで視る動く車の三の外　顔耳咽に迷う副舌（かいで　みる　うごく　くるまの　さんの　そと　／　かお　みみ　のどに　まよう　ふくぜつ）」。

看護師国家試験を受けた経験のある多くの方が，12脳神経の名称を覚えるこの語呂合わせを口にしたことがあるだろう。〈嗅いで：Ⅰ臭神経〉〈視る：Ⅱ視神経〉（以下「神経」を省略）〈動く：Ⅲ動眼〉〈車の：Ⅳ滑車〉〈三の：Ⅴ三叉〉〈外：Ⅵ外転〉〈顔：Ⅶ顔面〉〈耳：Ⅷ聴〉〈咽（のど）に：Ⅸ舌咽〉〈迷う：Ⅹ迷走〉〈副：Ⅺ副〉〈舌：Ⅻ舌下〉という構成である。

筆者がポリヴェーガル理論を初めて学んだとき，「社会交流システム」と名づけられた腹側迷走神経複合体が5つの脳神経Ⅴ・Ⅶ・Ⅸ・Ⅹ・Ⅺで構成されていると知り，自然に「嗅いで視る……」と指を折りながら脳神経の名称を思い出していた。そのころ筆者は精神科看護師として勤務していたが，精神科の患者さんは人間関係において傷ついた経験をもつ方が多くいらっしゃると感じていた。だから，PTSDにまつわる問題が生命に関わる出来事に対する反応として，「社会交流システム」の機能の調整不全によって生じるというポリヴェーガル理論の視点は，精神科の臨床実践に活用できると直感した。

ポリヴェーガル理論の視点を活かしながら精神看護を実践するのはとても楽しかった。以降，プライバシーに配慮して，内容を損なわない程度に最小限の範囲で筆者が体験した事例を紹介する。

ある病棟で筆者は，やや過覚醒の患者Aさんと一緒に，朝の検温のとき「キョロキョロと見回して見えたモノを3つ口に出して言う（＝キョロキョロ）」，そして「深呼吸する」，という取り組みを続けてみた。「キョロキョロ」とは浅井咲子『「今ここ」神経系エクササイズ』（2017）で紹介された動作を参考にしたものだ。ポリヴェーガル理論によれば，「『神経エクササイズ』とは最適な生理学的状態を高める『あそび』」であるという。数カ月後，他の看護師から「Aさんって，最近，前より落ち着いてきたよね」と言っていただきとても嬉しかった。

また，患者Bさんの呼吸機能向上のために主治医が向精神薬を減らしたと

き，作業療法士から「呼吸機能向上のための訓練には嚥下体操がいい」と提案があり実施したことがあったのだが，その際もポリヴェーガル理論を意識した。「嚥下体操」とは咀嚼・嚥下・食道蠕動を活性化させる体操であり，①深呼吸，②肩の上げ下げ，③首回し，④頬をふくらます，⑤舌を動かす，⑥パ・タ・カ・ラと発音する，⑦耳下腺を押して唾液を飲み込む，等のメニューとなっている。①〜⑦の運動には，①迷走神経（以下「神経」を省略），②③副，④顔面・三叉，⑤舌下，⑥迷走，⑦舌咽・迷走，などの神経が複合的に関わると思われる。舌下神経以外はまさに「腹側迷走神経複合体」だ。筆者は「嚥下体操を神経エクササイズとして実践すれば，社会交流システムにも効くのではないか」と思い，「キョロキョロ」を付け加えた嚥下体操をBさんに提案し，一緒に行った。いつしかSpO$_2$（酸素飽和度）の数値は向上し，さらに，ある心理検査の結果も改善した。ポリヴェーガル理論は「嚥下体操」をより楽しむための動機づけになると思われたし，心と身体はつながっていると実感した。

　看護学生の頃の筆者は解剖学を学ぶのが苦痛で，12脳神経に関する勉強といえば冒頭に書いた語呂合わせを覚えるのが精一杯だったように思う。でもポリヴェーガル理論を知ってからは，精神科の患者さんを支援するために，もっと解剖学の知識を身につけたいと思うようになった。そんな風に思ったときの拙歌を一首。「解剖学疎みし二十歳の日の吾の夢に告げたしポリヴェーガル理論を」（2022年9月13日毎日新聞歌壇　加藤治郎選）。近い将来，解剖学のテキストにポリヴェーガル理論が登場する日が来ることを願っている。

執筆者略歴
室伏 圭子（むろふし けいこ）
看護師，ソマティック・エクスペリエンシング®・プラクティショナー，DAReプラクテショナー，ヨガ講師（RYT200），公認心理師。臨床心理学学生。
1984年に東京大学医学部付属病院を卒業し，東京大学医学部付属病院で勤務（1995年まで）。1990年に青山学院大学二部文学部を卒業し，2003年に武蔵大学人文科学研究科社会学専攻博士前期課程修了，2006年に同後期課程を単位取得退学。その後，獨協医科大学看護学部，一般財団法人精神医学研究所附属東京武蔵野病院，東海大学医療技術短大で勤務し，2022年から現職。

第2部

教育・発達支援

1. 教　育

ポリヴェーガル理論から「学校」を見直す

花澤　寿

I　はじめに

　本稿の目的は，ポリヴェーガル理論の教育現場での応用の可能性について検討，考察することにある。教育と言っても様々な切り口，論点がありうるが，今回は学校教育に的を絞る。一般的には安全で子どもたちを保護する場として捉えられる「学校」を，あえて生徒のホメオスタシスを脅かしうる環境，すなわち潜在的ストレッサーとして捉え直し，そこで子どもたちに起こってくる反応を，そしてそれに対する大人達の望ましい関わりの形を，ポリヴェーガル理論の視点から考察することを試みる。

II　ポリヴェーガル理論の概要

　ここでは，本稿の論考に必要な範囲で，ごく簡単にこの理論の概略をまとめておく（花澤，2022）。

　1）哺乳動物の自律神経系は，腹側迷走神経複合体，交感神経系，背側迷走神経系の3つのシステムから成っている。2）腹側迷走神経複合体は，交感神経系，背側迷走神経系による原始的な防衛反応を抑制する腹側迷走神経系と，人と人との関わりに関与する脳神経群との複合体である。この連動，協働によるsocial engagement system（社会的関与システム[注1]）により，人

注1）社会交流システムとも訳される。

は人との関わりにおいて安全，安心を感じ落ち着くことができる。3) 腹側迷走神経複合体が機能しない，交感神経系主導の可動化（闘争／逃走反応），背側迷走神経系主導の不動化（凍りつき反応）は，その場での生存可能性を高めるための緊急防衛反応であり，持続すれば心身の健康は犠牲になる。4) その時その場の環境が安全か，危険か，生死に関わる危機状況かという無意識かつ迅速な認知（ニューロセプション）が，社会的関与，闘争／逃走反応，凍りつき反応のうち，その状況に適した反応を呼び起こす。

Ⅲ　現代の学校環境のはらむ問題

　学校は，社会的にはすべての子どもたちにとって適応可能なシステムとして設定されている。しかし現実には，「不登校」をはじめさまざまな症状や，行動上の問題を呈し，うまく学校に適応できない子どもたちが少なくない。このような場合，生育歴，家庭環境，性格，学校内の対人関係等，複合的要因が関与するとされるのが一般的である。しかし，ここではあえて，不適応の要因として，学校というシステムそのものがはらんでいる負の側面を取り出し，検討したい。

　その検討にあたり，ポリヴェーガル理論が明らかにした階層的適応反応によって人類が生き抜いてきた太古の環境と，現代社会における学校環境を比較することにより，「学校」のもつ潜在的ストレッサーとしての側面を明らかにすることを試みる。

1．人類の進化史における適応反応と子どもの生活について

　人類が地球上に現れたのは 700 万年前，現生人類，すなわちホモサピエンスが登場したのはおよそ 20 万年前とされている。我々の祖先達は厳しい自然の中狩猟採集生活を送り，食物連鎖のピラミッドで中位，すなわち肉食獣のえさという立場で生活していた（Hart, 2005；長谷川＆長谷川，2000）。この人類の身体と心が進化した数百万年にわたる環境は進化的適応環境と呼ばれている（Nesse & Williams, 1995）。

　この環境下で人類は，ポリヴェーガル理論が明らかにした哺乳類としての

適応反応をさらに進化させ，その反応とともに生き残ってきた。すなわち，血縁を中心とする小集団を形成し，その中で日常的に互いに助けあい（社会的関与），肉食獣に襲われるなど危険に遭遇すれば躊躇無く逃げ，追い詰められれば闘いを試み（闘争／逃走反応），どうしようもなくなれば凍りつき反応を起こしていた。そして喰われて命を落とすか，運良く危機を免れれば，凍りつき反応から抜けだし日常生活に戻っていたと考えられる。闘争反応は，狩猟や他集団との諍いにおいても，有効に機能していた。

　当時の小集団を構成していたのは，常に生活を共にする互いによく見知った者たちであった（長谷川＆長谷川，2000）。そこに生まれおちた子どもたちは，家族や周囲の大人達の関わり，即ち社会的関与のもと，常に保護される存在であった。そしてこの時代，子どもたちにとっての「学習」は，狩猟・採集を始めとする生きのびるための技術や知恵の習得が中心であった。道具の使用を含む技術習得の基本となるのは，人類の子どもが先天的にもっている優れた模倣能力であった（Tomasello, 2009）。周囲の年長者の動作をまねし，自然の中で身体を動かし文字通り「身につける」ものであったのである。文字の発明ははるか先のことであり，技術や知恵についての年長者からの教示や助言も，身体動作と音声言語による直接の関わり（社会的関与）によるものであった。こうして身につけた技術や知恵によって子どもたちもまた生存のための協働作業に参加していた。つまり，学習の成果は所属集団への貢献に直結していたのである。

2．現代の「学校環境」について

　産業革命以降，社会が巨大化・複雑化するとともに，太古における小集団の延長とみなすことのできる素朴な共同体は解体されていった。産業構造の変化によって子どもをとりまく生活環境と「働くこと」が直結しなくなってきた。また，巨大化した社会を統括するため強固な「社会規範」や法律が必要となり，文明の発達とともに人類が持つ知識の量は飛躍的に増えていった。そしてそれら規範と知識を伝え，産業化社会における有用な「社会的人材」を育てるために，学校制度が必要となり整備されていくことになる。（伊藤，2008；花澤，2020）。

　現代の義務教育のもとでは，就学年齢になると子どもたちは否応なく小学校へ入学させられ，多くの場合数十人の同年齢集団に組み込まれる。その集団は，就学前教育や地域でのつながりを除けば，基本的には「見知らぬ他者」からなっている。決められた時間教室を出ることは許されず，授業に集中し，じっと動かないでいることが求められる。下校時刻まで学校外に出ることも原則として禁止される。学習の多くは文字情報による知識の伝達であり，身体動作や直接的なコミュニケーションの要素は乏しい。学習の達成度は数値化され，成績という形で比較され，評価される。そこには必然的に優劣が，そして競争が生まれる。また，時間を守ること，逃げずに課題に取り組み克服すること，絶対に暴力は振るわないこと，等々，様々なルール，規範が，将来「社会人」として機能するために必要な価値観として教育される。

3．ポリヴェーガル理論から学校における子どもの適応反応を考える

　以上のように，進化的適応環境における子どもたちの生活，学習と現代の学校環境におけるそれとの間には大きな隔たりがある。かつては適応的だったからこそ進化した反応は，新しい環境では適応的に機能しない可能性がある（長谷川＆長谷川，2000；Nesse & Williams, 1995）。このミスマッチの結果，現代の子どもたちに起こりうる問題を，ポリヴェーガル理論を適用することで以下に考察する。

1）社会的関与システムが機能しにくい問題

　ポリヴェーガル理論によると，人間は条件が許せば，まず腹側迷走神経複合体が司る社会的関与システムを用いて適応を図る。その前提となるのは，自分のそばにいる他者が「安全な存在」というニューロセプションである。その結果社会的関与システムが機能すれば，人は人を助け，守り，また互いに協力することができる。それは，所属する集団全体への貢献にもつながることである。

　ところが，現代の学校は，必ずしも社会的関与システムが働きやすい環境とは言えない。

　一つには，学校が，基本的に見知らぬ他者の集団であるという問題がある。

評価や競争が日常となる環境下では，少数の友人ができたとしても，それ以外の数十人は「潜在的な敵」となりうる存在でもある。ある程度そのクラスで落ち着いたとしても，進級によるクラス替えや進学によってその都度新たな関係を作っていかなければならない。

　また，学習形態の問題もある。身体動作の模倣と直接の関わりによる学習とは異なり，文字情報を媒介とする座学授業が基本となる現代の学習においては，教師との間に必ずしも社会的関与システムは機能しない。さらに，学習の成果は，ひとりひとり数値によって評価されるものであり，太古のように集団内の協働作業への参加を通じて日常的な関わりの世界に活かされるものではない。

　以上のように，進化的適応環境と比較した場合，現代の学校は，「見知らぬ他者」集団への参加という面でも，学習形態の面でも，子どもたちにとって社会的関与システムが働きやすい環境とはいえないのである。

2）闘争／逃走反応が作動しやすく完了しにくい問題

　社会的関与システムが機能しないとき，危機状況に対して駆動するのは交感神経系が主導する闘争／逃走反応である。現代社会においては，肉食獣に襲われ喰われる危険性は無い。堅牢な校舎はいかにも安全な環境を提供しているようにも見える。しかし，その校舎の中で過ごす子どもたちは，前項で検討したように社会的関与システムが必ずしも機能しない環境の中で，大量の学習課題と数値による評価，閉鎖的集団内での子ども同士の関係，教員との関係等によって日常的にストレスを受けることになる。そこでは，野生動物に襲われていた時代と変わらない闘争／逃走反応が生じる。

　問題は，この闘争／逃走反応が，筋肉活動による運動を目的としているところにある。現代の学校においては，環境に反応して動くことが自然な，人間の動物としての側面は大きく規制される。「安全」の確保のために重要な意味を持つ，他者との距離をとる自由も大幅に制限されている。その中で，「危険」のニューロセプションが起こり，闘争／逃走反応が発動しても，その本来の目的である筋肉を動かして「逃げること」も「闘うこと」も許されない。交感神経系の緊張は，進化の想定よりもずっと長く持続し，心身の安定を損なうこととなる。つまり，現代の学校において，闘争／逃走反応は，

起こりやすく，なおかつ完了しにくいのである。このことは，学校で見られる子どもたちの落ちつきのなさや，イライラした様子，乱暴な言動などを理解する上で大きな意味を持つと考えられる。

3)　凍りつき反応が気づかれず慢性化しやすい問題

　凍りつき反応は，危機によって発動した交感神経系の高い緊張を背側迷走神経系が抑え込むことによって成立する不動反応である。闘争／逃走反応が機能しない危機状況において，動きを止めることで敵の注意や集中をそらすところに進化的適応上の意味がある。人間においても，暴力や叱責，事故・災害による極度の恐怖体験等に反応して凍りつき反応は起こりうる。

　凍りつき反応は，本来はごく短時間の防衛反応であって，危機が去れば健全な交感神経機能，腹側迷走神経複合体機能が復活する。しかし，人間においては，腹側迷走神経複合体機能も，闘争／逃走反応も十分に機能しない環境で繰り返し強いストレスに晒された場合，凍りつき反応が慢性化することが起こりうる。このような場合，擬死反応のような極端な不動状態は呈さず，凍りつきを抱えたままある程度活動性は保たれ日常生活を送ることはできる。この状態にある人は，アウトプットを減らし低エネルギー，低覚醒状態に導く凍りつき反応の性質上，外からは一見落ち着いて見える可能性がある。しかし，内面は，外界との生き生きとしたつながりを失い，感情の動きも乏しくなり，意欲や思考力も損なわれている。心臓血管系，消化器系など内臓機能の調節を行う本来の迷走神経系の機能が損なわれるため，様々な身体症状も呈しやすい（花澤，2022：Kain & Terrell, 2018）。

　これまで検討してきたように，現代の学校環境においては，腹側迷走神経複合体による社会的関与も，交感神経系による闘争／逃走反応も，本来の目的を果たせない状況で子どもたちがストレスに晒され続けることが起こりうる。あるいは，それまでの生育過程における虐待などのトラウマによって慢性的な凍りつき反応を抱えている子どももいる。つまり，現代の学校においては，凍りつき反応を抱えながら，無理を重ねて日常生活をどうにか送っている子どもたちが一定数いると考えられるのである。しかし，凍りつき反応の性質上，それは外からは気づかれにくい。もとより，一般の教員は「凍りつき反応」という概念そのものを持っていない。凍りつき反応の特徴と相

まって，現代の学校環境下で，子どもたちが凍りつき反応を抱えていても，それに気づかれることはまれであり，当然適切な対応や援助はなされないことになる。したがって，凍りつき反応は完了せず，背側迷走神経系の持続的な緊張状態としてさらに慢性化しやすいと考えられるのである。

IV　ポリヴェーガル理論を踏まえた，学校における子どもの問題の理解

以上の考察を踏まえ，学校現場で子どもたちに現れる具体的な問題の代表として，ここでは不登校といじめ被害をとりあげてポリヴェーガル理論の観点から考察を試みる。

1．不登校について

不登校は，多くの場合，ストレス関連の身体症状の持続から始まる。それは，逃げることが許されない学校環境において蓄積した未完了の闘争／逃走反応，凍りつき反応の身体的表現と考えることができる。身体症状による欠席が続き，不登校が成立すると，結果として子どもは「ストレッサーとしての学校」に行かなくて済むことになる。あえて言えば，「逃げることが許されない」学校から，不登校の結果ようやく逃げることができたと考えることもできる。しかしこれは問題解決にはならない。それは，「逃げた先での安心」が確保されないからである。親も，子ども自身も，学校は行くべきところであり，人はストレスを受けても簡単に逃げてはいけないと深く信じている（この価値観を植えつけるのもまた学校教育の役割である）。同級生に置いて行かれる不安や焦りもある。子どもも親も，罪責感や焦燥感，不安感に苛まれ，本来「逃げ場」として機能すべき家で，ゆっくりと疲れを癒すことなどできない。社会的交流をいっさい失い，保護者ともギクシャクした中で，子どもの腹側迷走神経複合体機能はさらに低下することになる。その結果交感神経系の緊張がさらに高まりイライラや暴力となって現れるか，潜在していた凍りつき反応が強く表れ，意欲を失い引きこもる傾向が強まる可能性もある。

不登校は様々な要因が複合的に絡んで成立する事態であるという説明は，

多くの場合それ以上の理解に進まない思考停止につながる。ポリヴェーガル理論が明らかにした適応反応とその不全という観点から不登校をまず理解しようとすることは，具体的な援助の指針につながりやすいのではないだろうか。

2．いじめ被害について

　いじめの被害者は，加害者から長期にわたり一方的で陰湿な攻撃を受け続ける。加害者が複数であることも多い。いずれにせよ，力の差は圧倒的であり，反撃は封じ込められる。そして現代の学校の性質上，学級という閉鎖空間から逃げることが基本的に許されない。また，学校外でも，帰宅してからもネットを通じて加害行為は続きうる。さらに，学級集団の多くの者が，いじめの状況を傍観する。

　激しい攻撃に晒されたまま誰からも助けられず，闘争／逃走反応も機能しないのであるから，いじめの被害者には凍りつき反応が生じると考えるべきである。つまり，凍りつき反応を内在化させたまま学校生活を送り続けるのが，いじめの被害者の日常ということになる。しかもすでに検討した凍りつき反応の性質上，いじめの被害者は大人からその被害を気づかれにくい。気づかれず，助けられぬまま深刻なトラウマを負うことになる。さらには，追い詰められ自殺という最悪の結果に至る例も後を絶たない。

　そのような場合，事後的に「なぜ周囲の大人は子どもの発するサインに気づかなかったのか？」という批判がしばしば関係者に投げつけられる。これは多くの場合不毛な問であろう。問われるべきは，それほどのストレスに晒されながら，なぜそれが大人達から気づかれないのかということである。

　ポリヴェーガル理論が教える（慢性的）凍りつきの内在という理解は，この問に対する一つの有力な回答となりうる。子どもに関わる大人達が，ポリヴェーガル理論を理解することは，いじめ被害者が抱えている表に現れにくい苦痛の，早期の気づきにつながる可能性を持つと考えられるのである。

V　望ましい対応・関わりとは？

　ここまで，現代の学校教育が持つストレッサーとしての側面と，そこに起

こる子どもたちの反応を，ポリヴェーガル理論を用いることで考察してきた。
では，教育をする立場の大人には，どのような心構えや対応，関わりが望ま
しいのだろうか？　担任を始めとする一般の教員と，学校内で特殊な立場に
ある養護教諭（および保健室）とにわけて検討する。

１．教員一般の関わり

　ストレス反応を起こしている子どもに対して，最も望ましいのは，大人が
関わることによりその子の社会的関与システムが賦活されること，つまり腹
側迷走神経複合体機能が回復することである。その前提となる「安全」の
ニューロセプションは，腹側迷走神経複合体がよく機能している大人が発す
る声や表情，動作やしぐさを子どもが感知することによってもたらされる。
つまり，重要なのは，関わる大人の自律神経系の状態である。言葉でやさし
さやはげまし，あるいは役に立ちそうな情報を伝えようとしても，その言葉
を発している教員の神経系の状態が交感神経優位，あるいは背側迷走神経優
位であれば子どもの中に「安全」のニューロセプションは起こらない。逆に
言葉によるコミュニケーションが成立していないように見えても，社会的関
与システムが充分に機能している大人の横にただいるだけで，子どもの内面
で起きている闘争／逃走反応，凍りつき反応は和らぎうる（花澤，2019）。
　もちろん，教育現場の日常においては，ただ優しくはげますような対応だ
けではなく，時には強い指導やしつけの要素も必要となる。この場合気をつ
けるべきは，腹側迷走神経複合体のコントロールを外れた交感神経優位の状
態でなされる言動は，闘争反応による「怒りの表出」であるということであ
る。それは子どもからは攻撃，すなわち「危険」とニューロセプトされるこ
とになる。その結果子どもの内部に生じるのは，闘争／逃走反応か凍りつき
反応であって，期待される教育効果は生まれない。
　以上のように，ポリヴェーガル理論から考えた場合，学校現場で教員に求
められるのは，腹側迷走神経複合体優位の状態で子どもと接することである。
そのためには，教員同士が互いに助けあう存在として機能し，互いの神経系
を調整し合えるような集団としてあることが望ましい。近年の教員を取り巻
く厳しい環境を考えるとそれは容易なことではないだろう。だからこそ，ポ

リヴェーガル理論を知ることでまず教員が自身の，そして同僚のストレス状況とその反応パターンを知り，自己調整や協働調整を図る意識をもつことが出発点になるのではないだろうか。

2．保健室と養護教諭について

「逃げること」が許されない学校において，保健室は例外的な空間といってよい。外傷や身体症状の評価と手当，必要に応じた休息の場である保健室は，閉鎖的な教室から離れられる場であり，養護教諭以外の他者が存在せず，学校教育に必然的に伴う「評価」とも無縁な場所である。

基本的に「逃げないこと」を教える場である学校においては，保健室の頻回利用や長期の保健室登校などがともするとネガティブに捉えられがちである。しかし，ここまで述べてきたような学校システムの持つストレッサーとしての側面を考えるとき，「逃げ場」，「保護的空間」としての保健室の意義と機能は見直されるべきであろう（花澤，2009）。そして，そこにいる養護教諭は，その職務としてカウンセリング機能（健康相談活動）も重視されており，スクールカウンセラーとならんで子どもたちのストレス反応を和らげる役割が期待される職種でもある。意識的，無意識的に「逃げてきた」子どもたちに，「逃げた先での安心」を提供する養護教諭の役割はきわめて大きい。特定の心理療法の技法をもたない養護教諭だからこそ，ポリヴェーガル理論が教える対人援助の基礎である，「腹側のつながり」を最も自然な形で体現できる存在ともなり得るのである。

VI おわりに

人間の自律神経システムが最も適応的に機能した進化的環境とのミスマッチという観点から，現代の学校の持つストレッサーとしての側面に着目し，その中での子どもたちに現れる反応の理解と対応の可能性についてポリヴェーガル理論を通して考えてみた。

今回取り上げた問題の他にも，より直接的なトラウマ関連の問題（虐待，発達トラウマ，事件・事故・災害によるトラウマなど）や，子どもの発達特

性（共感性の問題や感覚過敏など）に関わる問題など，ポリヴェーガル理論によって新たな理解と対応の可能性が広がる領域は広い。

教育現場にポリヴェーガル理論の正しい理解が普及し，学校環境の改善とあらたな対応の可能性が広がっていくことを期待したい。

文　献

花澤寿（2009）思春期精神疾患の回復過程における保健室登校の意義について．千葉大学教育学部研究紀要，57；53-56.

花澤寿（2019）ポリヴェーガル理論からみた精神療法について．千葉大学教育学部研究紀要，67；329-337.

花澤寿（2020）「時代と時間」の視点から思春期の不適応を考える．思春期青年期精神医学，29；83-91.

花澤寿（2022）ポリヴェーガル理論　その概要と臨床的可能性．Brain and Nerve, 74; 1011-1016.

Hart, D. & Sussman, R.W. (2005) Man the hunted: Primates, predators, and human evolution. Westview Press.（伊東伸子訳（2007）ヒトは食べられて進化した．化学同人）

長谷川寿一・長谷川眞理子（2000）進化と人間行動．東京大学出版会．

伊東美登里（2008）現代人と時間――もう〈みんな一緒〉ではいられない．学文社．

Kain, K.L. & Terrell S.J. (2018) Nurturing Resilience: Helping Clients Move Forward from Developmental Trauma--An Integrative Somatic Approach. North Atlantic Books.（花丘ちぐさ・浅井咲子訳（2019）レジリエンスを育む――ポリヴェーガル理論による発達性トラウマの治癒．岩崎学術出版社）

Nesse, R.M. & Williams, G.C. (1995) Why we get sick, the new science of Darwinian medicine. Crown.（長谷川眞理子・長谷川寿一・青木千里訳（2001）病気はなぜ，あるのか　進化医学による新しい理解．新曜社）

Tomasello, M. (2009) Why we cooperate. The MIT Press.（橋彌和秀訳（2013）ヒトはなぜ協力するのか．勁草書房）

執筆者略歴

花澤 寿（はなざわ ひさし）

千葉大学教育学部養護教育講座教授。精神科専門医。ソマティック・エクスペリエンシング®・プラクティショナー。

1986年に新潟大学医学部を卒業。千葉大学医学部附属病院精神科，千葉県こども病院精神科，帝京大学医学部附属市原病院精神科勤務を経て，2002年より千葉大学教育学部養護教育講座助教授。2011年より同講座教授。千葉大学附属病院精神科兼務。千葉大学子どものこころの発達教育研究センター教授も兼任。養護教諭養成と共に，精神科医として思春期一般，摂食障害，外傷性精神障害等を対象に，その精神病理学的理解と精神療法を中心に研究と臨床を行っている。

2．発達支援の臨床心理カウンセリング

発達支援におけるポリヴェーガル理論の臨床応用

濱田純子

I　はじめに

　発達という言葉は様々な文脈で用いられる。心理学・教育学の言葉としての発達は，広辞苑によると「個人が時間経過に伴ってその身体的・精神的機能を変えていく過程であり，成長と学習を要因として展開される」ことを意味するという。そうすると個人，人間というものは，生涯にわたって発達し続ける存在であるといえよう。さらに，人間の発達をどう捉えるかという時，フランスの精神科医であり発達心理学者でもあったアンリ・ワロンの見解が参考になる。ワロンは，人間の成長・発達を，個人が誕生してからの歴史だけでなく，祖先から受け継いだ歴史，さらには社会や文化から受け継いだ歴史をも含めて全体的に捉える見方を提唱する。長い歴史の中で適応に向けて遺伝子レベルでも発達を遂げてきた患者を目の前にして，筆者は，その人そのものを全人的に支援する態度を重視したいと願う。

　しかしながら，そのように願い，患者を尊重すればするほど，どのように対峙すればよいか思い悩むことも多かった。ここに指針を与えてくれたものが，ポリヴェーガル理論である。ポリヴェーガル理論の枠組みを通して患者の自律神経系の状態を捉えることができるようになると，自ずと支援の道筋が見えてくる。問題行動と指摘されていた行動こそが，実は患者の対処行動であることを理解し，安心・安全な社会交流システムを用いた関わり（プレゼンス）が患者の耐性領域を広げ，安定をもたらす鍵であることを実感するようになったのだ。本稿では，医療機関で発達支援を行う臨床心理士・公認

心理師の立場から，発達支援におけるポリヴェーガル理論の臨床応用について論じる。

II　発達支援とは

　本論に先立ち，発達支援の定義を定めておきたい。それには発達障害者支援法（2005年施行）という法律が役立つ。この法律では，2016年に障害についての概念が大きく改定されている。障害を個人に内在するものと捉える従来の医学モデルから，個人と個人を取り巻く社会との関係に注目して，そこに障壁・障害があると捉える社会モデルへの変遷が認められたことは画期的であった。その流れの中で発達支援とは「発達障害者に対し，その心理機能の適正な発達を支援し，及び円滑な社会生活を促進するため行う個々の発達障害者の特性に対応した医療的，福祉的及び教育的援助をいう。」と定義され，発達障害者は「発達障害（自閉症，アスペルガー症候群その他の広汎性発達障害，学習障害，注意欠陥多動性障害などの脳機能の障害で，通常低年齢で発現する障害）がある者であって，発達障害及び社会的障壁により日常生活または社会生活に制限を受けるもの」と定義されている。本稿で扱う発達支援並びに発達障害の定義もこれに倣いたい。

　蛇足ながら発達障害は，ICDやDSMという医学的な診断分類・診断基準の中に記載されている疾患名である。その発症の原因やメカニズムは解明されておらず，臨床像は多彩で一人ひとり異なっている。支援にあたっては，『人生行動科学としての思春期学』（笠井ら，2020）の中で，「発達障害の人と定型発達の人とでは，両者の典型群を比較すると異質な体験をしているが，もう一方で両者は連続しており，誰の中にも発達障害的な側面はある」という意味で，「人は皆，大なり小なり発達障害を持っている」と説く青木の言葉を，常に念頭に置いておきたい。

III　発達障害と愛着の問題

　前節で発達支援や発達障害について堅苦しい定義付けを行ったのは，発達障害と発達性トラウマ障害（残念ながらICDやDSMには採用されていない）との混同を避ける目的もあってのことである。発達性トラウマ障害の概念は，ヴァン・デア・コークによって提唱された。彼は，幼少期から長く劣悪な環境に晒された人には複雑性PTSDの症状に加えて，対人関係や情緒面，行動面の問題も多くみられることに注目した。そして，これらの経験を有する人の言動をさまざまな診断の合併したものと捉えるのではなく，その人の抱える困難を一元的に説明しうる概念として発達性トラウマ障害の概念を提唱した（van der Kolk, 2005）。発達性トラウマ障害を引き起こすものには，虐待を含む小児期逆境体験（Adverse Childhood Experiences：ACE）や不適切養育，また自然災害に起因する逆境などがあるとされる。

　一方で発達障害は先述したように医学的な診断分類に記載されている先天的な脳の機能障害であるため，発達性トラウマ障害とは便宜上区別される。しかし臨床的には，発達障害のある患者は，実際には愛着形成の問題やトラウマを抱えることが多く，両者の鑑別は難しい。天野は『発達性トラウマ障害のすべて』（杉山編，2019）において，「生得的な発達障害のために理解されにくく攻撃されやすい特性により虐待が助長された」のか，「定型発達で生まれたにもかかわらず虐待により脳が変性した」のかを特定しようとすると，鶏が先か卵が先かについての議論のようになってしまい，特定されにくいと説く。金生も『成人の発達障害の評価と診断』（東大病院こころの発達診療部，2022）の中で，必ずしも発達障害と愛着障害の鑑別が容易であるとは限らず，また，発達障害にくわえて愛着の問題についても検討せざるを得ないようなケースが増加していると思われると述べる。

　発達障害のある患者は，こだわりの強さ，感覚の過敏さ，衝動性のコントロールの難しさなどの発達特性がベースにあるために，親は子育てに困難を感じやすく愛着の問題が生じやすい。また，学校や職場など社会的な場面で他者とうまく対人関係を築けず，いじめやトラブルに巻き込まれやすい。筆者が支援を行う患者は，ベースに発達の特性はありつつも，いじめなどの経験によってうつや不安障害などの二次障害を抱え，トラウマ治療が必要な方

が大半を占める。

IV　臨床的実践

　ところで人間を発達する存在として経年的に捉え支援していくためには，患者の横断面だけを見ているのでは分からないことも多いであろう。筆者の幸運であったところは，大学病院に所属し乳幼児期から成人期まで多くの発達障害のある患者と出会う機会に恵まれたことである。目の前の患者を，発達の観点からアセスメントすることに加え，ポリヴェーガル理論に照らし合わせて自律神経系を見ることで，患者の理解が進み，支援の方策が広がったように思う。

　以下に筆者が関わる患者を①乳幼児期，②学童期，③思春期以降と便宜的に３つの時期に分けて，実践例を紹介する。プライバシー保護のため，いずれも個人が特定されないよう修正を加えた架空事例である。

1. 乳幼児期

　筆者は，自閉スペクトラム症（以下，ASD）のある2歳前後の乳幼児に対して，米国で超早期支援としてエビデンス（Estes et al., 2015）のあるアーリースタートデンバーモデル（以下，ESDM）の介入を行っている。ESDMは，ASDのある子どもの特性を理解し，人に興味関心を向け，人とのやりとりの力を築き上げていくことを主眼としている。物を使った遊びの他，SSR（Sensory Social Routines）と呼ばれる感覚対人遊びなどの相互的なやりとりを発展させていくことで，子どもが人と一緒に遊ぶ楽しさを覚え，変化することを実感してきた。ASDのある子どもの視野は狭く，興味関心の幅もとても狭い。そのような子どもたちの世界に，遊びのパートナーとして入りこむスキルが心理士には求められる。こちらの世界に無理に引きずり込もうとすると，彼らは脅威を感じパニックやフリーズ状態に陥ることがある。環境を脅威と捉えると，たちまち交感神経の活性化を生じ闘争／逃走反応を引き起こしたり，背側迷走神経が強いブレーキをかけシャットダウンしたり

するのだ。筆者は，まだ脳が柔らかく可塑性のある子どもたちに，人との関わりは楽しいものだと脳の神経回路を組み替えるような意図を持ち「社会交流システムへようこそ」という思いでESDMを実施している。有意語を持たない子どもたちに鍛えられ，彼らとの関りを洗練させていくことが，実は学童期以降の方たちと言語を介した面接を行う際にも非常に役立つのだということを感じている。

ケース１）どこでも大泣きするＡちゃん（２歳３カ月，女児）

診断：ASD

　小さめの部屋で，フロアマットの上にいくつかの玩具を用意して待っていると，母にしがみつき大泣きするＡちゃんと，ご両親が入室されてきた。Ａちゃんは，２歳過ぎても有意語を発しない。いくつか療育施設に通おうとしたが，どこでも大泣きして断られたという経緯を持つ。距離感が重要なので，決してむやみにＡちゃんに近づいたりはしない。「抱っこされていると安心なのは，お母さんが安全基地になっている証拠なので，とても良いですね」と言って，ご両親とお話を始める。母親には，Ａちゃんの腎臓をタッチしてあげると良いと伝える。こちらの声のトーンに気を配りながら，生活の様子や好きな遊びなどを聴取していく。Ａちゃんの泣き声が徐々に弱くなり，少し，首を動かし始める。Ａちゃんが，オリエンテーションを開始するようになったなと，確認するが，焦って，声をかけたりはしない。「安心できる環境でないと，学習は進まないので，まずは，Ａちゃんが，安心できる環境を作り，人と一緒に遊ぶのが心地よいと思ってもらうまでにしっかり時間を費やすこと。言葉の発達に囚われるのではなく，人との関わりの力を伸ばしていくことを大事にしています」と，個別療育の説明を行う。次のセッションの約束をして退室する際にさりげなくくるくるチャイムを近づけると，Ａちゃんがボールを入れるのを見て，ご両親は喜ばれる。

　翌週からセッションを開始。お母様と一緒にお部屋に入っていただく。SSRは，お母さんに抱っこされた状態で，一本橋こちょこちょを行う。何度かくりかえした後，しばらく待つと，微かに足をあげるので，「もう一回だね」と，Ａちゃんのサインを読み取り，足を上げるとくす

ぐり遊びに応じるというスタイルを確立した。子どものちょっとしたサインを大人がしっかり読み取って，子どもの主体的な働きかけを待って，一緒に遊びを組み立てていく。毎週の療育を3カ月続けた頃には，語頭音，語尾音が出るようになり，「未就園児の会に参加しても，泣かずに過ごすことができました」と，母親より笑顔の報告があった。

2．学童期

　発達障害のある子どもは，集団活動の中でつまずくことが多い。発達の特性が周囲に理解されず，いじめの対象になったり，みんなと同じようにできないと自尊心が低下したりして，うつや不登校といった二次障害に陥ってしまう子どもたちと多く関わってきた。学童期には，プレイセラピーの形で働きかけることで，自己調整の力を遊びの中で獲得できるようになる子どももいる。プレイセラピーとはいうものの，行っていることはトラウマ治療であると筆者は考える。怒りや攻撃性を，矯正すべき悪いものと捉えるのではなく，痛みや恐怖を味わった子どもが必要に応じてとる適応戦略として扱うポリヴェーガル理論に基づくプレイセラピーの具体的な方法は，筆者も一部翻訳を担当した『子どものトラウマと攻撃性に向き合う』（ディオン，2022）の書籍を参照されたい。監訳者の三ケ田は，あとがきの中で「子どもたちと真に向き合う『オーセンティックな態度』とただひたすらに子どもと『一緒に居る』ことの大切さを私はこの本から学びました。そしてそれは日々の臨床に生かされ，攻撃的な行動をとる子どもたちと対応するときに役に立っています。」と述べる。筆者も全く同感である。子どもの問題行動は，サバイバルモードからくるものだと捉え，セラピストが自分としっかり繋がり，子どもたちの外部調整器となることで，子どもたちは，協働調整の力を借りて，レジリエンスを育んでいく。

ケース2）他害行為が原因で保育園を退園したBくん（7歳，男児）
診断：ASD，注意欠如・多動症（ADHD）

　Bくんは，生後10カ月で始歩。1歳で保育園に入園した頃には，癇癪が激しく，嫌なことがあるとのけぞって壁に頭をぶつける等の行動

が出現していた。２歳を過ぎて，癇癪はさらにエスカレート。他児に噛みつくなど衝動を抑えることができず，集団行動がとれなかった。母親は，保育園の先生から毎日のように苦情を聞かされた。クリニックでの薬物療法と療育を開始したものの奏効せず，母もうつ状態に陥り通院し，薬物療法を受けた。父はＢくんと似ていて，基本的にいつもイライラして，切れやすいタイプとのこと。小学校入学後，Ｂくんはさらに不安定になる。家で包丁を持ち出し暴れることもあり，両親とも疲弊しきって，当院受診に至った。遊びの様子から，Ｂくんが傷つき体験を持っていることが窺われ，プレイセラピーを行うことは有効かもしれないと提案すると，母子ともに希望された。

　プレイセラピーでは，Ｂくんは剣での戦いを執拗に要求した。筆者はその時に感じたことをできるだけ率直に言語化することに努めた。ある時，「一方的にやられるのは辛いよ」と思わず出た筆者の言葉に，Ｂくんは，「僕，何も悪いことしていないのに，一方的にやられたんだ」と言い，何か考え込む様子が見られた。それからクラスに友達がいないことや父から嫌われていると話し出した。その後，数回のセッションに加えて，学校と連携してＢくんにクラスの中で役割を与える対応を行ったことでＢくんは落ち着き，他害行動は消失した。

３．思春期以降

　親からの自立・独立が課題となる思春期は疾風怒濤の時代といわれ，定型発達の子どもにおいても困難な時期である。発達障害のある子どもにとって，精神疾患の罹患率も高くなるこの時期は，より一層困難を極める時期となるであろう。発達障害のある子どもたちを見守る親や支援者たちにとっても，大きな課題を孕む時期となる。ひきこもりや自傷行為などの子どもの問題行動に注目がいきやすく，表面上の行動を変えようと，傍にいる大人たちは躍起になるかもしれない。「多くの子どもたちが抱えている重いストレスを認識することを，治療の指針とすべきですが，実際には，多くの子どもたちが抱えているストレスの重さに，大人が気づかずにいることがあります」と，デラフークはニューロダイバーシティのある発達障害をもつ人たちと関

わる大人に警鐘を鳴らす（デラフーク，2022）。個人差に敏感になりがちな思春期の時期にこそ，問題行動をなくすことに焦点を当てるのではなく，子どもたちが安心・安全の感覚を取り戻せるような，社会交流システムに働きかける介入が必要であろう。筆者は，この時期の患者には，ポリヴェーガル理論を背景に持つソマティック・エクスペリエンシング®療法（Somatic Experiencing®：SE™）を適用することが多い。

ケース3）いじめをきっかけに強迫症状に苦しんだCくん（15歳，男性）診断：ASD，強迫性障害（OCD）

　Cくんは，幼稚園で一人遊びを好み他児との交流は乏しかった。小学校4年生の時，クラスの女子から「キモイ」といじめられ，激昂して椅子を投げるなどのトラブルが絶えず，クリニックを受診しASDの診断を得た。中学に入り入部した野球部でも先輩からいじめられた。顧問の先生に相談しても，叱責されるだけだった。追い詰められたCくんは，練習中に投球フォームに拘りボールを投げることができなくなり，部活をやめた。中学2年生になると「母親が病気になるのでは」と考えて道を歩いては戻って歩き直すなど強迫性緩慢のために登校不能となる。1日4〜5時間は投球フォームについて心配し自宅で大声を上げるなどの衝動行為も出現したため入院。入院中に，SE™療法を実施した。「楽しかった思い出」である「祖母との旅行」をリソースとして形成し安定化に取り組んだ後，いじめた先輩やそれを黙認した顧問の先生に謝罪してもらうイメージを丁寧に構築した。Cくんが，その時にはやれなかったがやりたかった衝動にアクセスし，衝動を完了させて身体に落とし込むというセッションを丁寧に実施した。投球がうまくできなかったのはイップスの症状でもあったという意味づけの修正も行った。Cくんは，SE™療法後，投球フォームへの拘りはなくなり抑うつ気分も改善され退院となった。

V　おわりに

　発達障害のある子どもの支援はライフステージ全体を見据え，本人のみならず，家族及び学校など本人の生活の場全体を支援する視点を持ち実施することが肝要である。特に，子どもが若年であるほど，家族全体の安定化が必要であり，親への支援は必須となる。筆者は，ポリヴェーガル理論に基づく心理療法を導入する際に，浅井の『「今ここ」神経系エクササイズ』（浅井，2017）の書籍などを紹介することがあるが，「この本は，自分自身に役立つ」と語る親が少なくない。親が子どもの神経系の状態を把握することが上手になるだけでなく，セルフケアに積極的に取り組むようになると，親子の自律神経系の状態が改善する相乗効果が得られることが多い。

　発達支援のあり方は，社会的障壁をなくすという社会モデルへと変遷してきた。これは，人間の神経系が発達の道筋を辿る中で社会交流システムの拡充を目指し進化してきたと説くポリヴェーガル理論と非常に相性が良い。ここに発達支援におけるポリヴェーガル理論の臨床応用のポイントがあると考える。鍵となるのは，いかに安心・安全の基盤を作り，患者の社会交流システムを発達させていくかということであろう。それゆえ患者と関係性を結ぶことはもちろんのこと，患者を取り巻く家族や社会とも安心・安全の関係性を育むことができる支援者のプレゼンスが今後大いに問われることとなる。

　最後に，発達支援の現場でポリヴェーガル理論に基づく臨床応用として，筆者が取り入れたいと考えている介入を紹介する。ひとつはタッチである。タッチは，コロナ禍の影響もあり，医療現場で働く心理士としては実践しづらく，親の協力を得て見本を示し，親に伝授するスタイルでしか試せていないが有効性を感じている。また，ステファン・ポージェスが開発し臨床効果を実証したという SSP（Safe & Sound Protocol）にも興味を持っている（Integrated Listening Systems HP, 2022）。特に，言語を用いてのセラピーに応じづらい緘黙のある子どもに対して途を開くことができるのではないかという予感がある。ポリヴェーガル理論の臨床応用のさまざまな可能性に期待し，今後も実践を重ねていきたい。

文　献

浅井咲子（2017）「今ここ」神経系エクササイズ「はるちゃんのおにぎり」を読むと他人の批判が気にならなくなる．梨の木舎．

デラフーク，モナ著，花丘ちぐさ訳（2022）発達障害からニューロダイバーシティへ　ポリヴェーガル理論で解き明かす子どもの心と行動．p.254，春秋社．

ディオン，リサ著，三ケ田智弘監訳（2022）子どものトラウマと攻撃性に向き合う——ポリヴェーガル理論に基づくプレイセラピー．p.200，岩崎学術出版社．

Estes, A, Munson, J., Rogers, S.J. et al. (2015) Long-Term Outcomes of Early Intervention in 6-Year-Old Children With Autism Spectrum Disorder. J Am Acad Child Adolesc Psychiatry, 54(7); 580-587.

Integrated Listening Systems HP (2022) Safe & Sound Protocol (SSP). https://integratedlistening.com/ssp-safe-sound-protocol/

笠井清登，岡ノ谷一夫，能智正博，他編（2020）人生行動科学としての思春期学．p.115，東京大学出版会．

杉山登志郎編（2019）発達性トラウマ障害のすべて（こころの科学増刊）．p.98，日本評論社．

東大病院こころの発達診療部編著（2022）成人の発達障害の評価と診断——多職種チームで行う診断から支援まで．p.8，岩崎学術出版社．

van der Kolk, B. A. (2005) Developmental trauma disorder: toward a rational diagnosis for children with complex trauma histories. Psychiatric Annals, 35(5); 401–408.

執筆者略歴

濱田 純子（はまだ じゅんこ）
公認心理師。臨床心理士。ソマティック・エクスペリエンシング®・プラクティショナー。東京大学医学部附属病院こころの発達診療部，こころ発達クリニック新横浜，こもれびクリニックに勤務。
日本大学大学院修士課程修了。発達障害を持つ乳幼児に対しての早期療育や，児童，思春期〜成人の方を対象に各種心理検査やトラウマ治療を含む心理療法を実践している。

実践報告コラム「スクールカウンセリング」

スクールカウンセリングにおけるポリヴェーガル理論「つながり」
國本貴久

　スクールカウンセリングにおけるポリヴェーガル理論の実践について，その導入を報告する。ポリヴェーガル理論という神経系への視点は，これまでの臨床に加えて，より児童生徒に起こっていることを細やかに見て関わっていくための「めがね」をかけるようなものだと感じている。

　とかく，学校現場は，問題行動や課題に目が行きがちである。それは，何が問題かという視点に結びつきやすくなる。ところが，ポリヴェーガルの視点を取り入れることは，「何が起こっているか」「どういう助けが必要か」という視点，そして，身体というリソースを活かして，レジリエンスにつながるための支援になるようだ。

　仮想事例として，小学２年生，ペット犬のポロンが大好きなＡちゃんを紹介する。Ａちゃんは，色々なことに興味が移り変わったり，友達に手をあげてしまったりする児童で，校内カンファレンスの話題になっていた。外部機関での療育面でのサポートが必要と考えられ，当時，学校では，困った点や症状，問題に注意が注がれていた。ところが，その後，Ａちゃんに「何が起こっているか」という神経の使い方に注目することにより，様々な問題が収束していった。

　ＳＣによるＡちゃんとの関わりは，廊下でのほんの数分のやりとりからであった。ある朝，Ａちゃんの元気のない様子に気づき，〈おはよう〉と声をかけてみたところ，「今日は，お母さんに怒られちゃったから元気ないの」と小さな声が返ってきた。ＳＣは，〈Ａちゃん，教えてくれてありがとう。怒られちゃって元気がないだね〉〈元気がなくなっても当然のことだよ。つらかったね〉と伝えてみたところ，徐々に，Ａちゃんと目線があうようになってきた。続けて，〈試しに，大好きなポロンちゃんのこと，"大好き"を思い出してみようか？　どんな気持ちになるの？〉〈大好きは，身体のどこで感じている？〉胸の所に，大事な気持ちを感じる部分があるようだった。「そこに手をあててみて。Ａちゃんの手の上から私の手も重ねるね」と手を添えてみた。休み時間の短いやりとりだったが，Ａちゃんの表情が変わってきた。"大好き"なポロンとのつながりを思い出すことは，Ａちゃんの自己調整の体験につながったようである。「びっくり。……大丈夫になった……教室に

戻るね」と去って行った。それは，短い時間の小さな出来事であったが，大きな一歩だったようだ。神経が穏やかで社会交流を求める状態に変わってきた。担任とも状況を共通していった。

　次に，お母さんに協働調整の支援をお願いしてみることにした。お母さん自身が身体感覚につながることは難しい面があったようだが，自身の腕を使い，触れる強さの調整を図ってもらった。すると，自分にあった強さを見つけ，自分の手の温かさを感じられるようになった。その体験を経て，1日1回，Aちゃんに触れる時間を作ること，Aちゃんから触れ方や場所の注文をもらい，調整をはかること，どんな感覚になるか，対話してもらうようお願いした。その後，学年を変わる頃には，お友達とのトラブルも減り，以前より集中して授業に参加できる時間が増えてきた。「実は私の体調もよくなったんです」と笑顔のお母さん。親子で触れあう協働調整の時間を持っていたようだ。ポリヴェーガル理論の視点は，児童生徒自身の身体との「つながり」，親子の「つながり」，レジリエンスを引き出すための糸口になるのかもしれない。今後，クラス単位や学年単位での導入も視野にいれて，必要な視点と体験を届けて行きたい。

執筆者略歴
國本 貴久（くにもと きく）
臨床心理士，公認心理師。私立小学校スクールカウンセラー。ソマティック・エクスペリエンシング®・トレーニング修了。
精神科病院心理士，公立中学校スクールカウンセラー，私立中高カウンセラーを経て，2019年から現職。

第3部

医療・福祉

1. マインドフルネス

マインドフルネス動作法による安心・安全な
つながりの回復とポリヴェーガル理論

今野義孝

I はじめに

　マインドフルネスは，瞑想（呼吸瞑想，坐禅，歩行瞑想など）によっても
たらされる心身の平静さやとらわれから解放された澄んだ気づきのことであ
る。熊野（2019）は，マインドフルネスを "今の瞬間の「現実」に気づきを
向け，その現実をあるがままに知覚し，それに対する思考や感情には囚われ
ないでいる心の持ち方，存在の有様" と，定義している。マインドフルネス
の態度は，苦しみや悲しみを抱えた自分をあるがままに受け止める慈しみ
（コンパッション）や許しの態度である。それは，他者への慈しみや感謝の
態度につながる。

　マインドフルネスの態度は，心地よい安心・安全な心身の体験を通して
育まれる。たとえば，呼吸瞑想においては，安定した土台（尻で床を踏みし
める）の上に上体を軽やかに乗せて全身の力を抜いた姿勢（調身）のもとで，
自然な心地よさを基調にした「鼻息微通」の呼吸（調息）が実現し，それに
よってさまざまなとらわれから解放された澄んだ心の在り方が生まれる（調
心）。坐禅では，これらのプロセスを「調身」「調息」「調心」と呼んでいる。
また，歩行禅や太極拳などのゆったりとした身体動作や，安心・安全な感覚
で身体に触れてこころと身体の調和的なつながりの体験を援助する「マイン
ドフルネス動作法」（今野，2022）などによって育まれる。

　マインドフルネスの態度は，「無心の態度」で自分に向き合うことによっ
て自然に育まれるものである。クライアントにマインドフルネスを援助す

る場合にも，「無心の態度」は大切である。セラピストが，クライアントに「無心の態度」で寄り添うことによって，クライアントも安心してセラピストの援助を受け入れ，セラピストと一緒にマインドフルネスの態度を共有することができる。

　私は，こころと身体の調和的なつながりの体験を育む援助方法として「とけあい動作法」を開発し，それをさまざまな生きづらさを抱えている人たちに試みてきた。そのなかで，クライアントと心地よい安心・安全の体験を共有するためには，セラピスト自身がマインドフルネスの態度，すなわち「無心の態度」でクライアントに寄り添うことが大切なことを学んだ。そして，「マインドフルネス動作法」へと転換することにした。本稿では，最初に「マインドフルネス動作法」について説明する。そして次に，疼痛に苦しむクライアントの事例と，強度行動障害の人たちの支援施設での取り組みについて紹介することとする。

II　「マインドフルネス動作法」の手続き

1．安心感と信頼感が生まれる触れ方

　「マインドフルネス動作法」では，クライアントの身体に手で触れて援助する。そのときに大切なのが，手が持っている「感じる（センサー）」「伝える（センダー）」「共有する（ジョイント）」という3つの働きである。手の3つの働きを時系列的に分析すると，最初に働くのは，身体の調子や気持ちを感じ取るセンサーである。たとえば，子どもが具合を悪くしたときに，母親は子どもの額や身体に触れる。そのとき，母親は手で子どもの具合を感じ取る。次に，母親は「大丈夫。お母さんが側にいるから安心だよ」と，手を通して子どもに安心感と愛情を伝える。これがセンダーの働きである。このセンダーの働きによって，子どもは母親にやさしく見守られているという安心感を抱くことができる。子どもの安心感と母親への信頼感は，子どもの身体に触れている手を通して母親に伝わってくる。そして，子どもと母親は，安心感や幸せを共有することができる。これが，ジョイントの働きである。

　「マインドフルネス動作法」では，この３つの手の働きに加えて，セラピストの「３つのやさしさ」を一体にして援助する。「３つのやさしさ」とは，「やさしい眼差し」「やさしい笑顔」「真心のこもったやさしい声と言葉」である。そして，心地よくクライアントの身体に触れ，「ピター」と言いながら400〜600グラムほどの圧で軽く押す。次に，セラピストは，手をクライアントの身体に密着したまま「フワー」と言いながらゆっくりと圧を緩めていく。セラピストがフワーと圧を緩めたとき，クライアントの身体の緊張が緩み，その部位があたたかく広がっていく。クライアントの身体に生じている心地よい感じは，セラピストの手にも伝わってくる。そして，心地よい体験を共有することによって，セラピストとクライアントとの間には信頼関係や共感関係が生まれ，互いを大切な存在として敬いながら心と身体の調和的なつながりの体験を深め合うことができる。

２．触れる部位と身体の体験

　「マインドフルネス動作法」は，身体のほとんどの部位に行うことができる。代表的な部位と，それぞれの特有の体験は以下のようになる。なお，「マインドフルネス動作法」の元になっている「とけあい動作法」の詳細については，『「癒し」のボディ・ワーク』（今野，1997），『とけあい動作法』（今野，2005），『懐かしさ出会い療法』（今野，2011），『発達に障害のある子のためのとけあい動作法』（今野，2017）を参照していただきたい。

　①「肩（肩，肩と胸，肩甲骨部），頭（頭頂部，側頭部，前額部），首（左右，後ろ）」は，肩こりや首のこりの解消，不安や抑うつの軽減，注意の集中，マイナス思考の軽減などに効果がある。

　②「顔（頬，顎，唇，舌部）」は，快適な感情表出や真心のこもった言葉の表出，発語動作の改善などに効果がある。

　③「手−指」は，手指動作や書字動作の改善，手を使った表現活動やイメージ活動の活性化をもたらす。

　④「腰−背中−足」は，腰痛や背中の疲れの軽減，地に足がついた踏み締め（グラウンディング）の改善，姿勢の改善，丹田の充実感，積極的態度や注意の集中の改善に効果がある。

⑤「頭頂－仙骨部位」では，頭頂と仙骨部位の周辺があたたかくなり，仙骨から背中にスーッと心地よいあたたかさが広がっていく。また，不安やとらわれから解放された心地よい気持ちが生まれてくる。

肩や頭，顔，足の裏，頭頂－仙骨などへの「無心のマインドフルネス動作法」によって，心身の心地よさとともに，こころと身体がしっくりと調和的につながっている体験が生まれてくる。そして，気持ちがゆったりと落ち着いて不安や抑うつ感情が軽減していく。このような体験を通して，不安やとらわれから解放された心地よい気持ちが生まれてくる。

座位（あぐら座位，椅子座位）では，しっかりと尻が座面に着いている感じと，上体がスーッと軽く伸びてくる感じを体験することができる。また，立位では，「上虚下実」と「自然体の体験」，すなわち自分がしっかりとここに存在していることを実感することができる。「自分の足がある」「足が大地についている」「両足に体重が乗って安定している」などが実感できる。身体の安定感とともに，心理的にも充実感が生まれ，精神的なしなやかさやレジリエンスが育まれる。また重心移動によって，身体を支える軸の感じや，中心軸の体験（センタリング）が明確になり，心理的な動揺に際しても，踏み締め感と身体軸を取り戻すことによって安定を回復することができるようになる。

3．無心の態度

クライアントに「マインドフルネス動作法」の援助を安心・安全の感覚で受け止めてもらうためには，セラピストはクライアントをコントロールしようという意識を捨て，自分とクライアントを「マインドフルネスの態度」すなわち「無心の態度」で受け止めることが大切である。藤田（2020）は，それを「私」や「我」という自己意識を手放すことであると述べている。それによって，セラピストとクライアントは，心地よい体験に安心して任せることができる。

また，セラピストは，クライアントの身体に触れるとき，同時に，セラピスト自身もクライアントから「触れられ」ている。つまり，私が他者の身体に「触れる」ということは，私が他者から「触れられ」という主体と客体

が相互に入れ替わる関係を意味する（今野，1997；伊藤，2020）。その中で，互いの身体感覚を共有したり，互いのこころを共有したりすることができる。哲学者の坂部（1983）は，「触れる」という経験は「いわば自己を超えてあふれ出て他者のいのちにふれ合い，参入するという契機である」と述べている。つまり，心地よい安心感の中で信頼関係やまかせ合う関係を通して，互いのいのちと共鳴しているといえる。伊藤（2020）は，「信頼があるところにだけ，メッセージは伝わっていく」「共鳴は，自分でないものによって動かされることを許している人どうしのあいだでのみ起こるコミュニケーションである」と述べている。「マインドフルネス動作法」においても，互いのこころと身体が1つにとけあうような心地よさの共有体験にもとづいて，いのちの共鳴が生じるといえる。

4.　安心のことばかけ

　「マインドフルネス動作法」では，クライアントに「あんしん，あんしん，だいじょうぶだよ，いいですねえ」などの言葉をマザーリーズ（赤ちゃんに対する語りかけ）のような心地よい抑揚で語りかけながら行う。こうした言葉かけは，クライアントにとってもセラピストにとっても大切なものである。セラピストはクライアントに安心の言葉をかけながら，実はセラピスト自身も安心できるように自分に言葉をかけているのである。セラピスト自身が不安や緊張を抱えたままクライアントに安心するように言葉をかけたときは，クライアントには安心感は伝わらない。逆に，「あんしん」という言葉とともに，セラピストの不安や緊張が伝わってくるために，クライアントはダブルバインド（二重拘束）の状態に置かれることになる。そして結果的に安心感を体験することができず，セラピストの「あんしん」という言葉によって不安や緊張を強めるようになる。「あんしん」「だいじょうぶ」という言葉かけは，セラピスト自身が安心の状態になることを助ける働きをする。そして，セラピストが「3つのやさしさ」（やさしい眼差し，やさしい笑顔，やさしい真心のこもった声と言葉）で，クライアントに語りかけることによって，クライアントはこころも身体も「あんしん」「だいじょうぶ」という気持ちになるのである。また，「いいですねえ」と言う言葉かけによって，ク

ライアントはセラピストによって無条件に受け止めてもらっているという安心感や満足感に浸ることができる。

　ポージェス（2018）のポリヴェーガル理論によれば，表情豊かに抑揚のついた声で話しているとき，ニューロセプションは「安全」と判断し，腹側迷走神経の働きを活性化し，セラピストとクライアントの間にニューロセプションの同期がもたらされる。「マインドフルネス動作法」におけるセラピストの言葉かけも，そのような働きをしている。また，クライアントは，セラピストのやさしい言葉の響きを自分のこころと身体に内在化することによって，セラピストがいなくても自分一人で安心して自分に「マインドフルネス動作法」を行うことができるようになる。

5．マインドフルネスとあたたかい雰囲気

　マインドフルネスの態度は，セラピストが自分自身のとらわれやこだわりを手放してクライアントに素直に寄り添うことを可能にしてくれる。そして，安心・安全のあたたかい雰囲気を生みだす。クライアントはその雰囲気に包まれて不安や身構えを手放し，セラピストと共にマインドフルネスの態度に浸ることができる。そして，セラピストとクライアントは，「今ここでの体験を尊重する態度」や「とらわれから自分を解放してあるがままにまかせる態度」「自他のつながりに感謝する態度」「自分と他者をいたわる態度」などを共有することによって，互いの境界を越えてコンパッション（共感，共苦，慈しみ）のつながりを育むことができる。

III　慢性疼痛を緩和する愛の体験

　「マインドフルネス動作法」による疼痛緩和の寄り添いでは，クライアントをあたたかくいたわりながら，痛みを感じている部位にやさしく触れて，「大丈夫ですよ。安心ですよ」「心地よい感じにまかせてみましょう」と，言葉をかけながら行う。「マインドフルネス動作法」の心地よい体験にともなって，クライアントは痛みに対して静かな気持ちで注意を向けたり，痛み

と静かに距離を取ったりすることができるようになる。そして，不安や恐怖が和らぐとともに，痛みによってもたらされた否定的な気持ちから解放されていく。以下に実際の事例に対し個人が特定されないよう細部を変えた仮想事例をあげる。

Nさん（50歳）は，子どもの頃から，2つ年上の優秀な姉と比較されて育った。両親は姉に愛情を注ぐ一方で，Nさんには冷たい態度をとり続けた。一生懸命に頑張って満点近い成績を取っても，いつも満点を取る姉と比較され叱られた。そうしたことから，自分は愛されない存在だと思うようになった。Nさんは，30代の後半から甲状腺機能の障害や抑うつ症状に悩まされるようになった。さらに，東日本大地震のトラウマ体験が重なって抑うつ症状が悪化し，不眠や食欲の低下，繊維筋痛症など，さまざまな症状に苦しんでいた。

Nさんは，「首や背中，肩胛骨の周囲に厚い鉄板で押しつぶされそうな痛みがあります。肩胛骨とその周囲の骨をバラバラにして取り出してきれいに洗ってすっきりしたい。そうして元の自分に戻りたい」「夜中に背中と全身の痛みに襲われても，夫は夜勤のため不在で誰も助けてはくれません。そうすると，孤立感と不安の中で痛みが強くなります」と，訴えた。

Nさんの背中，肩，みぞおちなどに「マインドフルネス動作法」をすると，固くなっていた身体がやわらかくなり，全身があたたかくなってきた。そして，Nさんは「心地よさと安心感に包まれたら痛みが軽くなってきました。気持ちよくて頭の中までフワーとします」と言って，眠ってしまった。目を覚ましたとき，Nさんは次のように語ってくれた。

「今，自分を大きな愛で包んでいるように感じています。私は，自分を否定的に捉え続けているうちに自分を冷たいまなざしで見てきたように思います。私に不足していたのは自分自身への愛情だったことに気づきました。両親や学校の先生から勉強を頑張るようにと説教され，『これ以上頑張れない』と言って近くの海に逃げて行ったときに，海を見ながらやさしい波の音に包まれたり，岩場に潜って海藻が揺れているのを見ながら自分も揺れたりしていました。そのとき，『海ってやさ

しいな。海の中ってゆらゆらさせてくれる愛のゆりかごだな』って感じたのを思い出し，マインドフルネス動作法をしてもらいながらそのやさしさに浸っていました。そうしたら，自分自身にやさしくなってきました」

IV　あたたかい雰囲気を取り戻した障害者施設

　私が関わっている知的障害者の施設では，「強度行動障害」と呼ばれる人たちへの支援をしている。多くの利用者が殺傷された事件をきっかけに，支援のあり方を検討することになり，そのための研修をワークショップ形式で行うことになった。ワークショップには「強度行動障害」の人も参加した。

　Mさん（28 歳）は，イライラするとかんしゃくを起こして自分の手を強く噛んだり，頭を叩いたりする「自傷」の激しい男性である。研修には 30 名ほどの職員が参加し，私を中心にして半円状になって床に坐ってもらった。私の横の椅子には，Mさんが着席した。最初に男性の職員にモデルになってもらい，その職員の肩に「マインドフルネス動作法」を行った。次に，2 名の職員が一組になって「マインドフルネス動作法」を行った。職員全員が心地よさを体験したところで，Mさんの手や足に「マインドフルネス動作法」を行った。そうすると，Mさんは気持ちよさそうに眠ってしまった。職員が心地よい安心・安全の感覚に浸ることによって，Mさんも「やわらかくて，あたたかいオーラ」のような雰囲気を感じていた。そして，全員が安心・安全で，心地よい居場所を共有していることを実感することができた。

　また，Mさんの担当職員の手は，最初のうちはこわばっていたが，「マインドフルネス動作法」をしているうちに，やわらかい手に変わっていった。この職員は，Mさんの行動を「制止」したり「禁止」したりしているうちに手がこわばってしまっていたことに気づき，それからはやわらかい手でMさんに寄り添うことを心がけるようになった。

　「他害行為」の激しいYさん（24 歳）も，職員が頭頂部と仙骨部に「マ

インドフルネス動作法」の心地よい体験に浸っているのを側で見ているうちに表情が和らいでいった。また，Yさんの側にいた女性職員にもやさしい笑顔が見られるようになった。女性職員たちは，普段はYさんの「他害行為」から身を守るために，Yさんには触れないようにしていたが，その場の安心感に包まれてYさんの肩や頭，膝に「マインドフルネス動作法」をしていた。Yさんは，椅子に座って「マインドフルネス動作法」をしてもらっているうちにリラックスして腰がずれてきた。そこで，マットに寝ることをすすめるとYさんは横になり，女性職員たちに頭頂部と仙骨部に「マインドフルネス動作法」をしてもらい，そのまま気持ち良さそうに眠ってしまった。

　これまでは，「強度行動障害」の利用者に対して，職員は防衛的に身構えたり，力で「禁止」や「制止」をしたりしていた。そのことによって，利用者と職員は互いに緊張状態に陥っていたのだった。そうした緊張感は施設全体に広がり，職員もそうした雰囲気の中で孤立感に陥り，いっそう防衛的な態度になっていた。このワークショップでは，職員同士が安心・安全感を共有することによって，防衛的な身構えでつくりあげた利用者との間の壁を取り除き，やわらかい態度で利用者を受け止めることができるようになった。

V　おわりに

　ポージェス（2018）によって提唱されたポリヴェーガル理論によれば，他者とのあたたかい社会的な交流は腹側迷走神経の活動を活性化し，安心・安全の体験を育み，自他のつながりを回復に導く。それには，瞑想的な心身の体験や心地よいマッサージなどの身体的アプローチに加えて，やさしい声や言葉による語りかけ，セラピストのあたたかい雰囲気などが大切となる。セラピストが「無心の態度」で行う「マインドフルネス動作法」の心地よい体験の援助は，セラピストとクライアントに安心・安全の共有体験をもたらす。それによって，クライアントは不安やとらわれから解放されて，自他のつながりを回復していく。このように，「マインドフルネス動作法」による心地

よい体験による自他のつながりの回復は，ポリヴェーガル理論が目指す安心・安全のつながりの過程に共通しているといえる。

参考文献

藤田一照（2020）現代「只管打坐」講義．佼成出版社．

伊藤亜紗（2020）手の倫理．講談社．

今野義孝（1997）「癒し」のボディ・ワーク．学苑社．

今野義孝（2005）とけあい動作法．学苑社．

今野義孝（2011）懐かしさ出会い療法．学苑社．

今野義孝（2017）発達に障害のある子のためのとけあい動作法．明治図書．

今野義孝（2022）マインドフルネス動作法――自他に寄り添う「無心のとけあい」．学苑社．

熊野宏昭（2019）実践！　マインドフルネスDVD．サンガ．

坂部恵（1983）「ふれる」ことの哲学――一人称的世界とその根底．岩波書店．

ポージェス，S.W.著，花丘ちぐさ訳（2018）ポリヴェーガル理論入門　心身に変革をおこす「安全」と「絆」．春秋社．

執筆者略歴

今野 義孝（こんの よしたか）

1948年，秋田県生まれ。

文教大学名誉教授，今野心理臨床研究所所長，教育学博士（筑波大学）。公認心理師，臨床心理士。

東京教育大学大学院博士課程中退後，1978年まで東京教育大学と筑波大学で助手。1979年から2018年まで文教大学教育学部，人間科学部，大学院人間科学研究科で教育と研究に携わる。

2. 東洋医学と心理療法

「こころ」に安全を育むこと／「からだ」に安全を育むこと
——ポリヴェーガル理論と心理療法^{サイコセラピー}・身体療法^{ボディワーク}——

津田真人

Ｉ　臨床実践への視座

　私は30年近く，地域で心身両面から臨床活動を行ってきた。当初は嘲笑や無理解の視線も浴びながら，当事者とともに模索を続け，次第にある確信が芽生えていった。ポリヴェーガル理論に出会ってからは未だ10年にも満たないが，私の中で何かが触発され，以後その確信はより深まるに至った。その一端をここにまとめておこう（詳細は別著を準備中）。

　さてそのポリヴェーガル理論。創始者Ｓ・ポージェスは，優れた研究者でこそあれ臨床家ではない。だから臨床上の具体的な技法や知恵がじかに論じられることはない。つまり「ポリヴェーガル・セラピー」というものがあるわけではない。だがそこには，随所に臨床実践への重要な視座がちりばめられている。その視座は心理療法全般の，また身体療法全般のプラットフォームとなる可能性を秘め，逆にそれら心身の実践でいっそう奥行を深める可能性を秘めている。

　そこでまずは簡単に"おさらい"だ。ポリヴェーガル理論の"売り"は何であったか。この新しい自律神経の理論は，どこが新しかったのか。ポイントは大きく２つある。

　自律神経はこの約百年来，交感神経（覚醒・緊張の防衛反応）と副交感神経（鎮静・弛緩のリラックス反応）の２つの成分からなるとされてきた。ところが副交感神経の８割を占める迷走神経（遠心路）を哺乳類以降でみると，背側迷走神経と腹側迷走神経の２種類が判明し，そこから自律神経を<u>背側迷</u>

走神経複合体［※以下，背側］の「不動化」システム（個体の生命維持のための受動的な鎮静・弛緩反応），交感神経系［※以下，交感］の「可動化」システム（危険に対する能動的な覚醒・緊張反応），腹側迷走神経複合体［※以下，腹側］の「社会的関与」システム（安全を享受する中動的な鎮静・弛緩反応）の３段階でみるべきことを提唱したのがこの理論だった（Porges, 2011；Porges, 2017；津田，2019；津田，2022）。

　その結果，①私たちの心身の防衛反応は，交感による"闘うか逃げるか"の「可動化」反応だけでなく，背側による"凍りつき"～"虚脱"の「不動化」反応も含む二本立てをなすこと（ただしどちらも自分を守る適応的な反応であり，そこに固着した時だけ病理になること），②腹側による「社会的関与」の反応により，皮質レベルだけでなく自律神経レベルでも社会的な機能を司ること。この２つの，従来の自律神経論にない斬新な視座が切り開かれることになった（津田，2022）。

　この２点の孕む臨床的な意義はきわめて大きい。①は，ストレスのみならずトラウマの発生メカニズムの解明に寄与し，②は，ストレスのみならずトラウマの回復メカニズムの解明に寄与しうる。とくにトラウマ発生における背側（不動化）の果たす役割，トラウマ回復における腹側（安全）の果たす役割を明示したことで，ポリヴェーガル理論はトラウマ臨床を中心に，心身の臨床の世界に甚大な影響を与えることになった。

　しかし実は，ポリヴェーガル理論にはもう１つ，まだ充分紹介されず充分活用されぬままの，臨床上重要なポイントがある。それは３つの自律神経成分どうしの「ブレンド」という視点だ。ⅰ）腹側と背側のブレンドによる安全な不動化（「恐怖なき不動化」＝「愛による不動化」），ⅱ）腹側と交感のブレンドによる安全（自由）な可動化（「あそび」）（Porges, 2011；Porges, 2017），そしてⅲ）交感と背側のブレンドによる（狭義の）"凍りつき"（Porges, 2011；津田，2022）。このうちⅲ）は先の①をさらに拡充し，ⅰ）とⅱ）は先の②をさらに拡充する。本論では後者に照準するので，前者については拙著（津田，2022）等を参照いただきたい。

II 「こころ」に安全を育む

　というのも，ポリヴェーガル理論の臨床実践への視座の核心は，何より**腹側 ⇆ 社会的関わり ⇆ 「安全（感）」（safety）の確立にある**からだ。私たちは，環境（他者）に安全を感じるほど社会的な関わりが生じ，社会的な関わりがあるほど安全を感じられる。そしてそこから遠ざかるほど心身の苦悩は深まり，そこに近づくほど心身の苦悩は静まる。そのとき腹側の「安全」は，交感の「可動化」反応（"闘うか逃げるか"）に固着した状態（ストレス）や，背側の「不動化」反応（"凍りつき（フリーズ）" ～ "虚脱（シャットダウン）"）に固着した状態（トラウマ）から，戻って来るための切札となるのでもある。

　だからポージェスは言う――「私たちが安全であるとき，マジカルなことがおこる」；「この安全感こそが治療なのだ」と（Porges, 2017）。ポリヴェーガル的な治療戦略は，交感の「可動化」も背側の「不動化」も，腹側の「安全」のもとに包容されるところにある。

　交感の「可動化」が能動的，背側の「不動化」が受動的とすれば，腹側は能動的というより「自発的」（spontaneous），受動的というより「受容的」（receptive）（Porges, 2011），要するに**「中動的」な「社会的関わり」**といえる（津田, 2022）。実際，病気は能動的に「治す」ものなのか。受動的に「治してもらう」ものなのか。その本態は「治る」ものではないのか。この中動的な過程は，しばしば"神"や"自然"のマジカルな力の所産とされるが，そこには当事者（クライアント）［※以下，Cl］，援助者（セラピスト）［※以下，Th］，そしてそれを取り巻く多種多様な存在が「自発的」に「受容的」に関与しあっており，その総体が特殊な力の如く現象しているにすぎない。つまりこの力の正体は，それら多様な主体たち相互の中動的な「社会的関与」なのだ。

　Thも，その依拠する理論も，この中動的な過程の一個の担い手以上のものではない。担い手として，腹側にいるのがThの役回りだ。腹側にいながら，Clの今いるところに土俵をつくり，ささやかな「安全空間」の風穴を穿つ――それが「ラポール」であろう。メスメリズムに発するこのフランス語は，今なおすべての心理療法，すべての身体療法の不可欠の基盤を指し示す合言葉であるが，そこに神経学的な根拠を与えるのが腹側のポリヴェーガル的「安全」ではないか。ロジャーズのあのいわゆる「3条件」も，この延

長上に位置づけられないか。

　もちろんClの大半は，交感ないし背側（あるいはそのブレンド）にいるだろう。だが対するThは，自身は腹側にいながらClのいるところに共にあり，呼吸を合わせ，交感＋腹側ないし背側＋腹側というブレンドに身を置く。するとその協調によって今度は逆に，Clの交感ないし背側も，次第に交感＋腹側ないし背側＋腹側のブレンドへと変容し，腹側が協調的に引き出されていく（「協働調整」）。

　ポージェスは，セラピーの到達すべき目標として，以下の３つを提起する（Porges, 2017）。第１に世界と柔軟に関与できる経験をもてること（腹側に相当），第２に他者と共にいても恐怖なしに不動化できること（腹側と背側のブレンドに相当），第３に闘うか逃げるかでなしに自由に可動化できること（腹側と交感のブレンドに相当）。

　しかしこれらの目標が達成されうるには，それらが無から創造されるのでなく，あるいはThから外部注入されるのでなく，Cl自身のなかにすでに胚胎している必要があろう。ぜひ問うてみてほしい。どんなに交感／背側まみれのClでも，腹側の働きは０％だろうか。Thの最初の仕事は，このいわゆる「リソース」を発掘することだ。Clのいるところに，ささやかな「安全のタネ」を見い出し，それを育むこと。まして私たちは，**何を「安全」と感じるか，１人１人ちがう**。その人はどんな時なら腹側が働くのか，それを知らずに共に歩むのは難しい。

　たとえば私は，初回のClにしばしば，**どんな時にホッとするか，どんな時に生き生きするか**，なんてことを訊く。どんな時にホッとするか，それは腹側と背側のブレンドだ。どんな時に生き生きするか，それは腹側と交感のブレンドだ。どっちの方が答えやすいか，それも人それぞれちがう。もともと背側に入りやすい人はホッとする時の方が，もともと交感に入りやすい人は生き生きする時の方が，答えやすい傾向はある。だからこれを訊いておくことは，どんな診断にも先立って，背側系の人か交感系の人かの即席アセスメントとしても使えるかもしれない。

　けれど私は，こんな**ポジティブなリソース**だけをリソースだとは思わない。劣らず大事なリソースとして，いわば**ニュートラルなリソース**，さらには**ネガティブなリソース**までをも射程に収める。ニュートラルなリソースと

は，Clのありふれた日常のルーティンな行動や思考，なじみの物や事柄すべてをいう。これらを失うとき私たちは，自分でも驚くほど壊滅的に「安全」を取崩す（精神分析でいう「対象喪失」）。各種のトラウマでも必ず奪われ，真先に回復させたいものこそ，このニュートラルなリソースではないか。さらには，Clがよく使う言葉，行動，姿勢，パターン，ペース，そして気質，信念，準拠枠，属性等もすべてニュートラルなリソースである。それら一切を丹念に活用すること（とくに**当人の言葉や身体反応を専門語に回収しないこと**）は，本人固有の「安全」の確立に不可欠の要件だ（その精華として，M・エリクソンの 利 用 アプローチ）。
ユーティライゼーション

　ネガティブなリソースとは，いわゆる“問題ある”ネガティブな行動や状態の，その力とスキル，本来の動機や隠れた可能性などをいう。そうした行動や状態と，その背後の思いとを切り離してみるとき（動機づけ面接でいう「正したい反射」を禁欲!?し，最低限，「**そうせずにいられなかったのは，よくよくの『思い』があったのでしょうね。**」ぐらいは尋ねたい……せめて心の中だけでも），その行動や状態は「安全」を求めての思いが捩れたり屈折
ねじ
したりした結果にすぎないことがみえてくる。いいかえれば，元々求めていた本来の「安全」が得られず，代わりに“問題ある”行動や状態が仮の“安全”として選ばれている（ポージェスのいう「誤ったニューロセプション」(Porges, 2011；Porges, 2017)）。そのときこの仮の“安全”，このネガティブの中に潜むリソースを，尊重し寄り添い共に見つめていくと，つまり社会的関わりのもとに包容すると，本来の「安全」への道筋が見えやすくなってくる（それを研ぎ澄ましたのが，M・エリクソンの「症状の処方」だろう）。

　こんなふうにリソースも三層構造で把握しておきたい。そしてこの三層すべてを，セラピープロセスのどの局面，どの要素にも活用していきたい。個々の質問から課題の呈示に至るまですべてだ。そのとき各人固有の「安全」は各人固有に拡張され，回復はいっそう強力に促進されるだろう。

　だがその際，もう1つ忘れてならない大切なことがある：これらのリソースに伴う**身体感覚**（フォーカシングの「**フェルト・センス**」）を丁寧に確かめていくことだ。「安全」が感じられるとき，それは身体のどこでどんなふうに感じられるのか，どのように広がるのか（SE™療法等でいう「トラッキング」）。それを共有しておくことは，Clにとっても心強い拠り所となる。

そう，「こころ」の安全感を育むには，「からだ」の安全感も欠くことができないのだ。

III 「からだ」に安全を育む

ならば同様に，「からだ」の安全感を育むには，「こころ」の安全感も欠くことができないだろうか。もちろんそのとおり。だから今度はそのことを身体療法^{ボディワーク}の側から考えてみよう。

数ある身体療法のなかでも，ここではいわゆる「東洋医学」に焦点を当ててみる。理由は，今日欧米の多くのボディワークも，東洋医学ないし東洋思想の影響抜きに語れないからだ。またそもそも「東洋」医学といっても輪郭があいまいで，スイスで発見された約 5200 年前とみられる冷凍ミイラ（アイスマン）（CTスキャンで腰椎すべり症が判明）の体表に残る刺青^{いれずみ}が，経絡経穴の部位（膀胱経の胃兪・三焦兪・腎兪と崑崙など）と合致する事実などをみても，それをむしろ**東洋・西洋を問わず「医学」の原点を標^{しる}す生き証人**とみることができるからだ。さらには，その陰陽説の「陽」を自律神経の<u>交感</u>の原理として，「陰」を<u>背側</u>の原理として考えることもできるからだ（その場合<u>腹側</u>は「**太極**」ないし「**無極**」に相当するだろうか）。

近代以降の「西洋医学」の主流は，交感神経／副交感神経の活動の過大／過小のアンバランスをあらゆる病いの<u>背景</u>にみるが，「東洋医学」は**陰／陽の虚／実のアンバランス**をあらゆる病いの<u>本体</u>としてみる。前者は身体の局所に病気を特定し，固有の病因を特定し，「病名」を客観的に確定し，<u>次に</u>この診断に基づき治療法を選択する。1 つの強力な方法だ。他方，後者は病気を身体全体の中で捉え，病因よりむしろそれに対する身体全体の反応をみ（セリエのストレス論，ポージェスのトラウマ論と共通），そこに「**証**」をみる。「みる」というより「みえてくる」。証を「みる」とは，「みよう」としてみるのでなく「みせてもらう」，いやむしろ，呼吸を<u>合わせ</u>脈動に<u>合わせ</u>ながら<u>待つ</u>うちに，次第に「みえてくる」。中動的だ。

もちろん「みる」といっても，視診（望診）だけでなく，問診があり聞診があり動診があり，何より触診でなく**切診**がある。切診の「切」は，切

断の「切」でなく親切の「切」。表面的に局所を「さわって」診るのでな
く，表面から心身全体の深い響きに「ふれて」診る（東洋医学ならずとも，
頭蓋仙骨療法でも「5gタッチ」が基本である）。ふれて，**みえてくる**。どこ
が苦痛かだけでなく，どこが快適かがみえてくる。**動診**も同様。動作時の痛
みだけでなく，動きの**快感覚**がみえてくる。身体は要求にかなう動きができ
ると，快という"ありがとう"の声を発する。まさに身体のコミュニケー
ションだ。だからここでは診断即治療となる。治療の手技1つ1つがコミュ
ニケーションとなる。**腹側**が存分に動員され，Clは安全空間に引き入れら
れてゆく。これまた1つの強力な方法だ。

　そのエッセンスを，今日の東洋医学で私の知る限り最も強く凝縮する，操
体法に拠ってみよう（オステオパシーの「カウンターストレイン」等の技法
も，他動的・局所的なのを除くと，よく似ている）。

　まず施術テーブルに横たわるClに対し，Thはどこに立つか？　頭の側，
首の横，胸の横，腹の横，膝の横，足の先，そして左か右か。その時の患者
の快／不快の感覚はどうか。その快の場所から，その部位にまずふれて，診
る。望診も問診も聞診も，そして切診も動診も。当人にはどんな感じがす
るか，どう伝えてくるか，どんな反応があるか。ゆっくり感じ分けてもら
う。そしてゆっくり動いてみてもらう。するとどんな感じがするか，全身に
どう連動していくか（フェルデンクライスでいう「動きによる**気づき**」）。動
くとき私たちは，どの関節部位でも8方向（自力では6方向）に動く：屈曲
と伸展，外旋と内旋，外転と内転，伸張と収縮。首であれば，前に屈める／
後ろに反らす，左に傾げる／右に傾げる，左に回す／右に回す，上に伸ばす
／下に縮める。各々どれが苦痛で，どれが快適だろうか。いちばん心地よい
動きを，心地よい方向に，心地よい範囲でゆっくり動いてみる。Thはそれ
にちょうど釣り合う力で，心地よく充実できるよう補助抵抗を与える（ロル
フィングの「逆方向の調和」の面もあり，ハコミセラピーの「テイクオー
バー」の面もあろうか）。すると他の身体部位も連動して伸び伸びと動いて
くる。全身の軟部組織，とくに**ファシア**（俗に"筋膜"と訳されるが，筋肉
に限らず膜とも限らず，身体内のあらゆる器官を包む線維性結合組織とその
全身的なネットワークで，ロルフィングの要諦でもあり，近年は経絡との符
合も取沙汰される）による連動だ。そしていちばん心地よいところで，呼吸

と共に心地よいペースで脱力する。すると苦痛が和らぎ，可動域も拡大する。

　それはいわば，苦痛ある身体内にも**安全空間**を見い出し，承認し，身体全体にまで拡充する営みだ。動き自体より感覚が重きをなす。ファシアからの自己受容感覚に加え，迷走神経による内臓感覚もだ。その**身体感覚**という「こころ」の基層が「からだ」の動きを作り，Thに共有されながら，腹側のままに動きを操り（腹側＋交感），そして脱力する（腹側＋背側）。それを（身体が望む分だけ）くり返せば，徐々に自分の**身体への肯定感**が増し，そのぶん**自己肯定感**が増す。「からだ」を病む人は無論のこと，自分の身体を忌避し嫌悪しがちな「こころ」を病む人も，身体を取り戻し自己を取り戻す。

　こうしてみると，「西洋医学」の主流が患者を受動的にする能動的な交感の営みにより近いとすれば，「東洋医学」〜身体療法はCl − Th間の**中動的**な腹側の営みそのもの，社会的関与システムそのものといえないか。現に前者は病気を「治す」が，後者はそうでない。病気はむしろ「治っていく」。そこではThは，そのプロセスに寄与する以上の何をするでもない。いいかえればThは「無我」になり「無心」になる——東洋医学・東洋思想の最強の決め台詞だ。ただ多くの場合，それは受動性として語られる。だが受動性は能動性のネガであり，依然「我」があり「心」がある。能動的でなく自発的，受動的でなく受容的，つまりは中動的に，プロセスの展開に響応するのが「無我」であり「無心」ではないのか。この受動性と中動性の区別を欠くと，腹側をめざしながら背側に沈み，背側にいながら腹側を騙る混乱も招きかねない。

IV　小　結

　以上のように，「こころ」の安全感は，身体感覚を通して「からだ」の安全感に依拠し，また「からだ」の安全感は，身体感覚を通して「こころ」の安全感に依拠する。「こころ」にとっても「からだ」にとっても**身体感覚**が要衝だ。というか，身体感覚はそれ自体が「こころ」でもあり「からだ」でもある。まさにこの身体感覚の水準においてこそ，「安全」は感じられねばならない。それが腹側の役割であり，社会的関与の中動的プロセスの役割で

ある。Th も Th の依拠する理論も，その一個の担い手にすぎない。

　ならばここで改めて問われよう。「臨床応用」とは一体何をすることなのかと。もはや単に理論がまずあって，それが実践に応用されるだけではない。反対に，1人1人の心身の「安全」がまずあり，それを支える実践があり，その1つの担い手として理論にむしろ実践が応用され，実践の場ごとに理論は再生産される。その円環的な関係こそが「臨床応用」の本態ではないか。

　このことを最もよく示すのがポリヴェーガル理論と思われる。もしもポリヴェーガル理論が明示するとおりに臨床実践を行なうなら，腹側による社会的関与の中動的プロセスのもと，当のポリヴェーガル理論自身も，自ずから（＝中動的に）理論としての特権的地位を解消し，その限りで自ら（＝能動的に）実践に寄与しうるだろう。なぜなら，**答えを知るのは理論でなく CI（の心身）**なのだから。

文　献

Porges, S.W. (2011) The Polyvagal Theory. W.W. Norton & Company, New York.

Porges, S.W. (2017) The Pocket Guide to the Polyvagal Theory: The Transformative Power of Feeling Safe. W.W. Norton & Company, New York.（花丘ちぐさ訳 (2018) ポリヴェーガル理論入門．春秋社）

津田真人 (2019)「ポリヴェーガル理論」を読む――からだ・こころ・社会．星和書店．

津田真人 (2022) ポリヴェーガル理論への誘い．星和書店．

執筆者略歴

津田 真人（つだ まひと）

公認心理師。精神保健福祉士。鍼灸師。あんま・マッサージ・指圧師。ソマティック・エクスペリエンシング®・プラクティショナー。

一橋大学大学院社会学研究科博士課程修了。東洋鍼灸専門学校卒業。東京都国立市に「心身社会研究所 自然堂（じねんどう）治療室・相談室」を開業し，現在に至る。

実践報告コラム「心身障害者支援」

強度行動障害のある方たちへのポリヴェーガル理論に基づいた介入
藤本真二

　私は看護師の資格を持ち，さいたま市にある福祉事業所「ねがいのいえ」で，重度の障害がある方々の生活支援を行って 19 年になる。激しいパニックを起こし，人や自分を傷つけたり，物を破壊する等，強度行動障害と呼ばれる方が街の中で穏やかに暮らしていくのは困難だと言われている。しかし私たちは今まで，「心のケア」のメソッドを使って誰もが穏やかに暮らせるよう支援してきた。「心のケア」とは心と身体のつながりに着目した，ソマティック心理学の先駆けとなったものである。それによってほとんどの方の問題行動が消失した。しかしそれでも，大人になっても母との分離不安を訴え泣き続ける人，自傷行為が止まらない人など，癒すことができない人がいた。そのような方たちは心の奥深いレベルでトラウマを抱えているのであろうと推察し，トラウマ解放メソッドを本格的に学んだ。しかし，言葉を話せない重度障害の方たちには，臨床心理学の型がそのままあてはまらない。学んだ方法を駆使するとともに，さらに障害のある方たちに適した形に応用するなど，様々な工夫を行った結果，これまで難しかった領域の支援に方向性が見えてきた気がしている。以下に実際の症例の細部を変更した仮想事例をあげる。

　現在 20 代，言葉の話せない重度知的障害のMさんは，自分の手で顎を叩く自傷行為が止まらない。こうした行動の奥には，原因となる深いトラウマがあるのだろうと推測できる。不調の時は大きな声で叫び続け，自傷もさらに激しさを増す。中学生の頃から「ねがいのいえ」の支援に出会い，現在はスタッフが常に寄り添うことで穏やかに過ごされ，笑顔も見せてはいるが，それでも自傷行為は止まらない。現在の日常は穏やかになってきても，私たちと出会うずっと以前に起きた原因によるトラウマは，体の奥深くに記憶されているのだろう。

　Mさんは，「ねがいのいえ」で週に 2 回のショートステイを重ねながら，近い将来，グループホームでの地域生活を目指している。片時も止まらない自傷行為を防ぐため，常にスタッフが 1 人付き添い，自分を叩こうとする手を止めるようにしている。しかしできることなら，その自傷行為自体が消失し，根本的に癒されて欲しい。そこで，ポリヴェーガル理論に基づき，安全と絆を創りながら，神経を修復する技法を実践している。

　ある夜，Ｍさんはいつもよりいっそう大きな声を張り上げ，激しく自分を叩き始めた。こんなとき，言葉の話せない方たちに適しているのが，身体に触れて癒すタッチセラピーである。タッチをどの臓器に施すかで，様々に異なる効果を発揮することがわかっている。まず安心で安全な肩のタッチから始めてみた。すると直感的に，頭蓋骨を緩めて脳を楽にして欲しい，というＭさんの想いが伝わってきた。その直観に従い，私の片手で，自分を叩こうとするＭさんの両手を抑えながら，反対の手をＭさんの後頭部に当ててみた。すると，頭蓋骨の振動が最適に調整されるイメージ，次いで，脳が緩み楽だと言っているイメージ，扁桃体と視床下部に光が灯り，オキシトシンの分泌が促進されるイメージが起きてきた。自分の全身に温かな喜びが広がるのを感じながら，同じ感覚がＭさんの全身にも広がっていくのを想像した。ほどなく，Ｍさんの発声が消え，身体の緊張が抜け，潮が引くように穏やかになっていった。

　やがてＭさんは，自分から布団に入り深い眠りにつき，翌朝は発声も自傷もなく穏やかに過ごした。その後2週間は穏やかだったが，3週間ほど経つと，発声と自傷が再び現れてきた。そこで，前回と同様の介入を行った。それ以降，Ｍさんの中に苦しさが溢れてきたら，いつでも同様の解放を行うようにしている。それを何年も積み重ねた先に，やがて彼女の身体に巣食うトラウマの数々が，ひとひらずつ剥がれていき，すっかり癒されたＭさんに出会える日が来るのだと信じている。治癒には通常年齢の1割の時間がかかると教わったので，決して焦らず，どっしりと構えることが肝要と認識している。このように，介入が難しかった，言葉が話せず，強度行動障害のある方たちに，ポリヴェーガル理論に基づいた介入を行い，手ごたえを感じている。

執筆者略歴
藤本 真二（ふじもと しんじ）
社会福祉法人ねがいの杜代表。ソマティック・エクスペリエンシング®・プラクティショナー。
1962年生まれ。学生時代にボランティア活動で障害のある人たちと出会い，1991年地域福祉研究会ゆきわりそう勤務。その後，看護師となり，重症心身障害者病棟・精神科病棟などの勤務を経て，2003年，NPO法人ねがいのいえを設立。障害のある方とご家族を24時間年中無休で支援し，重度障害者の地域生活を実現するかたわら，人材を育成する研修会を行っている。

企業内カウンセリングでのポリヴェーガル理論をもとにした神経調整法　　　　　　　　　四葉さわこ

　職場ではメンタルヘルス対策として，毎年ストレスチェックが行われている。私は産業カウンセラーとして，高ストレスと評価され，本人が希望したり産業医が勧めたりした人たちに，フォロー面談を行ってきた。

　しかし，勤務時間中にフォロー面談できる時間は，たった30分である。その30分で，いかに効率よくストレス対策をお伝えするか。様々な工夫が必要だ。

　私はよく，「性格の問題でなく神経状態の問題」「トラウマよりコンディション」ということをお伝えする。まずは何より，神経状態を「ととのえる」ことが大切なのだ。そして，ストレスが溜まっていること，ストレスで高ぶっていること，高ぶり過ぎて今度はガクンと落ちていること，全て神経状態が教えてくれている。その神経状態に，早めに「①気づき，②受けとめ，③調整する」。その3ステップを意識して実践してほしいと伝えてきた。

　まず，神経状態に「気づく」ためには，どんな神経状態があるのかを知ることが必要だ。ここで私は，ポリヴェーガル理論をもとにした自律神経の説明をする。短時間で理解してもらうために，イラストや図をふんだんに使った自作プリントを準備している。そのプリントを使って，アクセル（交感神経），ブレーキ（背側迷走神経系），チューニング（腹側迷走神経系），哺乳類には3つの神経系があるという説明をする。アクセルが高ぶり過ぎている時，ブレーキが効き過ぎている時，チューニングが効いている時，心や身体はこんな状態になるんですよと，イラストと共に直感的に理解できるようにしている。そして，その人が今どんな状態なのか，こんなことが起きていませんかとお伝えすると，そうそうと納得してくださることも多い。

　次に「受けとめる」だ。アクセルもブレーキも必要があって活性化していることを分かってもらう。何らかのストレス要因があるから，「闘うか逃げるか」とか「警戒」とか「消耗しすぎて休息を求めている」のだ。そんな神経状態について，否定したり無視したりするのではなく，「危険を感じているんだな」「疲れているんだな」と優しく受けとめてあげてほしい。また日常生活の中で，睡眠はどうか，生活スタイルはどうか，自然や人とつながる時間を持っているか。そのような現状もお聞きして，実情を受けとめていた

だく。

　最後に，「調整する」方法についてお伝えする。アクセルが高ぶり過ぎている時は，高ぶったエネルギーを安全に発散したり，これ以上高ぶらないように，鎮静や切りかえの作業をしたりすることが有効だ。ここで，いわゆるストレスコーピングの話に繋げたり，マインドフルネスをご紹介したりすることもある。ブレーキが効き過ぎている時，いわゆるうつっぽくなっている時，引きこもりモードになっている時は，疲労・消耗しすぎて落ちこんでいることを，まず分かってもらう。その上で，今必要なのは「休息」「ケア」「滋養」なのだとお伝えしている。この辺りの説明は，うつ状態になっている人への心理教育とも重なるところだ。また調整する方法として，ポリヴェーガル理論ならではの説明をできるのが「チューニング神経（腹側迷走神経系）」を意識した調整法だ。誰か何かとつながること，それは人間だけでなく，自然や動物とつながることも含むこと。また，顔や口を動かす，歌を歌うなどのエクササイズも，神経生理学的に有効なのだと説明できる。

　ここまでの内容について，イラスト図解した資料をお渡しして持ち帰ってもらうこともあるし，あるいは神経の調整法について，わかりやすくまとまっている書籍を紹介することもある。（私は浅井咲子氏の著書『安心のタネの育て方』をよく紹介する）

　私はこのようにして，ポリヴェーガル理論をもとにした神経調整法を，少しでも分かりやすくお伝えする工夫をしている。

執筆者略歴
四葉 さわこ（よつば さわこ）
公認心理師，シニア産業カウンセラー，ソマティック・エクスペリエンシング®・プラクティショナー。メンタルサポート・アイバランス代表。
1997年に茨城大学教育学部を卒業，小学校教諭5年，中学校教諭3年を勤務。その後2007年より心理カウンセラーに転職。自営のカウンセリングルームの他，（株）クボタ筑波工場の企業内カウンセラーを11年間務める。現在は個人営業に専念して活動中。

実践報告コラム「整体」

自律神経整体からみたポリヴェーガル理論の応用例

藤嶋琢也

　私は柔道整復師の資格を持ち，岩手県盛岡市で整体院を営んでいる。一般的な整体院と違い，当院では主に自律神経の乱れによる各症状や，うつなどを診ている。整体で自律神経が改善できるのか疑問を持たれる方もいると思われるが，実は自律神経は身体の方にこそ，その乱れ具合が顕著に現れる。それを調べるために当院で行っている検査のひとつが瞳孔反射である。目に光が当たると瞳孔は収縮し，暗くなると拡大する。収縮するのは主に副交感神経，拡大するのは主に交感神経の働きによるが，自律神経に乱れがあると，この瞳孔反射にも乱れが生じてくる。この乱れの元は，主にストレスによる副腎機能の低下によるものである。ストレスを感じると，身体を守ろうと副腎から「コルチゾル」というホルモンが放出される。ただ，この「コルチゾル」は無尽蔵に出てくるわけではない。過度にストレスにさらされ続けると「コルチゾル」は枯渇して，副腎はその疲労により機能が低下してしまう。そのような状態では，瞳孔は収縮しないか，収縮してもそれを維持できなくなる。この自律神経を診ていく上でも，本書籍のテーマであるポリヴェーガル理論は非常に役立つ。

　ここで，私がこの理論を臨床に応用させて改善に向かった例の，細部を変えた仮想事例を紹介する。

　まどかさん（仮名）は，当時高校１年生であった。高校入学とともに勉強などを頑張ることができなくなり，当院に来院された。初診時に前述の瞳孔も検査したが，収縮状態を維持できず，ふわふわした動きを繰り返していた。明らかに副交感神経が働きづらくなっているサインである。また，主訴は頑張ることができなくなったということなので，交感神経も働きづらくなっていることが考えられた。うつ病とまではいかないが，いわゆるうつ状態であった。これは，ポリヴェーガル理論でいうところの，交感神経・副交感神経両方の領域が働けなくなり，背側迷走神経領域（何もできない状態になってしまうので，私はフリーズ領域と呼んでいる）に入ってしまった状態であると判断した。フリーズ領域に入ってしまった場合，交感神経・副交感神経が働けるような刺激を，いかに適切に入れてあげられるかがカギとなる。

　過度に身体を刺激しないよう施術を重ねていき，少しずつ改善していった。

そして約2カ月が過ぎた頃，ご自宅で子犬を飼うことになり，私はこれを聞いてまどかさんにある課題を与えた。それは，その子犬の世話を責任持って行うということ，さらに飼い主としてしっかりしつけも行うということであった。交感神経は，別名「闘争／逃走の神経」とも言われるように，戦うか逃げるかを選択する場面で働く。したがって，交感神経を刺激するには，激しく身体を動かしたり大声で叫んだりと，疑似的な闘争／逃走を行うことが有効であるが，実はこれは，交感神経の働きが弱っている人には刺激が強すぎる。ただ，交感神経は「物事を選択する」ことや「自分の意思を伝える」といった働きもある。さらに副交感神経は癒しや安心感で働きだすが，「世話をする」という行為によっても働く。つまり，子犬にしっかりしつけをすることで交感神経が働き，愛情持って世話をすることで副交感神経も働いてくれるのだ。その間も身体への施術は行いながら，子犬の世話やしつけに取り組んでいるまどかさんをねぎらっていってあげると，少しずつ症状にも変化が表れ始めた。飼い始めてから約2カ月で，自覚症状はほぼゼロになり，その後約2カ月程度で，瞳孔反射も正常に近くなっていった。現在もストレスを感じた時には時々来院されるが，学校生活などの日常生活には，ほぼ支障がないくらいまで回復している。

　ペットの世話をするというのは，自律神経が正常に働くためにとても有効である。ただ，今回のまどかさんの場合，施術によりある程度身体の状態が改善されてきたという点，もともとご本人が動物好きだったという点，愛着の問題がなかった点など，子犬の世話としつけをするのが有効だったという条件がそろっていた。まどかさんの例は，ポリヴェーガル理論を応用して，交感神経と副交感神経の両方の働きを高めることができた良い事例である。しかしこうした介入は，どんな状態の，どんな方にも有効というわけではない点だけ，最後に付け加えさせていただく。

参考文献

ウォルサー，デービッド S.著，栗原修訳（2008）アプライドキネシオロジーシノプシス改訂版．科学新聞社．

執筆者略歴

藤嶋 琢也（ふじしま たくや）
柔道整復師，日本自律神経研究会会員，日本DRT協会オーソライズドプログラム・インストラクター，セロトニン活性療法協会上級調律師，ソマティック・エクスペリエンシング®・プラクティショナー。自律神経専門整体院・たくや整体院院長。
2008年北東北東洋医療専門学校卒業。2010年にたくや整骨院を開業。2019年に自律神経専門整体院・たくや整体院を開業し，現職。

実践報告コラム「小児科」

入院患児の治療とポリヴェーガル理論

永井幸代

　総合病院小児科で小児精神科医師として働く中で，ソマティック・エクスペリエンシング®（SE™）を通じてポリヴェーガル理論を学んだ頃に出会った一人の小児患者との4カ月の入院中の精神療法的関わりについて報告する。

　小児癌で入院となった9歳の男の子（A）の主治医より，医療スタッフに大声で暴言，無理な要求，点滴を蹴るなど不適切な言動が多いとのことで依頼があった。Aは，離婚後の母と姉と同居。母の元夫2人は母や姉に家庭内暴力を振るい，Aはそれを目撃して育った。母は2回の離婚後，統合失調症，うつ病と診断され数回入院したため，姉のみ自宅で過ごし，Aは4歳ごろから数回の施設入所をし，家に戻ると母や姉への暴言暴力をするようになった。母はAに困り果て，暴言や拒否で対応していた。そのような中，Aは小児癌を発症し入院となった。カルテを読み，週1回の非常勤臨床心理士の遊戯療法では支え切れないことが想定された。筆者が精神科主治医の役割と遊戯療法を兼任する自信と覚悟を自問自答しながら，引き受ける決意をするまで数日を要した。

　死闘の4カ月が始まった。自己調整や深呼吸をしながら最初の面接に向かった。診察室にAを誘い「心の治療を担当する医者です。入院が長くて，辛いこと寂しいことなど，いろいろあると思います。それを遊びながら，少なくできればよいなと思っています」と伝えた。箱庭で激しい戦闘を繰り広げ，終わった後に生き生きした表情で「次はママと一緒に遊びたい」と言った。その数日後，付き添い中の母が小児病棟のテラスで大量服薬をしているのをAが見つけ，母は意識障害で集中治療室に入院し，回復期に自殺未遂があり，精神科専門病院に転入院となった。「ママは脳の病気にかかってしまったんだ。それはAのせいではない」「ママはあなたのことが嫌いだから，お薬を沢山飲んでしまったのではない」「ママはAのことが大好きなんだよ」など，ポリヴェーガル理論を参考に「安全・安心」の合図を送る心理教育も根気強く続けた。また病棟で好きな看護師に抱きつくため，人との距離を守ること，暴言暴力時にイエローカードを静かに出して適切な言動にしてもらう練習などスタッフ全体で取り組んだ。その後の遊戯療法では，パンチングバッグへのキックやパンチ，パンチングバッグからの放水など激しいエネルギーの発

散が続いた。遊戯療法室を出ても，病棟で突発的に暴言や点滴ルートを引き
ちぎる，暴れてドアをけり続けるなどの行為を繰り返した。それを医療スタッ
フ一丸となって，受け止め続けた。8 回目の遊戯療法では，長い棒を 2 本使っ
てドラマーのように周辺の物を叩いて音楽を奏でた。〈すごい，すごい〉と
ほめると満面の笑みを浮かべた。筆者がアンパンマンの歌を歌うとそれに合
わせて棒で叩いてくれた。その流れゆく空間と時間に衝撃を受けた。初めて
コヒーレンス（トラウマ治療で，ポリヴェーガル理論による神経系の調節に
よる治療に重要な要素で調和や存在の統一性といったような意味）とはこの
ようなことなのではないかと体感した。このセッションの最後に A が継ぎは
ぎした紙に描いた虹は，複雑ではあるが希望を感じさせるものであった。そ
の後，母の病状のため退院後も自宅には帰れない状況となり，暴言に加え筆
者の髪を引きちぎる，顔をひっかくなどの暴力をはじめとする情緒的嵐が何
度も巻き起こったが，スタッフ全体で話し合い，対処し続けた。A は徐々に
看護師・保育士に言葉で気持ちを伝えたり，遊戯療法の部屋で大泣きしたり
できるようになっていった。

　退院日，約束していたポケモンの塗り絵を渡すと A は，はにかみながら笑っ
て「ありがとう」と言った。退院して穏やかな表情で養育院で生活している。
この治療を通じて，A や自分の自律神経系の側面からの理解により，落ち着
いて対処しやすくなったこと，治療に関わるすべてのスタッフ（医師，看護
師，保育士，院内学級教員など）との社会的交流を大切にできたことは，ポ
リヴェーガル理論，SE™ からの学びであったと考えている。

　なお，この報告に当たり患児 A および保護者より同意を得た。治療中
SE™ プラクティショナーとしてスーパービジョンをしていただいた花丘ち
ぐさ氏，山口水豊子氏に心より感謝する。

執筆者略歴
永井 幸代（ながい ゆきよ）
医師。日本赤十字社愛知医療センター名古屋第二病院小児科。
1989 年に名古屋市立大学医学部卒業，名古屋市立大学病院小児科勤務。日本小児科学
会専門医，指導医，子どものこころ専門医，指導医。日本精神神経学会専門医。ソマティッ
ク・エクスペリエンシング® ・プラクティショナー。
1991 年より日本赤十字社愛知医療センター名古屋第二病院小児科勤務，2006 年より同
病院で小児精神分野専門医として勤務し現在に至る。途中，日本赤十字社愛知医療セ
ンター名古屋第二病院および刈谷病院で精神科研修，名古屋市教育委員などを兼任。
2016 年名古屋市立大学医学部博士号取得。

理学療法におけるポリヴェーガル理論の臨床応用
──実践経験を例に　　　　　　　　　延近大介

　理学療法とは,「身体に障害のある者に対し, 主としてその基本的動作能力の回復を図るため, 治療体操その他の運動を行わせ, 及び電気刺激, マッサージ, 温熱その他の物理的手段を加えることをいう。」と理学療法士及び作業療法士法 (昭和四十年六月二十九日法律第百三十七号) にて定義されており, 臨床上, 基本的動作 (寝返り・起き上がり・立ち上がり・移動など) に対して評価・アプローチをしていくものである。そして, その延長に生活動作や社会活動があり, 暮らしに復帰することを支援していく。私は総合病院, 訪問リハビリテーションの経験を経て現在は介護老人保健施設に勤めている。ここでは, 患者様やご利用者様の暮らし, 生活の維持や復帰に向けた, 理学療法士としてのポリヴェーガル理論の活用例を紹介する。

　仮想事例:脳卒中後遺症左片麻痺の男性Aさん。Aさんの希望は歩いてトイレに行けるようになりたい, 階段を昇り降りできるようになって家に帰りたいということであった。身体的機能としては, 左上肢・下肢は自力で動かすことが難しく, 感覚も左上肢・下肢には鈍麻があった。そのため, ベッド上での寝返り・起き上がり動作はベッド柵を把持して可能であったが, 左上肢・下肢の操作を意識できない場面があった。立ち上がりの際も, 左下肢の支持が不十分であり, 車椅子等への乗り移りも左下肢を動かすことが難しく介助が必要であった。移動は車椅子を自身で操作しての移動が可能であった。理学療法実施にあたり, 左上肢や下肢へのアプローチに関しては, Aさんは, 話しかけても返答が乏しくなるなどの解離傾向を示した。動作的アプローチ (座位練習や立ち上がり練習, 歩行練習など) では, 日常生活での動作以上に右上肢や右下肢の努力性の増大や左半身の動作への介入の乏しさが見受けられた。

　生活動作の中で左上肢・下肢についてどのような感じがしているかどうかを尋ねると, 答えは「全く使える気がしない」というものであり, 左半身に注意を向けること自体が, 過度な刺激である可能性が示唆された。そして, お茶のお代わりがしたいが言いにくいなど, 生活場面で必要な支援をAさん自身が求めにくくなる事象がみられるようになっていた。そこで, 今までの

アプローチを改め，ポリヴェーガル理論でも大切であると言われている，安全の感覚を得ることに視点を置き，今安定している身体部位の模索を共に行い，身体感覚や動作中に感じている活性化している部分，解離の感覚，安定している感覚等を共有しながら進めていった。Aさんは，現在では身体感覚や身体機能面の変化や感じていることを共有することができ，座位保持や立位保持の中で，徐々に自身で安全性の判断ができるようになってきたと報告している。また，左上肢や下肢の身体感覚も，左手部や左足部・股関節は持続的に注意を向けることが可能となり，座っている時や立っている時も足底からの感覚に注意を向けながら徐々に保持をすることができるようになってきた。そして生活場面の中でどのように動作を行い，どのような支援があれば動けるかを共に考えながら生活動作の練習をしているところである。

　支援が必要な部分があるとしても，そこに社会交流システムのスイッチがオンになっていなければ，支援が必要であることを知らせる合図を出すという行動がとりづらくなり，暮らしに必要な環境を共に考えることは難しいだろう。そして，これほどの動作や姿勢の安全性の改善は見られなかったかもしれない。リハビリテーションの主役は患者様，利用者様であり，私たち理学療法士はサポート役である。そしてポリヴェーガル理論は，私たちがどのようにサポートを提供していけばよいかを非常にわかりやすく解説してくれている。今後，リハビリテーション分野でも，ポリヴェーガル理論の視点が拡がり，お一人お一人が穏やかな暮らしや生活を送られることができるようになることを期待している。

執筆者略歴
延近 大介（のぶちか だいすけ）
理学療法士，ソマティック・エクスペリエンシング®・プラクティショナー，Bodywork Salon Compasses代表，ピラティスインストラクター，ヨガインストラクター。
2011年理学療法士免許取得。総合病院，訪問リハビリテーションの経験を経て現在は介護老人保健施設の非常勤理学療法士として勤務。2020年Bodywork Salon Compassesを開設。2022年ソマティック・エクスペリエンシング®・プラクティショナーとなる。

実践報告コラム「作業療法」

痙性麻痺を呈した患者に対する作業療法の経験
——ポリヴェーガル理論の視点を生かして　　人見太一

　筆者は，作業療法士として18年の実績があるほか，タッチングの効果についての研究を行っており，大学でも学生の指導に携わっている。この報告では，痙性麻痺への作業療法の経験を紹介する。痙性麻痺とは脳卒中後の後遺症の一つであり，対象者の筋が異常な緊張状態になることを言う（Hung et al, 2014）。例えば，セラピストが対象者の肘関節や手指，股関節等を他動的に伸ばそうとすると，対象者の意思に関係なく，逆の方向，つまり曲がる方向に筋肉の過剰収縮が起き，強い抵抗を示す。そして多くの対象者が，筋肉のこわばりや不快感を訴え，さまざまな動作がより困難になる。この状態が続くと，痛みやストレスなどの心理的影響も加わり，次第に筋肉の短縮及び関節可動域の制限が発生する。

　このような状況下で行われる作業療法では，些細な刺激により対象者が敏感に反応するため，治療介入に難渋する。筆者は，多くの失敗を経て，痙性麻痺を呈する対象者へのアプローチには，作業療法士自身の在り方が大切だと考えるようになった。

　作業療法士になるためには，作業療法士育成校でさまざまな技術や知識を学ぶ必要があるが，それが痙性麻痺をはじめとする対象者の症状を否定的に捉える要因にもなると考えている。筆者はこれまで，痙性麻痺が対象者の問題であると決めつけ作業療法を実施してきたが，改善どころか対象者の痙性麻痺を強めてしまうことが少なくなかった。一方で，筆者が「痙性麻痺」ではなく，「対象者」に働きかけるように介入したときは，対象者の筋の緊張が軽減し，肘や手などの関節が伸びるようになることが分かってきた（図1,2）。デイナ（2021）によると，自律神経系は，無意識の脳幹レベルで作動しながら，セラピストと患者との双方に影響を与え合うという。対象者は，筆者の一方的な価値観に押し付けられた状態下で作業療法を受けていた可能性がある。大切なことは，作業療法士自身がこれまで培ってきた知識に捉われず，ニュートラルで，フラットな姿勢で対象者に働きかけることだと考えるようになった。これをポリヴェーガル理論で考えると，作業療法士が社会交流システムを用いて対象者と関わる試みである。近年，痙性麻痺をはじめとするさまざまな症状への治療介入に関する書籍が多数出版されている。これ

らの知見は非常に重要なもので，我々医療従事者は常にスキルアップしてい
く必要がある。ただその前に，作業療法士自身が腹側迷走神経優位で，そし
てマインドフルな状態で対象者に働きかけることが大切であると考えてい
る。これを積み重ねていくことで，はじめて対象者の「安全」が確保され，
対象者の可能性を広げることができるのではないだろうか。このことは，痙
性麻痺にかかわらず，さまざまな症状にも共通していえるだろう。作業療法
士にとって，ポリヴェーガル理論は，このような問題を解決するための重要
な指針となる。なお本稿の発表に関しては当該患者の了承を得ている。

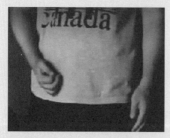 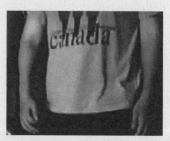

図1　作業療法実践前　　　　　図2　作業療法実践後

　意識に反して，上肢は緊張し，肘や手が曲がった状態となる右片麻痺患者。普
段の作業療法内容は変わらなくとも，痙性麻痺に対する作業療法士の捉え方が変
わるだけで，上肢の緊張は緩み，肘や手が自由に動けるようになる。自律神経系
は，対象者及び作業療法士の両者の関係性を構築する。そのために，作業療法士
は痙性麻痺という病態に捉われず，対象者の存在に耳を傾ける姿勢が必要である
と考える。

引用文献

Hung CY, Tseng SH, Chen SC, et al. (2014) Cardiac autonomic status is associated
　　with spasticity in post-stroke patients. NeuroRehabilitation, 34(2); 227-33. doi:
　　10.3233/NRE-131027. PMID: 24401824.
デイナ，デブ著，花丘ちぐさ訳（2021）セラピーのためのポリヴェーガル理論 調整の
　　リズムとあそぶ．春秋社．

執筆者略歴

人見 太一（ひとみ たいち）
博士(学術)。作業療法士，指導健康心理士，認定心理士。杏林大学保健学部リハビリテー
ション学科作業療法学専攻。
2004 年に多摩リハビリテーション学院作業療法学科を卒業。その後，回復期リハビリ
テーション病院，大学病院で勤務し，2021 年から現職。2022 年に桜美林大学大学院博
士後期課程，国際人文社会科学専攻を修了。

ポリヴェーガル理論と，心理的・社会的支援のための音楽療法の3階層性の関連について　　　吉池幸子

ポリヴェーガル理論と音楽（生理的側面）

　まず歌うということは，表情筋や咽頭，喉頭に刺激を与えるので，ポリヴェーガル理論上の社会交流システムの働きを促進する。加えて歌っているときの呼吸は，洞房結節に接続しているポリヴェーガル理論上の腹側迷走神経系に影響を与える。さらに聴くということだが，自分にとって心地よい音楽は，耳からの安心，安全の合図になり，中耳の神経的制御を調整し，全身の状態によい影響を及ぼすかもしれない（花丘，2020）。

音楽療法

　なお音楽療法とは「音楽の持つ生理的，心理的，社会的働きを用いて，心身の障害の回復，機能の維持改善，生活の質の向上，行動の変容などに向けて，音楽を意図的,計画的に使用すること」と定義されている（日本音楽療法学会，2001）。なかでも心理的・社会的支援としての音楽療法の目的は，第1に安心，安全の場の提供，第2に感情の発散，自己表現，自信回復，自己肯定，自己受容の場の提供,第3にコミュニケーションの場の提供と言われている。この心理的・社会的支援としての音楽療法の目的の3段階の過程と，ポリヴェーガル理論の3階層の過程の関連性について考察してみる。

音楽療法とポリヴェーガル理論

　ポリヴェーガル理論の3階層の過程は，第1に背側迷走神経系であり，消化，リラックスを促進する一方，凍りつき，不動，フリーズを引き起こす。第2に交感神経系であり，活動を促進し，戦うか逃げるか，闘争／逃走反応をもたらす。第3に腹側迷走神経系であり，社会交流システムと言われ社会的存在，社会的関わりシステムに影響する。そしてこれらは三つ巴の拮抗的関係にあるのではなく，系統発生的に階層を形成している。つまりバランスというより，反応の階層性である。かつ自然で健康なら，新しい段階から反応を示すという観点がある（花澤，2019）。このポリヴェーガル理論の3階層と，心理的・社会的支援としての音楽療法の目的には関連性がある可能性がある。なぜならポリヴェーガル理論の第1段階の凍りつきからリラックスするには，心理的支援としての音楽療法の目的の第1段階の安心，安全の場の提供が必要になる。同様にポリヴェーガル理論の第2段階の活動性は，心理的支援としての音楽療法の目的の第2段階の自己表現の場の提供と共通

性がみられる。さらにポリヴェーガル理論の第3段階の社会交流システムは，社会的支援としての音楽療法の目的のコミュニケーションの場の提供と関連性がある。これらの3階層は心理的・社会的支援としての音楽療法の目標でもある，第1の健康な側面のクローズアップ，第2の言語表現，第3の協調性，場面適用，対人交流，臨機応変さ，柔軟性の獲得にもつながりそうである。

　例えばトーンチャイムを扱った音楽療法の報告として片山（2005）は，トーンチャイムを用いて音楽療法を行い，症状の改善が見られた妄想型統合失調症の一例を報告している。音楽療法開始後4年半の患者の経過は，およそ拒絶期，移行期，参加期の3期であり，患者が他患との一体感を感じることにより他者との交流を深めることの必要性を述べている。

事例報告（心理的・社会的支援のための音楽療法）

　まず精神科領域ではうつ病のクライアントが，最初は背を向けていたのが，参加の回数が増えるごとに，変化をしていく。身体の向きを音楽療法士に向けてくれて，顔をあげて，顔が見えるようになり，楽器を受け取ってくれて，自分で楽器を選択して取るようになり，自由に鳴らしてくれて，座席の距離が近くなり，笑顔を見せてくれるようになり，リクエストまでしてくれるようになった。そして障害児・者領域では自閉症のクライアントが，音楽療法士の音，音楽などから他者の存在に気付き，交流のようなやりとりが構築された。さらに高齢者領域では認知症のクライアントが，やはり音楽療法士の音，音楽などからご自身の昔の思い出話などを懐かし気に語ってくれるようになった。

　最後に常に心がけていることは，ポリヴェーガル理論を手がかりにして，相手の状態に気付くことである。音楽を介して少しでもあたたかい交流を提供できることを願う。

文　献

花丘ちぐさ（2020）その生きづらさ，発達性トラウマ？ ポリヴェーガル理論で考える解放のヒント．春秋社．

花澤寿（2019）ポリヴェーガル理論からみた精神療法について．千葉大学教育学部研究紀要，67；329-337．

片山芳子（2005）トーンチャイムを用いて音楽療法を行い，症状の改善の見られた妄想型統合失調症の一例．藍野学院紀要，19；37-41．

執筆者略歴

吉池 幸子（よしいけ さちこ）

日本音楽療法学会認定音楽療法士，専門健康心理士，神奈川県精神医学会会員，中学高校教員免許，認知症サポーター。現在Green Music Space主宰。

音楽療法の臨床経験を積み，桜美林大学大学院博士後期課程在学中。

第4部

ソマティック心理学・
ソマティックエデュケーション

1. タッチ

タッチとポリヴェーガル理論

山口 創

I はじめに

近年の発達心理学や神経科学とメンタルヘルスに関する新しい研究の発展により，乳児のストレス応答にとっての母親の存在の役割が明らかになってきた。特に神経科学の分野では，自律神経系機能の測定により，母親と子どもの自律神経系の相互関係についての知見が積み重なってきた。

自律神経系の進化的起源について最初に指摘したポリヴェーガル理論 (Porges & Furman, 2011) によると，自律神経系の初期の機能は内臓系の調節であり，それらは副交感神経系の機能を持つ「爬虫類」の脳と接続していた。その後哺乳類の脳は交感神経系と接続し，それは闘争／逃走反応を特徴とするものであった。

それらの自律神経についての統一的な見解であるこの理論によれば，迷走神経の活動である呼吸性洞性不整脈（RSA）が，哺乳類の脳幹の神経活動の指標であることを示唆し，ストレスに応じてエネルギーを分配し節約することで，適応能力を上げていると説明した。

本章では，タッチの効果について生後早期からの幼少期の母子の接触に焦点を当て，子どものRSAの調節が可能になるための母子の「肌の接触」（skin to skin contact；以下SSC）の役割について，ポリヴェーガル理論の立場から説明していく。まずは，その礎となる社会的関わりシステム（ソーシャルエンゲージメント）の概念を整理し，それを支えるための神経のメカニズムである髄鞘化について説明したい。そして最後に，筆者の実践的な取

り組みである，保育所での皮膚の接触の効果について紹介したい。

Ⅱ　神経の有髄化とソーシャルエンゲージメント

　一般的に中枢，末梢を問わず，神経細胞は電気を使って情報伝達している。神経細胞（ニューロン）は電気信号を伝える神経線維（情報を伝える突起＝軸索）であり何本も束になって走っている。しかし電気信号（活動電位）が伝わって行くとき，複数の神経線維が隣りあって進むと，互いにインパルスがもれてしまい混信する恐れがある。そのため進化につれて神経線維の周囲を絶縁物質で取り巻いてこの混信を防ぐ働きが備わってきた。脊椎動物における多くの神経線維では，この絶縁物質の薄い膜が何重にも巻き付いている。このように何重にも巻き付いた絶縁物質の膜を髄鞘といい，無髄の神経に髄鞘で覆われることを髄鞘化という。個体の発達をみると，髄鞘化は出生時にはまだ行われていないが，出生後に急速に髄鞘化が進み，その神経線維は十分に機能するようになる。実際には髄鞘化は神経の全てが髄鞘で覆われるわけではなく，数十ミクロン間隔で途切れたくびれの部分（ランビエの絞輪）をつくっており，電位はこの部分を飛び飛びに進むため速い速度で伝えることができるようになる。このような構造を持つ神経線維は，髄鞘を持つ神経線維という意味で有髄線維という。

　さてポリヴェーガル理論によると，ソーシャルエンゲージメントシステムを構成する筋肉には，眼輪筋（例：社会的な視線と身振り），表情筋（例：感情表現），中耳筋（例：背景音から人間の声を抽出する），咀嚼筋（例：摂取，吸啜），喉頭筋と咽頭筋（例：発声，嚥下，呼吸），および頭の回転と傾斜の筋（例：社交的な身振りと向き）がある。これらの筋肉は互いに連携をとり，人の顔の表情の観察や声の韻律を検出して，環境の中から人の社会的刺激をフィルターとして検出するように機能し，人との関わりに必要な行動の表現を可能にしている。

　こうした社会的行動と脳を繋いでいるのが腹側迷走神経複合体であるとされる。そして社会的行動を自然に取れるようになるためには，これらの神経の髄鞘化は重要である。従って腹側迷走神経複合休が髄鞘化され有効に機能

していないと社会的行動が損なわれ，より原始的な防御戦略である交感神経系を介した闘争・逃走反応である癇癪や，背側迷走神経複合体によって媒介される凍りつき反応などの行動がより頻繁に起こることになる。

このような反応は，新生児にとって特に重要である。迷走神経の髄鞘化は，新生児が保育者との関わりを試み，保育者との関わりの中で生理機能と社会的行動を調節するために必要となるからである。

新生児は，完全に機能する有髄迷走神経系を持って生まれてくるわけではない。哺乳類の迷走神経は，妊娠の約30～32週から産後約6カ月にかけて最大に増加する (Sachis, et al., 1982)。出生時には部分的にのみ有髄であり，産後最初の数カ月間は発達し続ける。従って在胎週数が約30週以前に生まれた早産児は，適切に機能する迷走神経が不足している可能性がある。

迷走神経が適切に機能していない場合，早産児は内臓状態を調節する能力が十分に発揮されず，生理的ニーズを満たすために交感神経系と，系統発生的に古い背側迷走神経のみに依存することになる。そのため生後約28週までの早産児のストレスに対する反応は，基本的には爬虫類のものとほぼ同じで，ストレスによって一律に決定される反応であると考えられている。このような神経系の状態は，早産児がストレスに反応して心拍数を増加させるためには，交感神経系に依存することを余儀なくさせる。

また早産児は，危険な低血圧状態や，徐脈や無呼吸（心臓の大幅な減速や呼吸停止）によって酸素飽和度の低下を起こしやすい。そのときに迷走神経線維の髄鞘化がなされると，内臓調節の機能を改善し，乳児がより社会的行動の調節を効果的にできるようにし，自発的なソーシャルエンゲージメントの行動をサポートすることになる。

III　早産児へのタッチの効果

有名な米国の心理学者，Harlowは，1950年代と1970年代に，サルの母親の剥奪に関する実験を行った。その後Suomi et al. (2008) は，生まれたばかりのサルに対して同様の母性剥奪実験を行い，霊長類の乳児を母親から引き離すことが，その後の発達と行動に悲惨な影響を与える可能性があること

を示した。

　これらの一連の動物実験の結果から，幼少期におけるSSCの重要性が明らかとなった。

　現在では世界中の多くの病院ではSSCの実践が注目され，その重要性が認識されるようになった。1970年代のコロンビアの首都ボゴタでは，低出生体重児の世話をするために利用できる保育器が僅かしかなかったため，新生児の低体温症を防ぐために，母親が直接裸の赤ん坊を胸に抱いて保温する方法をとるようになった。これがカンガルーケア（Kangaroo Care：以下KC）の始まりであり，世界中で注目されるようになった。そして2003年世界保健機関（WHO）は，体温を維持し感覚を刺激し，母性愛を提供する最も効果的な方法としてKCを指定した。

　早産児および満期産児に対するSSCの実践の有益な効果は，様々な研究で実証されており，たとえばMoore, et al.（2012）によるメタ分析では，生後1〜4カ月の乳児へのSSCが血糖値，泣き声，および乳児の体温調節に有益な結果をもたらすことを示した。さらに，SSCは唾液中コルチゾールの低下，心拍数の低下，睡眠覚醒サイクルの改善，気分の向上にも関連していた。しかしこれまでのところ，根底にある神経生物学的メカニズムはまだ解明されていない。

IV　なぜタッチが効果的なのか

　次に早期の母子のSSCにはなぜそのような効果があるのか，神経生物学的な考え方について紹介したい。

1．ストレス反応の抑制

　一般的に生体は，ストレッサーに脅かされると視床下部−脳下垂体−副腎皮質（HPA）軸が刺激される。HPA軸では，ストレスに曝されると視床下部から副腎皮質刺激ホルモン放出ホルモン（CRH）が分泌される。CRHは脳下垂体からの副腎皮質刺激ホルモン（ACTH）分泌を促進し，これが副腎皮

質からのコルチゾールやグルココルチコイド分泌を促す。これらの上昇はストレッサーに対処するのに有益ではあるが，頻繁で慢性的なストレスに晒された場合，その反応は逆に体に悪影響を与える可能性があり，心身の健康を害する作用がある（Lupien, et al., 2009）。

　それに対してSSCは，乳児がコルチゾールの生理機能の調節を促進する作用がある。研究では，20分間の母子SSCにより，早産児のコルチゾール濃度が大幅に低下することが報告され（Gitau, et al., 2002），さらにSSCは，母親と新生児の両方のストレス反応を低下させることが認められている（Mörelius, et al., 2015）。またこの低下は，母親でも父親でも効果は同じだった。

2．迷走神経の刺激

　迷走神経の刺激は乳児の成長と発達を促進する。SSCなどの皮膚への刺激は，乳児の迷走神経活動を増加させるための非侵襲的な方法である。たとえばKCに関する最近の研究では，KCを受けた早産児は迷走神経活動がより急速に成熟し，静睡眠と覚醒状態の期間が長くなり，活発な睡眠の期間が短くなるなどの効果がみられた（Kommers, et al., 2018）。ブラゼルトン新生児行動評価でも，慣れ反応（睡眠状態の安定性）と状態の組織化（stateの安定性）得点の上昇が見られ，神経発達がより成熟したことがわかった。

　また韓国のグループは，早産児を無作為に1日2回，10日間のマッサージを受ける実験群と，通常の処置をする対照群に割り当て，迷走神経活動，心拍数，および酸素飽和度を測定した（Lee, 2011）。その結果，実験群ではマッサージ前よりもマッサージ後に迷走神経活動が有意に高まったが，対照群では変化が見られなかった。また実験群では，起きて活動的である時間が大幅に長くなった。従って迷走神経活動は，注意力の向上と組織化された行動を高めることに貢献していることがわかった。

　早産児の体重増加は，迷走神経活動の増加により胃の運動性が高まった結果である可能性が考えられる。さらに迷走神経活動の増加は，食物吸収ホルモンであるインスリンと，消化ホルモンであるガストリンの放出を促すことから体重増加を促進した可能性も指摘されている（Chang, et al., 2003）。

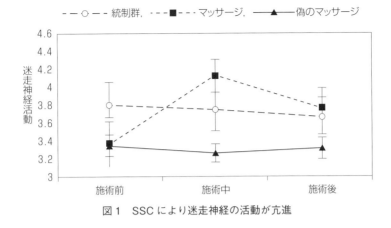

図1　SSCにより迷走神経の活動が亢進

　さらにButruille, et al.（2017）は，SSCが母親と新生児の副交感神経活動
を強めるという仮説を立て，母親の鎮痛痛覚指数と乳児の新生児副交感神経
評価（NIPE）の2つの指標で心拍変動を測定した。結果は，SSC前に副交感
神経活動が低かった乳児は，SSC中のNIPEが増加することがわかった（図
1）。

3．オキシトシンの分泌

　最近，ストレス応答を調節する神経生物学的メカニズムとしてオキシトシ
ンが注目されている。Hardin, et al.（2020）は，KCが対照群と比べ，母親と
満期産児の双方のオキシトシンの増加にプラスの影響を与え，乳児のコルチ
ゾールを低下させることを示した。この結果は，オキシトシン作動系がオキ
シトシン放出を介して親子関係を調節していることと，母親の行動が母子両
方のオキシトシン系をさらに強化できることを示している。

　SSCはオキシトシンレベルを高め，同時にコルチゾールレベルを低下させ
することで，特にストレスフルな環境でも，乳児と母親の両方がより穏やか
な同期的な関係を築き，愛着を形成することに役立てることができる。

　さらにオキシトシンは，触れられる側だけではなく触れる側にも分泌され
ることが明らかになっている。そのためKCを行う母親のストレスレベルも

低下するのであろう。Cho, et al.(2016)は，KCの介入の前後に母親のスト レスとHRVを測定した。KCは週に3回行われた。結果は，KC後の母子の ストレスレベルの大幅な減少を示した。それは，母親と乳児との直接的な肌 の接触によりオキシトシンが分泌されたことで，KC中の医療チームともよ り良いコミュニケーションがとれるようになったことや，KC中の赤ちゃん の母親によるより緊密なケアをするようになったためと考えられている。

V　SSCの発達への影響

　Feldman(2009)によると，KCを母親が毎日1時間，2週間続けたグルー プと，通常の処置だけを施したグループを比較し，10年間追跡調査を行っ た。その結果，実験群はコルチゾールレベルが低く，ストレス反応性も低 く，RSAが高いなどの特徴が見られた。さらに認知機能も統制群よりも高 いこともわかった。これらの影響は，SSCにより迷走神経の髄鞘化が早期に 起こり，HPA軸の抑制機能が働くことが考えられ，その影響は将来の発達 にも大きな影響を及ぼしている可能性があることがわかる。それらの結果 についても，オキシトシンの影響であると考えられる。なぜならOnaka & Takayanagi(2021)は，出産早期のオキシトシン分泌と受容体の活性度を調 べたレビュー論文の中で，初期の快適な触覚刺激によりオキシトシン分泌と 受容体の活性度の双方が高まり，それは成人後の親和行動などにつながると 指摘しているからである。

　この結果は，Harlowの仔猿の実験で，幼少期に親との身体接触がなかっ た赤ん坊が成長後には配偶行動が取れなくなったとする実験結果と一致する。 配偶行動はまさに1対1の親密な身体接触を必要とする行為であり，そのた めにはアタッチメントの生物学的な基盤であるオキシトシンシステムを活性 化させることが必要だと考えられる。

VI　実践的取り組みの紹介

　最後に筆者がこれまでに行ってきたタッチングをテーマにした実践の報告をする。

1．掛川市での「スキンシップのすゝめ」

　筆者は 2017 年から 3 年間，静岡県掛川市で保育園の園児を対象に実践的な研究に取り組んだ。掛川市では「親子の愛情日本一」の市を目指すという市長の掛け声のもと，そのための手段として子どもへのスキンシップを増やそうという施策を始めたのである。筆者はそのための研究の監修を行った。まず掛川市内の保育園 2 施設を選び，そのうち 1 つを「スキンシップ園」と名づけ，3 カ月間は家庭では親子のスキンシップを増やしてもらい，それだけでなく日々の活動の中で保育士とのスキンシップも増やしてもらった。保育園では昔から伝わる日本の伝承遊びを中心にスキンシップ遊びをたくさんしてもらった。そしてもう 1 園は比較のために特にスキンシップは増やさずに通常通りの活動だけをしてもらう「対照園」とした。それぞれの園の園児 10 名を選び唾液を採取してオキシトシン濃度を測定したり，保護者からは愛着に関する評価や子どもの社会的能力についても心理尺度を用いて評価してもらった。

　実験の結果，まず「スキンシップ園」の子どもたちはオキシトシン濃度が有意に上昇していた。さらに社会的能力が高く，子どもの愛着が安定している傾向もみられた。またそのような傾向は，特に実験開始の時点で相対的に低い子どもほど，効果が顕著に現れていた。

　この実践的研究から考えられることは，SSC は特に早期産の子どもの問題として語られてきたが，必ずしもそのような児に限られた問題なのではなく，満期産の児であってもその後の養育において SSC が不足した場合には迷走神経のレベルで問題が起こっているのであり，オキシトシンレベルの低下などの問題を介して心理・行動的な問題として現れている可能性があることだ。掛川市では，図 2 のようなパンフレットを作成し，子育て中の世帯全戸に配布して，スキンシップの啓蒙に取り組んでいる。このパンフレットは掛川市

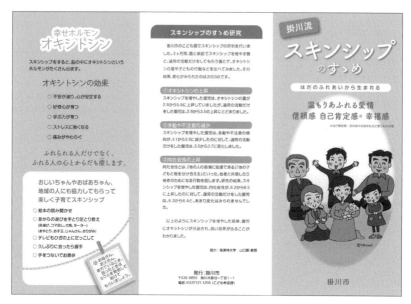

図２　掛川市の「スキンシップのすゝめ」のパンフレット

のホームページから誰でも無料でダウンロードすることができる。ぜひご一
読いただきたい。

２．自閉スペクトラム症の子どもへのタッチケア

　これまでのオキシトシンに関する研究により，自閉スペクトラム症（ASD）
児は脳内でオキシトシンを産生する染色体の一部に欠損があることが明らか
にされており，オキシトシンの分泌が少ないことがわかっている（Munesue,
et al., 2010）。そして自閉症児の社会的障害の一部は，そこから生じている
可能性が指摘されている。そこで人工的に精製した外因性のオキシトシンを
脳内に投与することで，その症状が改善されることも明らかにされている。
しかし一方で，外因性オキシトシンの長期にわたる投与は，オキシトシンの
効果を阻害する可能性も指摘されている。オキシトシンを経鼻吸入すること
は現在，薬事法で禁止されており，副作用として，喉の渇きや，便秘，頻
尿などが確認されている（Yatawara, 2016）。オキシトシンとASDの関係や，

適切な投与法，期間などは未だ明確な答えに行きついておらず，扱いには十分に注意が必要である。

　筆者は自らの脳で分泌される内因性のオキシトシンの分泌を促す方法でも，同様の効果が期待できると考えた。そこでASD児に対して母親がタッチケアを2カ月間実施し，その前後でASD児の唾液中オキシトシンの分泌や，ASD児の症状について測定する実験を行った。千葉県にある児童発達支援事業所に通所している，主に医師によるASDの診断がある3歳〜9歳（平均年齢5.75 ± 1.71）の子ども，計8名を対象として平成28年9月〜10月に3週間のタッチセラピーの介入研究を行った。3週間のうち，実際の介入回数は1人につき2回〜5回であった（週1〜2回）。施術者は1名の施術者が全てのASD児に同様の施術を行った。

　ASD児の症状は実に様々であり，それゆえにスペクトラムとの名称がついていることからもわかるように，結果も一貫した結果は得られなかった。しかし概して症状が軽いASD児に関しては，オキシトシン分泌が促される傾向が見られ，また母親の子どもへの回避感情が低下する傾向も見られた（図3参照）。しかしASDの症状が重度の場合は，触覚防衛の症状も重いため，触れられること自体に嫌悪感を示すことが多く，タッチケアを十分に行えなかった。そのため，タッチケアの手法をさらに工夫することが必要であろう。

VII　これからのふれあいを考える

　今日では，世界的なCOVID-19のパンデミックにより，ソーシャルディスタンシングが推奨され，人と人とが触れ合わない方向に急激に進みつつある。

　妊娠・出産に関しても病院での制限により，多くの国では，女性は診察室で一人で診察を受けるように求められ，日本でも多くの病院で女性は出産時に一人でいるように求められるようになった。この接触の欠如は，母子の出生前の精神的苦痛や不安を高める可能性がある。

　タッチは社会生活を営む上で必要となるソーシャルエンゲージメントを促し，オキシトシンシステムにより信頼関係を築き，さらにHPA軸を抑制しストレスレベルを低下させるように，人が人の中で人らしく生きる上で非常

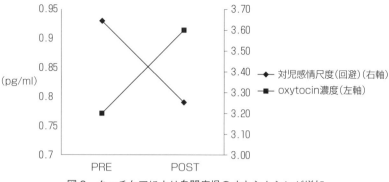

図3 タッチケアにより自閉症児のオキシトシンが増加

に重要な行為である。

　腹側迷走神経複合体が十分に機能しなくなった子どもたちは，将来，きちんとした人間関係を築くことができるだろうか。またオキシトシンシステムが十分に機能できなかった子どもたちは，愛着も不安定になりやすくなり，将来的に配偶関係や，信頼に基づく親しい人間関係を築きにくくなるのではないだろうか。

　生まれて早期の母子の接触が制限された結果，接触飢餓（Moterson, 1973）になり，身体的および心理的な悪影響につながる可能性があると考えられる。接触飢餓はストレス，うつ病，不安を増大させ，一連の負の生理学的影響を引き起こす。体はストレスへの反応としてコルチゾールを放出し，交感神経優位な「逃げるか戦うか」反応を活性化する。これにより，心拍数，血圧，呼吸，筋肉の緊張が高まると同時に，消化器系や免疫系が抑制され，感染のリスクが高まる。

　実際に幼少期にあまり触れられなかったと感じている人は，愛着が不安定な場合が多く，人と回避的に接するにも関わらず，もっと触れ合いたいという欲求を高く持っていて人との関係に満足できていない，という研究結果もある。

　これからの日本で接触飢餓の子どもが増えないことを願うばかりであるが，幸い人生早期のSSCが不足したとしても，それをいつからでも取り戻すことが可能であることも示されており，人間の神経系の可塑性の大きさに感嘆

するばかりである。

参考文献

Butruille, L., Blouin, A., De Jonckheere, et al. (2017) Impact of skin-to-skin contact on the autonomic nervous system in the pre-term infant and his mother. Infant. Behav. Dev., 49; 83–86.

Chang H, Mashimo H, Goyal R. (2003) Musings on the wanderer: what's new in our understanding of vago-vagal reflex? IV. Current concepts of vagal efferent projections to the gut. American Journal Physiology and Gastrointestinal Liver Physiology, 284; 357–66.

Cho, E.S., Kim, S.J., Kwon, M.S., Cho, et al. (2016) The effects of the kangaroo care in the neonatal intensive care unit on the physiological functions of preterm infants, maternal-infant attachment and maternal stress. J. Pediatr. Nurs., 31; 430–438.

Feldman, R. (2009) The development of regulatory functions from birth to 5 years: Insight from premature infants. Child Dev., 80; 544–561.

Gitau, R., Modi, N., Gianakoulopoulos, X., et al. (2002) Acute effects of maternal skin-to-skin contact and massage on saliva cortisol in preterm babies. J. Reprod. Infant Psychol., 20; 83–88.

Hardin, J.S., Jones, N.A., Mize, K.D., et al. (2020) Parent training with Kangaroo Care impacts infant neurophysiological development and mother-infant neuroendocrine activity. Infant. Behav. Dev., 58; 101416.

Harlow, H. F. (1958) The nature of love. American Psychologist, 13; 673–685.

Kommers, D.R., Joshi, R., Van Pul, C., et al. (2018) Changes in autonomic regulation due to Kangaroo care remain unaffected by using a swaddling device. Acta Paediatr, 108; 258–265.

Lee, J., Bang, K.S. (2011) The effects of kangaroo care on maternal self-esteem and pre-mature infants' physiological stability. Korean Women Health, 17; 454–462.

Lupien, S.J., McEwen, B.S., Gunnar, M.R. et al. (2009) Effects of stress throughout the lifespan on the brain, behaviour and cognition. Nat. Rev. Neurosci., 10; 434–445.

Mörelius, E., Örtenstrand, A., Theodorsson, E., et al. (2015) A randomised trial of continuous skin-to-skin contact after pre-term birth and the effects on salivary cortisol, parental stress, depression, and breastfeeding. Early Hum. Dev., 91; 63–70.

Moore, E.R., Anderson, G.C., Bergman, N., et al. (2012) Early skin-to-skin contact for mothers and their healthy new-born infants. Cochrane Database of Systematic Reviews. Available online.

Mortenson B.I. (1973) Touch is talking. Am. J. Nurs, 73; 2060–2063.

Porges, S.W., Furman, S.A. (2011) The early development of the autonomic nervous system provides a neural platform for social behaviour: A polyvagal persective. Infant. Child Dev, 20; 106–118.

Munesue, T., Yokoyama, S., Nakamura, K., et al. (2010) Two genetic variants of CD38 in subjects with autism spectrum disorder and controls. Neuroscience research, 67(2); 181-191.

Onaka, T., & Takayanagi, Y. (2021) The oxytocin system and early‐life experiencedependent plastic changes. Journal of Neuroendocrinology, 33(11); e13049.

Sachis PN, Armstrong DL, Becker LE, et al. (1982) Myelination of the human vagus nerve from 24 weeks postconceptional age to adolescence. J Neuropathol Exp Neurol, 41(4); 466-72.

Suomi SJ, van der Horst FC, van der Veer R. (2008) Rigorous experiments on monkey love: an account of Harry F. Harlow's role in the history of attachment theory. Integr Psychol Behav Sci., 42(4); 354-69.

WHO Kangaroo mother care:a practical guide. (https://www.who.int/publications/i/item/9241590351)

Yatawara, C.J., Einfeld, S.L., Hickie, I.B., et al. (2016) The effect of oxytocin nasal spray on social interaction deficits observed in young children with autism: a randomized clinical crossover trial. Molecular psychiatry, 21(9); 1225-1231.

執筆者略歴

山口 創（やまぐち はじめ）
現職，桜美林大学教授。臨床発達心理士。
1991 年に早稲田大学人間科学部を卒業し，1996 年に早稲田大学大学院人間科学研究科健康科学専攻博士課程修了。その後，早稲田大学人間総合研究センター助手，聖徳大学人文学部講師を経て，2018 年から現職。
専門はポジティブ心理学，身体心理学。

2．愛着理論

アタッチメント理論における
ポリヴェーガルセラピーの臨床応用
——協働調整によるアタッチメントの修復——

浅井咲子

Ⅰ　はじめに

　乳幼児が本能的に危険があると養育者にしがみついたり，後追いしたり，泣いたり，微笑みに養育者が応答すると構築される特別な絆のことをアタッチメントと呼ぶ。養育者との無数のやりとりや相互作用からできた「つながり」は，やがて安全の基地として外界を探求する力となり，内的ワーキングモデルを形成し，対人関係の鋳型へと発展する。

　私がS.W. ポージェス博士のポリヴェーガル理論と出会ったのは2004 年，アメリカの大学院でのトラウマ臨床の授業だった。講義のなかでこの理論が紹介され，臨床活動を通して対人援助に必要不可欠な概念で，取り入れるべき実践であることに徐々に気づかされていった。その後10 年にわたり，『Nurturing Resilience』（2018，邦訳『レジリエンスを育む』）の著者であるK. ケイン氏とS. テレール博士から，ハンズオン（タッチ）を通じての自律神経系がどのように調整力を帯び，レジリエンスを獲得していくかを体験的に習得させてもらった。2017 年，ボストン近郊でポージェス博士から直接講義を受け，生物的必須としてのつながりをセラピーでどう実現していくか，たくさんの示唆に富んだ学びの機会をいただいた。

　アタッチメントの問題は程度の差こそあれ，臨床活動や対人援助のなかで常に何らかの形で遭遇し，浮上してくる。そして優れた論文や研究，文献は膨大にある。ここではアタッチメントという概念をポリヴェーガルの視点からどう捉え，そして臨床の場で顕在的に，もしくは潜在的に扱い，修復を試

みるかを紹介していきたい。

Ⅱ　アタッチメントとポリヴェーガル理論

　ポリヴェーガル理論ではアタッチメントをどうとらえているのだろう？後述するが，安全か，危険か，死の脅威かを査定する「ニューロセプション」により感知された「安全」によって社会交流システムが働くことを指す。つまり「安全」という共有感覚のもとに2者間に交流が起こり，絆が形成される。子どもなら主に養育者からの優しい抑揚のある声，寛いだ表情，その穏やかな心拍などよってもたらされる「安全」の合図によって，よい内受容感覚や内臓感覚がもたらされ，安心という調整の感覚へと至る。他者から「安心」の感覚が伝達され，自律神経系が調整される。それによって子どもは一人でも自己を調整できる能力を発達させていく。

　「つながる」という自律神経系の機能は，身体のあらゆる臓器に走る副交感神経分枝，そのなかでも中耳，首，咽頭・喉頭，肺や心臓などに通っている腹側迷走神経系の働きによるものである。腹側迷走神経系は脳幹の擬核に起因し，その神経は有鞘で絶縁体として働く脂肪組織に覆われている。有鞘化は受胎7カ月頃から始まり思春期まで続くが，生後6カ月間が一番著しく進行する。人間は交感神経と背側迷走神経系は使えるが，腹側迷走神経系は未完成の状態で誕生する。交感神経系の活性化を養育者になだめてもらい安心の状態に至ることで，未完成の神経の状態を補ってもらっているのだ。いわば腹側迷走神経系を借りている状態なのである。養育者から安心を提供されることで，子どもの自律神経系の状態が変わり，寛ぎ，気分が変わり，落ち着き，元気や笑顔を取り戻す。すると，主養育者の神経もさらに穏やかになる。この相互の互恵的なやりとりを協働調整と呼ぶ（Porges, 2011；Kain & Terrell, 2018）。協働調整とはアタッチメント形成のプロセスであり，子どもは調整されることで，神経系の許容能力である耐性領域を培っていく。自律神経系のリズム，予測性，一貫性（コヒアレンス）を作りあげるとともに，腹側迷走神経系で誰かとつながっての安らぎと，背側迷走神経系の休息・消化の状態という一人でのくつろぎという，副交感神経性の選択肢があ

るようになる。

III　ポリヴェーガルセラピー

　ポリヴェーガル理論を応用したセラピーは，研究者であるポージェスの理論をもとに，ソーシャルワーカーのD. デイナ氏によって開発され発展した（Dana, 2018）。ポリヴェーガルセラピーは，別名ニューロセプションセラピーとも呼ばれている。

　ニューロセプションとは，外的な刺激や環境に対して，安全，危険，死の脅威という3つの判断を常に我々は無意識にしているということを表したポージェス博士の造語である。環境からの刺激や情報を受け取ると，生存のための査定プロセスが自動的にはじまる（Porges, 2004）。

　ニューロセプションが危険と判断すれば，我々は交感神経系の闘争か逃走の過覚醒状態に突入する。危険の度合いが最高潮に達し，生命の脅威と判断されれば極度の温存モードである低覚醒状態へと切り替わる。そして背側迷走神経系が身体の様々な機能を過度に抑制し，エネルギーを消費しないように不動状態をもたらす。ニューロセプションが安全と査定すれば，最適な覚醒の状態でいられ，腹側迷走神経系を含む社会交流システムが働き，休息や消化のメンテナンスモードで背側迷走神経系も背景で稼働して，臓器や器官の働きを支える（Kain & Terrell, 2018）。図1は「耐性領域」である。「最適な覚醒領域」など呼び方は様々であるが，D. シーゲル（Siegel, 1999）やP. オグデン（Ogden et al., 2006）などがポリヴェーガル理論をトラウマのサバイバル状態を示すモデルにも適用した。

　たとえ認知では分かっていても，動機づけがあっても，この誰かといて安心の感覚というのは得られない。安心は内受容感覚を含む内側の感覚なのであり，人や環境などの外側の条件だけではない。よって脅威を取り除くだけでは安心の状態には至らないのだ。ポリヴェーガルセラピーでは，臨床家が安全の合図を送り，防衛が当然の適応策であったことを認めることで調整に戻る手段を獲得していく。社会協働調整と呼ばれるそのプロセスは，表情，眼輪筋の動き，ジェスチャー，韻律，相槌を通じてセラピストがその合

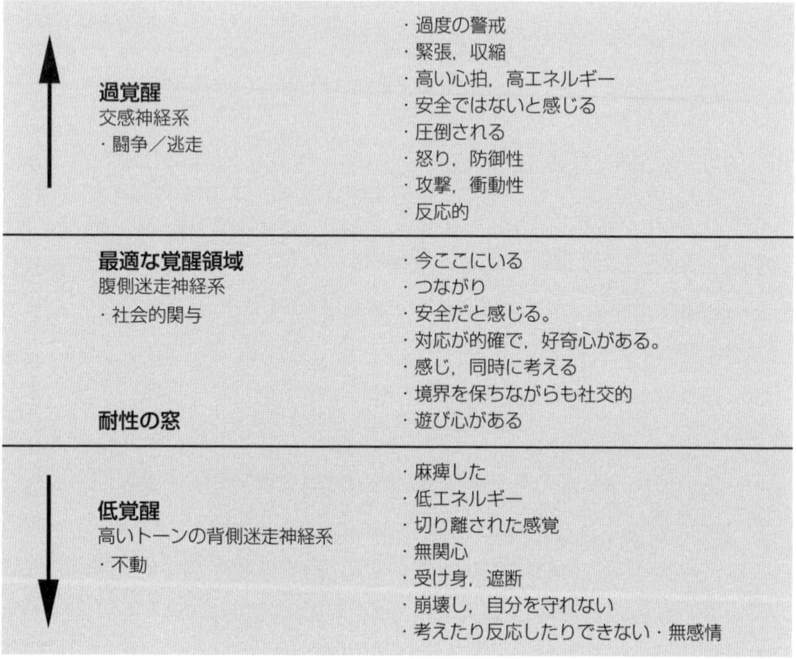

過覚醒 交感神経系 ・闘争／逃走	・過度の警戒 ・緊張，収縮 ・高い心拍，高エネルギー ・安全ではないと感じる ・圧倒される ・怒り，防御性 ・攻撃，衝動性 ・反応的
最適な覚醒領域 腹側迷走神経系 ・社会的関与 **耐性の窓**	・今ここにいる ・つながり ・安全だと感じる。 ・対応が的確で，好奇心がある。 ・感じ，同時に考える ・境界を保ちながらも社交的 ・遊び心がある
低覚醒 高いトーンの背側迷走神経系 ・不動	・麻痺した ・低エネルギー ・切り離された感覚 ・無関心 ・受け身，遮断 ・崩壊し，自分を守れない ・考えたり反応したりできない・無感情

図1　耐性領域の図（Kain & Terrell, 2018，邦訳「レジリエンスを育む」p.191）

図を送り，クライアントは防衛を稼動しない状態，つまり腹側迷走神経系と背側迷走神経系の消化・休息の状態に入れるという経験をしていく。このようにニューロセプションに他者から働きかけてもらう受動的な経路（Passive Pathway）と，自分で神経エクササイズ（Neural Exercise）をしたり，遊びや社会的な行動をするという能動的な経路（Active Pathway）がある（Porges & Phillips, 2016）。

IV　アタッチメント修復へのポリヴェーガルセラピー──臨床のなかでの適用

　ポリヴェーガルセラピーがどのような臨床像に特に効果をあげやすいのかを述べておこう。それは主観的臨床経験からではあるが，神経系の状態が身体や感情の主訴になる場合である。私は主に臨床の現場で出会う早期トラウ

マのサバイバーを次のように分類する。

　Ⅰ．過覚醒と低覚醒，またはその両方などを繰り返す神経系の状態が，身体や感情の主訴になる場合。慢性的な症状，抑うつやパニック，痛みや疲れ，過敏性が日常の慢性的な苦悩となる。Ⅱ．「トラウマ的アタッチメント」。養育者がアタッチメントの提供者であると同時に危険人物であった場合。特に親密な関係や治療者との関係において親密さを求める希求と防衛の連動による困難を抱える場合。関係性の距離感や問題が主訴になる。Ⅲ．対処方法が自己破壊的。圧倒される感情や強烈な感覚や，愛着にまつわるトリガーによって生じた孤独や落胆から，いち早く解放されるために個人が発展させていった対処方法が自己破壊的な場合。Ⅳ．解離の度合いが深化した場合。意識の連続性に問題を抱え，記憶の途切れが頻繁に見られる。解離性同一性障害のようにパーツたちの活動が自律的で人格を有している場合。

　このⅠ〜Ⅳのどれが強く表出されているかを見ていくことで，介入をより精緻化することができるだろう。ポリヴェーガルセラピーは全ての対人援助の基本であり基盤であると言ってもよいくらいである。どのカテゴリーにも用いることができる万能なメソッドではあるが，それでも特にⅠのカテゴリーの臨床像に適用しやすい。Ⅱ〜Ⅳに関しては，神経系の耐性領域の拡大や自己の強化に用いると安定化が実現しやすい。

　次の事例は，協働調整を少しずつ導入し，耐性領域を構築していったケースである。協働調整が提供されなかったことから十分な耐性領域が育まれず防衛状態が日常化している個人にとって，他者からもたらされる調整の誘いに応じるのは未知の領域であり恐ろしいことである。よってⅠのような過覚醒・低覚醒に慢性的に苦しむクライアントの特徴に，協働調整への参加しにくさがある。ポリヴェーガルセラピーによって，どのように協働調整に足を踏み入れるようになるか，紹介していこう。なお，紹介する事例は許可を得て掲載するものである。

事例：俊之さん（仮名），男性35歳，主訴はひきこもり。ご本人曰く，「過敏でストレスに弱い。人といるのが苦手」。

　クライアントは母親と同居している。初来談時はバイトを辞めた直

後。バイトは週2回程度の単純作業ができるときもあるが，ストレスが溜まると過緊張になって行けなくなる。緊張がある程度続くと今度はうつ状態になり「力が出なくなる」。そうなると，おおかた家にひきこもってしまう。もう長い間精神科に通院し，一時はデイケアに通ったこともあったが合わなかった。たくさんカウンセリングを受けた。「家族のこととかをいろいろ聴かれたあげく，わけのわからない療法を試され，全く効かなかった。正直うんざりしている」と語る。

　父親は幼少のころからずっと俊之さんの母親に暴力をふるい，6年前に他界。母親はそんな夫にいつも怯えていた。俊之さんは，小学校入学当初からよく風邪を引き学校を休みがちだった。次第に仲間に入れなくなり，いじめにあうようになった。小学校2年生の夏休み明けからからだんだん学校に行けなくなって，中学校，高校も不登校が続いた。痩身で，血色が悪く，初回からしばらくはマスクや帽子をセラピールームのなかでも着用していた。

　来談当初であった7年前，俊之さんが，はじめて来室したときはサバイバル状態に見えた。とても緊張し，イライラがこちらにも伝わってきた。表情が固く，声もかすれてあまり出ていなかった。うつ状態のときは反応が鈍く，低エネルギーで，少しの受け答えもしんどそうにしていた。いずれにせよ，人と心地よくいるための生理的な状態にいなかった。

　KainとTerrel（2018）は，「耐性領域」について次のような見解を示す。

　「耐性領域」のなかにいると他者とつながることができる。何故なら，つながりを求めるのに十分安全で安定した生理的状態にいるからだ。この領域の中で調整されていると，より体験から情報を受け取り，処理し，統合することができる。そして，より気楽で的確に，日々の生活課題に対応できる。しかし，トラウマサバイバーの「耐性領域」は狭く，ひとたび何らかの刺激にさらされると領域内に留まるのはとても難しい。狭い「耐性領域」から，システムに刺激となるほとんど何に対しても，領域外へと追いやる。生き延びるための生理機能を稼働せず調整の範囲内に留まることが，まず，目標になる。そして「耐性

領域」を拡張し，さらなる挑戦や刺激に反応する能力を高めていくには，過剰な刺激を減らし，防衛戦略を使う必要がなくなるようにする工夫が必要である。腹側迷走神経系が未発達なので社会的つながりを促進し過ぎないようにし，つながりへの負荷を取り除くことで，つながろうと思えるような生理学的状態に導く（7章を要約）。

　彼には統合失調症という診断はあったが，成育歴から様々なことが考えられる。発達性トラウマや発達特性（自閉スペクトラム症）も視野にいれながらも，防衛策の在り方を紐解き介入していく。まずは過緊張が際立って存在することから，安心の感覚を少しずつ導入し，定着させていくことを目標にセッションを進めていった。

　最初は，どのように会話をすればよいのか分からない様子でとても緊張し，非常に不快そうにしていた。自律神経系のことを簡単に説明しながら，ご本人が圧倒されない程度に声に少し抑揚をつけて話し，彼のサバイバル状態に同期しないようにした。セラピスト自身が自分の防衛反応に気づき，肩の力を抜いたり，呼吸を深めたりして自分の防衛からくる緊張を緩めるように努めることが何よりも効果を生む。俊之さんが，説明に少し集中してきてくれたら，こちらは話しながら，彼のわずかな拡張と収縮という調整のリズムを探っていく。呼吸が入って，出て，というリズムがセラピストと同期してきたな，と思ったら，外受容感覚である周りを見回す，耳に入ってくる鳥の声や空調の音を聞くなどを導入していく。何気ない会話や日常で気づいたこと，困ったことなどを聴きながら耐性領域に少し留まれるように導いていく。「ここでは，変なことやっていると思っているよね〜」などと声がけをしながら，ご本人が通い続けている努力に敬意を表した。会話が途切れて，居心地が悪そうなときは自分の手で腎臓に触れるなどのセルフタッチを一緒にやったり，マスキングテープやステッカーなどをスケッチブックに貼ったりして手を動かしながら会話することを試みた。何らかの作業を共にすることで，会話を続けることへのプレッシャーが軽減された。

　耐性領域が狭いクライアントにとっては，外出してセッションに来るだけでも大変である。いろいろな刺激に耐え，自分の反応に圧倒さ

れながら，やっと目の前に来てくれている。ここでトラウマがどうだとか，家族がなんだのと一般的にカウンセリングでやることは，はじめは行わない。他のⅡ〜Ⅳのカテゴリーのクライアントと違い，そもそもトラウマ的な過去に取り組みたいという動機ではなく，神経のサバイバル状態によって，日常生活そのものに煩わされている。何より本人が，カタルシスやトラウマの再交渉といったアプローチが，既にサバイバル状態にある神経系をより氾濫させることを誰よりも知っている。

　セッションが半年位続いた後，悪い時が減ってきたと教えてくれた。往々にして良い時が増えたと，報告してくれるクライアントはあまりいない。彼は徐々に過覚醒，過緊張が和らいできた状態になっていることに気づけるようになってきた。しかしまだサバイバル状態であることは変わらず，調子が悪いときは，漠然とした不安や違和感が強まってしまうということだった。1年半を過ぎたころから，簡単なやり取りでもすぐに攻撃的になったり何を言ってもはじめはいったん否定するという，余裕のなさによる防衛的なやりとりが和らぎはじめた。耐性領域にいられるようになり，安心という内受容感覚が少しずつ積み上げられてきた。

　俊之さんのうつ状態，背側迷走神経系の極度の温存状態の多用については，次のような試みをした。極度の温存状態に入りやすいのは，協働調整の経験が乏しいと交感神経系が過度に活性化したときの選択肢が極度の温存状態しかないからだ。極度の温存状態に入りそうな瞬間を捉え，たとえば，呼吸が過度に浅くなってボーっとしているようになる，「今ここ」にいる感じが薄くなってくるなどの兆候が出たら，腹側迷走神経系を少し働かせるために軽く会話をふってみたりした。神経系に別の選択肢を導入することで，緊急事態の状態を使わなくても済むことを一緒に体験していった。また調子がよくて外出が可能なときは，軽いウォーキング，ジョギング，筋トレなどをしてもらい，過覚醒ではない快適さの覚醒という神経化学物質の状態も体験してもらった。防衛ではない覚醒や興奮もあるということも心理教育した。

　3年後，神経系が拡張と収縮のリズムを帯びてくると，俊之さんは防

衛的ではなくなり，会話にもご本人なりのやさしさなどが見え隠れするようになった。あまり調子を崩すことがなくなったので外出が増えてきたり，梱包の仕事も始めることができた。見た目も少ししっかりとして体重が少し増加したようで安定した様子を見せた。腸管神経叢は主に背側迷走神経系に支配されている。よって休息や消化のモードがよりよく働いていることを意味している。

　現在は，調子を崩すことはあるが，不安や緊張を俯瞰できる時間が増えてきている。これは，神経が予測できるものということを知っているからである。バイトに行けないときもあるが，母親との会話が少しずつ円滑になっている。日常でもつながりの状態に参加できる生理学的状態になってきている（浅井，2021a）

V　アタッチメント類型別

　アタッチメントの類型別にもポリヴェーガル理論からどう働きかけられるかをみていきたい。次に示すのはストレンジ・シチュエーション法（SST）による幼少期と，成人アタッチメント面談（AAI）における思春期以降の類型ではあるが，この２つは成長するなかでの環境の変化や様々な要因により，一致したり一貫したりしない場合ももちろんあることを述べておく［詳しくはSroufe et al.（2005）を参照］。エクササイズは，実際の臨床のなかでそのまま用いる場合もあるが，潜在的に対話の中で繰り返し取り入れる場合もある。

１．安定型

　安定型は，調整不全が修復による調律されるという養育が提供される。子どもは，協働調整を求められる。いったん神経系が落ち着くと調整ができ，むずかっても簡単になだめられるのが特徴である。大人になると，AAIの安定自律型と対応し，ストレスや落胆の時，回避や怒りという抵抗なしに親密さを求められる。他者によるサポートがないときは，自分で落ち着ける。

比較的伝達のよい腹側迷走神経系によって，心拍が穏やかに抑えられるので，神経の予測性を期待できる。

2．回避型

　回避型は，無関心，無視，親密さを過小評価した養育がなされた場合で，子どもは期待できない協働調整を拒否するようになり，他者からの世話よりも本やおもちゃを好む。大人になると，AAIの軽視型と対応し，ストレスを感じたときにどちらかというと回避し，孤独になることで自分を守ろうとする。負荷がかかり過ぎると孤立し，つながりを絶って調整を取ろうとする。いったん髄鞘のない背側迷走神経の極度の温存状態になると，他のモードへの切り替えに時間がかかる。

　臨床では，つながりへのハードルを下げ，他者との交流が背側迷走神経の極度の温存状態へと突入するような圧倒を起こすものではないことをセッションで証明する必要がある。つながりの時間が許容量を超えていないか，腹側迷走神経系を刺激し過ぎていないか，常に注意しながらセラピストはトラッキング（神経を観察）をしていく。社会交流システムにトーンがなくなったり，虚脱してきたり，緊張が見えたら，つながるという負荷を減らす時間にする。いつでもつながりたい時につながり，もう充分だと判断したら自分の内側や外側の環境に戻るというのを実体験してもらう。

エクササイズ／対話のなかで
①内側でも外側でも心地よいものとつながってもらう。
②アイコンタクトを取りたい時に取ってもらう。クライアントからセラピストに目を閉じてもらいたい，正面よりずれて向いて座ってほしいなど，リクエストを出してもらう。
③①と②を自分のペースで繰り返してもらう。
④つながりにいながらも，自分とのつながりは失っていないことに気づきを促す。

3．不安型

不安型は，刺激が多すぎたり，自己愛性養育だったり，予測不能だったり，ある時はユーモアがあって集中しているがある時は手詰まりでイライラしていたりして，調整を提供できず修復が起こらない養育の場合である。子どもは協働調整を求めるが，かといってなだめることが難しい。大人になるとAAIのとらわれ型と対応し，ストレスを感じたときに自分の感情や感覚の興奮をおさめるために，自分以外の外側のもので調整を試みる。自己調整ではなく，他己調整を用いるので関係に囚われてしまうことが多い。

臨床では，つながりを失うことを心配しそれを維持しようと懸命にならなくてよいということを学ぶ。つながりのことを一切心配せずに，自分の内面を感じる時間を確保する。関係性において心配するような活性化が少しでも起こったら，その活性化を一緒に落ち着きへと調整し，安心の感覚へと至るのを体験してもらう。はじめは不安型のクライアントは，対人関係での不安や心配から臨床家に指示を求めてくることがよくある。しかし，臨床家が常に楽に安定して目の前にいることを信頼できるようになってくると，怖れていたのは孤独であることを理解し，それに耐えられるようになって社会交流システムからつながりをとれるようになる。

エクササイズ／対話のなかで

①会話をしながら，調整されたときのタイミングを見計らい，内側で何が起きているかを探ってもらう。

②自分の内側の身体感覚や，感情，思考に気づきを促す。

③セラピストはクライアントが内面を探っている間，自分との関係性が継続して途切れることがないことを保証するために声をかける。

④よい内側の感覚にいながら，つながりや関係性を失っていないことに気づきを促す。

4．無秩序型

無秩序型は，養育者自身がトラウマやアタッチメント，解離性の症状に苦

しみ，いったん自らのアタッチメントシステムが刺激されると恐怖におびえる，または／同時に恐怖にさらす行動に出る。子どもは，逃げるも闘うも激しい強度で使い，突然凍りつく。交感神経が強く興奮し過ぎているかと思うと背側迷走神経系の極度の温存状態を使って活性化を急激に抑え込む。高い心拍数，驚愕反応，高いコルチゾール値を示す。また接近－回避行動も見られる。大人になるとAAIの未解決型と対応し，過覚醒と低覚醒の繰り返し，接近－回避（親密さと距離）の葛藤，怒りの爆発，理想化とこき下ろし，対象恒常性の欠如などがみられる。

　この類型についてはここだけではカバーできない。先に述べたⅡ〜Ⅳのカテゴリーも考慮にいれる必要があり，介入はポリヴェーガルセラピーと他のメソッドの組み合わせになる場合が多いだろう。安全の合図によって防衛が連動するので，それを俯瞰できるだけの能力の開発が必要である。安全の合図を送るのを控え目にすればアタッチメントへのクライアント希求は余計に強く触発され，安全の合図を出し過ぎると防衛が直ちに稼働するシステムのなかで，セラピストは罠にはまってしまう。この接近と回避のシステムを理解し，その葛藤にい続けられるように日常で能動的な経路である「神経エクササイズ」（浅井，2017／2021b）を取り入れてもらう。セラピーは，対峙するやり方ではなく，承認によって活性化がおさまりニュートラルな思考に導かれる経験が重要である。そして防衛への衝動は歓迎されるが，耐性領域にいながら別のやり方で表現することを目指す。

エクササイズ／対話のなかで

①なるべくクライアントが言った言葉をそのまま使い，いかなる防衛も承認する。

②①によって過覚醒や低覚醒が緩和され，耐性領域に少しだけ近づいたときに気づきを促す。

③耐性領域に近い防衛が和らいでいる感覚が変化しないうちに，その状態に「気づいていることに気づいてもらう」（気づきの脳である内側前頭前野を働かせる（Fisher, 2021））

VI　アタッチメントとオンラインポリヴェーガルセラピー

　コロナ禍になり，緊急事態宣言などによりクライアントともオンラインでセラピーをする時間が増えた。2020年の当初は，神経に働きかけるポリヴェーガルセラピーなどのセラピーにおいて対面による直接のやり取りができないのは不利な点が多くあると思っていたが，次のような可能性もあることを記しておきたい。

　オンライン画面には，横隔膜より上にある社会交流システムが主に映り，対面よりもずっと近い。セラピストが出す様々な安全の合図をより近い位置でクライアントが受け取れ，社会交流システムの変化が観察しやすい。そしてセラピストの声のトーンや抑揚をヘッドセットを装着して聴いてもらうことで，より中耳筋に働きかけられるため腹側迷走神経系の向上を目指せる。また絵文字などを使ってチャット機能などで遊べるという気楽な時間も生まれる。クライアント主導で音声や画像のオンやオフ，音量の調整を自在にできるのも便利である。また，彼／彼女が自分のテリトリーにいられるため，より安心の感覚が深まり，クライアントによってはリソース（ペット，趣味のものなど）を見せてくれることもよくある。画面を通しているので，直にお会いするよりセラピストがサバイバルの状態に巻き込まれにくい，という利点もあった。もちろんタイムラグ，視線を合わせるのにカメラを見ないといけないなどの欠点もある。

VII　最後に

　日ごろの臨床での取り組みを紹介してきた。まだカバーしきれていないところが山ほどある。アタッチメントの不全や環境の失敗により，耐性領域外で日常生活そのものに支障をきたしていたり，機能が低下している当事者に，安全の合図をいかに受け取りやすい形に工夫するか，耐性領域にどうヒットするか，など日々試行錯誤である。オンラインという形式も加わり，より一層協働調整のヴァリエーションが広がることが楽しみである。

文　献

Ainsworth, M.D.S., Blehar, M.C., Waters, E., et al. (1978) Patterns of Attachment: Psychological Study of the Strange Situation. Lawrence Earlbaum Associates, Hillsdale.

浅井咲子 (2017) 今・ここ神経系エクササイズ——はるちゃんのおにぎりを読むと他人の批判が気にならなくなる．梨の木舎．

浅井咲子 (2021a) いごこち神経系アプローチ——4つのゾーンを知って安全に自分を癒す．梨の木舎．

浅井咲子 (2021b) 安心のタネの育て方——不安・イライラがすっと消え去る．大和出版．

Bowlby, J. (1988) A secure Base: Parent-child attachment and healthy human development. Basic Books, New York. (二木武訳 (1993) 母と子のアタッチメント——心の安全基地．医歯薬出版)

Bowlby, J. (2000) Separation: Anxiety and Anger (Attachment and Loss Vol 2). Basic Books, New York. (黒田実郎他訳 (2013) 母子関係の理論——新版Ⅱ 分離不安．岩崎学術出版社)

Dana, D. (2018) The Polyvagal Theory in Therapy: Engaging the Rhythm of Regulation. W.W. Norton & Company, Inc., New York. (花丘ちぐさ訳 (2021) セラピーのためのポリヴェーガル理論．春秋社)

井上勝男 (2014) テキストブック児童精神医学．日本評論社．

Fisher. J. (2021) Transforming the Living Legacy of Trauma: A Workbook for Survivors and Therapists. New York: Routledge. (浅井咲子訳 (2022) サバイバーとセラピストのためのトラウマ変容ワークブック—トラウマの生ける遺産を変容させる．岩崎学術出版社)

Kain,K. & Terrell, S. (2018) Nurturing Resilience: Helping Clients Move Forward from Developmental Trauma: An Integrative Somatic Approach. Berkeley, CA: North Atlantic Books. (花丘ちぐさ，浅井咲子訳 (2019) レジリエンスを育む——ポリヴェーガル理論による発達性トラウマの治療．岩崎学術出版社)

北川恵・工藤新平 (2017) アタッチメントに基づく評価と支援．誠信書房．

Main, M.& Solomon, J. (1990) Procedures for identifying infants as disorganized/disoriented during the Ainsworth strange situation. In M.T. Greenberg, D. Cichetti & M. Cummings (Eds). Attachment in the preschool years: Theory, research, and intervention, pp.121-160, University of Chicago Press, Chicago.

Ogden, P., Minton, K., & Pain, C. (2006) Trauma and the body: a sensorimotor approach to psychotherapy. W.W. Norton & Company, Inc., New York. (太田茂之監訳 (2012) トラウマと身体——センサリーモーター・サイコセラピー (SP) の理論と実践．星和書店)

Phillips, M. & Porges, S.W. (2016) Connectedness: A Biological imperative. http://bestpracticeintherapy.com

Porges, S.W. (2004) Neuroception: A subconscious system for detecting threats and safety. Zero to Three. 24(5), 19-24.

Porges, S. W. (2011) The polyvagal theory: Neurophysiological foundations of emotions, attachment, communication, and self-regulation. W.W. Norton& Company, Inc., New York.

Porges, S. W. (2017) The pocket guide to the polyvagal theory: The transformative power of feeling safe. W.W. Norton & Company, Inc., New York. (花丘ちぐさ訳 (2018) ポリヴェーガル理論入門——心身に変革を起こす「安全」と「絆」．春秋社)

Siegel, D. J. (1999) The developing mind: How relationships and the brain interact to shape who we are. The Guilford Press, New York.

Sroufe, L.A., Egeland, B., Carlson, E.A., et al. (2005) The development of the Person: The Minnesota Study of Risk and Adaptation from Birth to Adulthood. Guilford Press, New York. (数井みゆき，工藤晋平監訳 (2022) 人間の発達とアタッチメント――逆境的環境における出生から成人までの30年にわたるミネソタ長期研究．誠信書房)

津田真人 (2019) ポリヴェーガル理論を読む――からだ・こころ・社会．星和書店.

執筆者略歴

浅井 咲子 (あさい さきこ)

公認心理師。ソマティック・エクスペリエンシング®・プラクティショナー。セラピールーム，アート・オブ・セラピー代表。

外務省在外公館派遣員として在英日本国大使館に勤務後，2007年米国ジョン・F・ケネディ大学院カウンセリング心理学修士課程修了。神奈川県大和市教育センター，株式会社ピースマインドにも所属。2010年より現職。

3. ソマティック・エクスペリエンシング®

ポリヴェーガル理論とソマティック・エクスペリエンシング®・トラウマ療法

花丘ちぐさ

I　はじめに／SE™の成り立ち

　著者は，公認心理士，指導健康心理士として，また，ソマティック・エクスペリエンシング®・トラウマ療法（以下SE™）の日本初の認定講師として，日本及び諸外国におけるSE™の普及に努めている。本章では，ポリヴェーガル理論とSE™について論じる。

　ポージェスは，1994年にポリヴェーガル理論を発表し，そこで論じられている自律神経系の働きが，トラウマの機序を説明しているとしてトラウマの専門家の間で注目されるようになった（Porges, 2017）。ポージェス自身は，これを「研究者のために検証可能な仮説として提案したのであり，本理論を発表した当時は，臨床応用の可能性については全く考えていなかった」と述べている。ポージェスはその後主に，トラウマ研究家であり臨床家であるピーター・ラヴィーン，ベッセル・ヴァン・デア・コーク，およびパット・オグデンの3人の専門家によって触発され，ポリヴェーガル理論とトラウマの関係について理解を深めていった。ポージェスは，彼らをはじめ多くのトラウマ臨床家から，多数の人々がトラウマの悪影響のもとにあり，トラウマによって神経系に深刻な調整不全が起き，そのために様々な心理，生理的な不調を抱えていることを学んだと述べている（Levine, 2018）。ポージェスは自律神経系の働きについての仮説を提唱したのだが，トラウマ学者たちは，その原理が，トラウマを抱える人たちの多くが体験している凍りつきや過覚醒の状態について，非常に明快な説明を加えていることに気づいたのだ。

　SE™は，米国においてラヴィーンによって約20年前に開発されたトラウマ療法である（Levine, 2015）。ラヴィーンは医学生物物理学と心理学で博士号を持ち，動物行動学にも詳しい。ラヴィーンは，サヴァンナに生きる被捕食動物を観察した。彼らは，捕食動物に追いかけられるなど，生命の危機を体験すると，交感神経が活性化し，ピークに至るとともに急ブレーキをかけるように，生体反応がシャットダウンを起こす。心拍，呼吸共に遅くなり，出血を最小限に抑え，生き残りの可能性を高めようとする。また，不動状態になるため，捕食者の捕食本能を刺激することを避けることができる。さらに，痛みの閾値が上がることで，万一捕食されても強い痛みに苦しむことが無い。もし，捕食されなかった場合，シャットダウンが起きている状態では，出血が少なくて済むため，捕食動物から解放された時には，生き残る可能性が高まる。

　このシャットダウンとは，生き残りをかけた身体の自然な反応である。ここで何らかの理由で生き延びることができたとき，被捕食動物は身体の中に閉じ込められた高い交感神経のチャージを，身体をふるわせることなどで放出する。そしてすみやかに神経系の安定を取り戻し，PTSDを発症することがない。しかし，人間は圧倒された状態で，内面に激しい覚醒を抱えながら，解離し，無力感を抱えて生きることがあるとラヴィーンは述べている。ラヴィーンは，この凍りつき反応とトラウマの関係に，古くから着目してきた。ラヴィーンは，トラウマを抱える人が凍りつきや過覚醒の状態にあり，常に危険を予測しながら心理，生理的問題を抱えて生きていることに着目し，未完了の自己防衛反応を完了させることによって，打ち負かされた状態から，もう一度，「自分はできる！」という意識と生理学的状態を取り戻す方法を考案した。SE™では，凍りつきに入っている神経系に，凍りつきに入った時と逆向きのプロセスをたどらせ，トラウマのエネルギーの解放を試みる。トラウマを被った時は，「社会交流による解決の失敗」→「闘争／逃走反応の失敗」→「凍りつき」という流れをたどった。SE™セッションでは，クライアントにこれを逆向きにたどらせる。SE™では，意識的に選択可能な随意反応に働きかけるのではなく，主に「手続き記憶」に刻まれている不随意の未完了の自己防衛反応を完了させることに主眼が置かれている（Levine, 2015）。

　ポージェスは，本来であればリラクセーションを支持する副交感神経が，時に乳児の突然死を引き起こすというヴェーガル・パラドクスに着目した。ラヴィーンもまた，野生動物の行動パターンから，被捕食動物が生命の危機に瀕したときに不動化が見られ，シャットダウンを起こすことに着目していた。この二人の先進的な研究者は，迷走神経の多様な働きに，ちょうど同じ時期に気づき始めていたようだ。

　1970年代に，ラヴィーンはポージェスの連絡先を調べ，蓄積されたストレスに関する論文のいくつかをポージェスに送ったと述懐している。そして，数回の長距離電話での会話を経て，すでにポージェスがサヴァティカル[注1]を始めていたUCLA・カリフォルニア大学ロサンゼルス校で会う約束をした。ポージェスはロサンゼルスの空港でラヴィーンを出迎えたが，そのとき，若きラヴィーンは，白いジャケットの胸に赤いカーネーションの花を挿していたと述懐している。1970年代のアメリカと言えば，ベトナム戦争，オイルショック，ウォーターゲート事件などがあり，若者たちの間では60年代から引き続き，カウンターカルチャーの流れがあった。ラヴィーンも，研究者でありながらも，独特の感性や美学を持っていたように見える。

　ここで若き研究者ポージェスと，個性豊かなラヴィーンが出会い，二人は，すぐに意気投合した。ラヴィーンは，「私たちは気恥ずかしさを感じながら，自己紹介をした。以来，この40年間，私たちは兄弟のように共同作業を進めてきた。最初の会合の日は，ほぼ躁病的な興奮の中で過ごした。」と述懐している（Levine, 2018）。

　ラヴィーンはポージェスに，交感神経系の高い活性化と，それを上回る副交感神経系の活性化が同時に起こることを示唆する臨床データを見せた。特に副交感神経性が過剰な状態を示す臨床データのいくつかを見たポージェスは，「信じられない」といったという。ラヴィーンは，「おそらく，このとき私たち二人に，種子が植え付けられたのだろう。いずれにせよ，約20年後にステファン・ポージェスは，世界で初めてポリヴェーガル理論を提案した」と語っている（Levine, 2018）。ラヴィーンは，トラウマの臨床の道へと進み，ポージェスは，そのまま研究の道を進んでいった。二人の道は分かれ

注1）大学での職務を離れて自由研究が許されている長期休暇。

たように見えるが，複数の迷走神経の働きに着目し，謎を解明しようとしていた点においては，二人はともに歩んでいたともいえる。ラヴィーンは，ポリヴェーガル理論は，探していたパズルの最後の1ピースだったと述べている（Levine, 2018）。では以下にSE™について，ポリヴェーガル理論の視点を踏まえて概説する。

Ⅱ SE™技法の魅力

　SE™の魅力は，なんといっても非言語の潜在記憶に働きかけるところである。近年，トラウマの記憶は身体に刻まれるという概念が普及してきている。PTSDの診断基準を満たさない人で，通常の生活に支障がなくても，衝撃を受けるなどのきっかけによって，トラウマの記憶が賦活化されると，闘争／逃走や凍りつきなどに陥ることもある。この場合，「それは昔のことだ」と言って認知に働きかけても，効果はない。過去のことであるのを最もよく理解しているのは本人であり，こうした言葉がけは，たとえ善意であったとしても，「立ち直れない自分が悪い」と，クライアントにスティグマを与えてしまう危険がある。

　このようなときSE™は，「今・ここ」の生理学的状態を観察しながら，未完了になっている自己防衛反応の完了を促す。言葉や認知によってではなく，「温かい」「冷たい」「ピリピリする」などといった体感をトラッキング（追いかけていく）ことで，状態を把握し，セラピストが創意工夫しながら，動きや発声，想像などを用いて，トラウマを被ったときにできなかった，自らを守る行為を完了させる。このとき，私たちが着目するのは体感なので，「いつ・どこで・だれが・何をした」といった「できごと」の詳細について知る必要がない。また，クライアントがトラウマを否認していても，クライアントの生理学的状態を正確にトラッキングしていけば，何か未完了なものが残っていることもわかる。「今・ここ」の生理学的状態は，言葉より正確にクライアントの状態を語ってくれるのだ。

III 脅威の反応サイクルの完了

　私たちは，環境中に大きな音が聞こえるなど，脅威を感じると，まず一瞬身をすくませる。そのあと脅威の源を見つけ，防衛定位反応を行う。そして，脅威が小さければ，無視するか，あるいは戦う。そして脅威が大きく，とても勝てないと判断すれば，逃走する。そして安全なところに移動できたら，交感神経の活性化が代謝され，収まってくるまで休む。そして，新たに，仲間や食べ物，生殖の相手などを求めて，あたりを，好奇心をもって見まわし，探索定位反応を行う。これを脅威の反応サイクルという。

　このサイクルが何らかの形で中断され，交感神経系の活性化が継続したり，背側によるシャットダウンが起き，人生で時々刻々と移り変わる環境の要請に応えることができない状態になると，不適応となる。ストレスと言えば，過覚醒の面ばかりが強調されてきたが，背側によるシャットダウンによる心身の不調和にも目を向けるようになっていったことは，ポリヴェーガル理論のおかげであるといえる。

　SE™では，セッションの中で，この中断された脅威の反応サイクルを完了させるよう試みる。それによって，打ち負かされた体験を，神経系において確実に過去のものとし，新たな希望に満ちた生理学的状態を獲得する，あるいは再獲得することができるようになっていく。

IV SIBAM・タイトレーション・ペンデュレーション

　SE™セッションでは，SIBAMを用いる。S（感覚），I（イメージ），B（行動），A（感情），M（意味）の要素を，トラッキングという技法を基に追いかけていく。まずクライアントに，身体感覚を味わってもらい，そこを手掛かりに，未完了になっている自己防衛反応を探り，高度に活性化した交感神経の活性化を放出させる（Levine, 2015）。

　またSE™では，再トラウマ化を避けるために，耐性領域の中でセッションを進める技術を磨くことが求められる。これは「タイトレーション」と言われる。さらに，何回にもわたって覚醒や凍りつきとリラックスを行き来

させる，「ペンデュレーション」という技法を用いる。これによって，背側，あるいは交感神経優位な状態に留まって動けなくなるのではなく，腹側に戻れるように，状態間の移行ができる力を養う（Levine, 2015）。

V　事例検討

　最後にSE™とポリヴェーガル理論の関係をご理解いただくために，SE™トレーニングのなかで，著者が実施したSE™のデモセッションの模様を紹介する。デモに参加した臨床家およびSEI（米国本部）からは了解を得ている。2022年7月8日に起きた安倍晋三元総理の銃撃事件についての体験をもとにしている。本人が特定できないように一部内容を変えている。

Cl：私は奈良に住んでいます。皆さんご存じのように先日，安倍元首相の銃撃事件がありました。私はその場にはいなかったんですが，そこは，普段の生活でよく通る場所なんです。そこでその事件が起きたと聞いて衝撃を受けました。

Th：それを話してくれて今身体はどんな感じですか？（**身体感覚をチェック**）

Cl：上半身，特に首から腕にかけてのしびれのようなものがあります。

Th：なるほど，では，身体の中で，ちょっとここはよい感じとか，落ち着いてる感じがする場所ありますか？（**リソースへのオリエンテーション・ペンデュレーション**）

Cl：下半身全体は安定しています。

Th：下半身が安定しているのに気づくと，そこから何か浮かんでくるイメージはありますか？（**リソースの拡大。SIBAMのI：イメージを使う**）

Cl：少し前に下の子を産んだのですが，その赤ちゃんをしっかりと抱っこ紐でどっしりと抱っこしている感じです。とてもリアルに感じます。

Th：赤ちゃんを抱っこして，どっしりしてる感じなのですね。

Cl：はい，そうです。

Th：（リソースが確認できたところでトラウマ的出来事へのオリエンテーション）

亡くなられた安倍元首相に関してすごく尊敬してたとか，好きだったとかありますか？（どの程度の感情的トラウマかアセスメント）

Cl：政策的には賛同できないこともありましたけれど，一国の首相としてニュースなどでは見ていました。（**個人的に崇敬していたなどの心理的近さはなかったことがわかる**）

Th：では，ショッキングだったのは，事件がすごく身近なところで起きたということですかね。

Cl：そうですね。

Th：では，だいぶ落ち着いたなと思った瞬間を覚えていますか。（**リソースへのペンデュレーション**）

Cl：ちょうど保護者の趣味の集まりに出かけようとしていたところで，その場についたときにはすでに活動が始まっていました。そこにいたお母さんたちは何も言わなかったのですが，目で合図をしあって「大変なことになったね」と心の中で言い合いました。（**社会交流はリソースとしてとても有効である**）

Th：それを思い出すと身体はどんな感じですか？（**リソースを身体に落とし込む**）

Cl：少し暖かくなってきました。それから，SE™ の本部からのお見舞いのメッセージも回ってきて，私たちのことを気にかけてくれているんだって嬉しくなりました。（**リソースが自発的に膨らんでいく**）

Th：そうですか。そのメッセージをもらって，何か言いたいことはありますか？（**リソースの強化**）

Cl：わーいって。そして「ありがとうございます」って何回も言いたい。

Th：今身体はどう感じていますか？（**リソースを身体に落とし込む**）

Cl：落ち着いています。温かくて，少し胸も広がった感じ。

Th：（**リソースが十分であるのが確認できたので，トラウマにペンデュレーションする**）

では，その日のことを思い出してみてください。

Cl：自宅のそばまできたら，ヘリコプターがいっぱい飛んでいて，道が渋滞していて，車が全然動かなくなりました。現場が閉鎖されていた影響もあったようです。そして，本当に今，それが起きたんだと改めて思いました。

Th：それを思い出してみると，身体はどんな感じですか。

Cl：両手が冷たいです。肩のほうまで冷たいのが上がってきています。**（背側迷走神経系の凍りつきが始まっている）**

Th：その感じを感じていると，例えば動きたいとか，何か言いたいことが出てきたりしますか。**（未完了の自己防衛反応を探る）**

Cl：その現場にいらっしゃった方がスマホで撮った映像が，テレビで繰り返し流れていたんです。頭の中でそれが何度も再生されるような感じが，ずっと続いていたことに，今気づきました。**（まだ，トラウマの物語を語りたいので，自己防衛反応まではいかない）**

Th：**（物語をさらに身体に落とし込んで，未完了の自己防衛反応を探る）** 今それを教えてくれて，身体はどんな感じですか。

Cl：足がひんやりしています。鉛のように重い

Th：そうね，では，ひんやりした足を感じていると何か動きたい動きなどはでてきますか。**（未完了を再度探る）**

Cl：足を動かしたい。バタバタ，歩き出したい。胸がドキドキしてのども詰まっている感じ。**（背側迷走神経系の凍りつきから，交感神経系の可動化へと移行しつつある）**

Th：なるほど，そのドキドキしてる心臓がひとこと，ふたことおしゃべりできるとしたら何て言いそう？**（身体の声に耳を傾け，無意識を意識下に持ってくる）**

Cl：行かなきゃって言ってます。私行かなきゃ。その場に行かないと。**（足を動かしたいということから，Thは，逃げたい反応が出ているのかと推測したが，そうではなく，むしろ支援という積極的な行動をとりたかったことが明らかになる）**

Th：その場に行って何をしますか？

Cl：心肺蘇生です。

Th：では，心肺蘇生しているところをイメージしてください。

Cl：無力感です。涙が出てくる。（救助したいという行動が未完了になって
　　いたことがわかる）

Th：なるほど。その涙は出させてあげることはできそうですか？

Cl：（無言で涙を流す）

Th：助けてあげたかったんですね。それを安部元首相に伝えることは
　　できますか？

Cl：はい。（心の中で伝える）

Th：今何を感じていますか？

Cl：もう，この話からは離れて，何か楽しいことをしたいです。子ど
　　もとも楽しいことを体験したい。何倍も楽しいことを。（未完了だっ
　　た衝動を完了したことで，事件や被害者とのあいだに境界線を持つことがで
　　きた。そのため自然にリソースへとペンデュレーションしている）

Th：例えば？（リソースの強化）

C：山に行って，虫を捕まえたり，走り回りたい。子どももすごく喜
　　ぶと思います。

Th：それを教えてくれて身体はどんな感じ？（身体にリソースを落とし
　　込む）

Cl：だんだん温かみが広がってきました。（社会交流が回復し，生理的状
　　態も腹側迷走神経系を支持する状態へと変化している）

Th：（単にトラウマ記憶から逃れるためにリソースへと移行することを避け，
　　SIBAM の M：意味を意識化して強化するために提案する）さよならを言
　　うっていうのはどうでしょう。お別れの挨拶っていうかね。いかが
　　ですか，試してみますか？

Cl：はい。心の中でも大丈夫ですか？

Th：もちろんいいですよ。伝え終わったら教えてください。（SE™では，
　　すべて話す必要はない）

Cl：なんかすごい。風か，波が身体を駆け抜けていくような感じがし
　　ます。冷たい感じなのですが，イヤな感じではなく，そこを強い風
　　が通り抜けていくような感じがします。（トラウマのエネルギーの放出
　　が起きている）

Th：そうなんですね。では，ピーター（SE™の創設者）がよく使うフ

レーズなのですが，それを一緒に言ってみようかなと思うんですけ
ど，いいですか？（トラウマが解放された生理的状態を強化し，加えて意
味を強化する）

Cl：はい。

Th：では，まず，安倍元首相に対して，「あなたは亡くなりました」っ
て言ってください。

Cl：「あなたは亡くなりました。」

Th：「そして私は生きている。」

Cl：「そして私は生きている。」

Th：もう一つ言っていただいてもいいですか？「私は楽しむというギフ
トを自分にプレゼントします。」

Cl：「私は楽しむというギフトを自分にプレゼントします。」（クライア
ントは涙を流す）（さらに死者との境界線を明確にし，未来の選択の自由を
身体に落とし込む）

Th：いいですよ。ゆっくりね。今大切なものが出てきているからね。
今どんな感じ？

Cl：呼吸がゆっくりになってきた。ドキドキもなくなって。冷たい鉛
の感じもなく，すごくすがすがしい。（トラウマの活性化，ディスチャー
ジ，脱活性化，安定化，統合の一連の作業が終わる。Clは背側→交感→腹側
へと状態を移動した）

（ゆっくりとオリエンテーションをしながら終了へ持ち込む。以下略）

　デモに参加してくれた臨床家は，当初，多くの人が知っている事件だけ
に，これをデモで扱ってほかの参加者に悪影響が出るのではないかと気遣っ
ていた。しかし，このデモを見た参加者からは，「自分も一緒に癒された」
「これで前に進んでいける気がする」といった感想が得られた。さらに，デ
モ参加者も，当時はテレビのニュースについて，本事件に関するもの以外で
も，すべて非常に生々しく感じて，見ることが苦痛だったが，デモ後は適度
な距離を取って冷静に見ることができるようになったと報告している。なお，
SE^{TM}の習得には３年を要する。ご興味のある方は正式なトレーニングを受
けていただきたい。

VI おわりに

SE™ セッションにおいてセラピストは，クライアントが「凍りつき」→「闘争／逃走」→「社会交流」という状態変化を体験する旅路をともにする。この解放の喜びは，「安全」，「善」，そして「帰属」という人間の幸福に絶対に欠かすことのできない要素を提供してくれる。ここから，私たちはさらなる成長へといざなわれていくのだ。ポリヴェーガル理論が自己変容の枠組みを示すものであるとしたら，SE™ は，いかにしてそれを達成するかを教えてくれる。著者は，現代の懊悩を解決に導くカギが，ここにあると考えている。安全の大切さが広く認識され，トラウマ解放の方法が知られるようになっていったら，やがて世界から無用の苦しみを排することも可能になるはずである。

文　献

Levine, P.A. (2015) Trauma and Memory, Brain and Body in a Search for the Living Past. North Atlantic Books, Berkeley.（花丘ちぐさ訳（2017）トラウマと記憶——脳・身体に刻まれた過去からの回復．春秋社）

Levine, P.A. (2018) Polyvagal Theory and Trauma. In Porges, S.W. & Dana D. (eds) Clinical Application of the Polyvagal Theory, the Emergence of Polyvagal-Informed Therapies, Norton Publisher, New York.（花丘ちぐさ訳（2023）ポリヴェーガル理論臨床応用大全——ポリヴェーガル・インフォームドセラピーのはじまり．春秋社）

Porges, S.W. (2017) The Pocket Guide to the Polyvagal Theory, the Transformative Power of Feeling Safe. Norton Publisher, New York.（花丘ちぐさ訳（2018）ポリヴェーガル理論入門——心身に変革を起こす「安全」と「絆」．春秋社）

Porges, S.W. (2018) Clinical Application of the Polyvagal Theory, the Emergence of Polyvagal-Informed Therapies. Norton Publisher, New York.

執筆者略歴は巻末の編著者略歴を参照のこと

実践報告コラム「妊娠・産後期のタッチケア」

妊娠・産後期のタッチケアにおけるポリヴェーガル理論の臨床応用
中川れい子

　妊娠・出産は人生における奇跡と祝福であり，至福感や達成感を感じる方も少なくはないが，どのような体験であれ母体の身心に激しいストレスをもたらし，状況によっては母子ともに"生死"にかかわるケースもある。その不安・怖れ・苦痛や，複雑な感情がトラウマとして残り，適切なケアがないままでは「産後うつ」へとつながることも懸念される。

　こうした中，近年，医療現場では，手足や全身へのオイルトリートメントなどの"触れるケア"を通じて，マタニティや産後の女性の心身のストレスの緩和をサポートする産科が増えつつある。皮膚へのやさしい刺激が高まりすぎた神経系を穏やかになだめるとともに，身体感覚の"今・ここ"の気づきをささえ，また，タッチに伴う傾聴も心の寄り添いとなっている。

　筆者はNPO法人タッチケア支援センターの代表として，兵庫県神戸市内の総合病院の産科病棟における産後女性の全身への施術にチームでかかわっている。毎年,施術後のアンケート調査の統計をとるようにしているが，体の不調の改善と同時に，心身の緊張が癒されリラックスできたというご感想が多い。自律神経系のバランスを調えることで，痛み・不安・緊張・ストレス・不眠・便秘などの症状を緩和し，大切に触れられることで自分自身を大切にすることに気づき，育児や今後の新しい生活に対して前向きになったという声も多数ある。

　こうした臨床の現場において，ポリヴェーガル理論をどのように適用しているかを振り返ってみよう。

　個々人のニューロセプションによって様々ではあるが，出産後は，交感神経が優位となりすぎて興奮状態が続き，極度な疲労があるにもかかわらず，よく眠れないという悩みを持つ方が多い。こうした神経系の回復のために，施術者は受け手の腹側迷走神経複合体を活性化するように，安心・安全とつながり感を大切にしながら，皮膚へのやさしい刺激を通じて心地よさを提供していく。あたたかな室温，ヒーリング音楽や間接照明は，そこが病院内であることをしばし忘れさせるものであり，やわらかなクッションで身体をささえ，受け手の身体感覚と対話しながら寛げるようにポジショニングしていくことも大切である。

　問診を通じてお身体の状態を丁寧に聴き取る際も，おだやかな笑顔と眼差し，吐く息にのせた柔らかな声のトーンで視覚・聴覚に働きかけ，その方のパーソナル・スペースを尊重しながら，ゆっくりとアプローチしていく。触れゆくタッチも，吐く息とともに届けていくと受け入れられやすい。呼吸のゆらぎに寄り添うようなやさしいタッチを通じて，"心地よさ"と"今・ここ"に在ることをお身体に伝え，最後にはゆっくりと波が引いていくように終えていく。

　この際，施術者自身の心身の安定感が大切であるのは言うまでもないが，受け手の神経系がどのような状態であるかを観察する力を養う必要もある。

　深い"やすらぎ"と"休息"は消化・吸収・排泄力を高め，身体の回復を促すロートーンの背側迷走神経複合体の働きとも関係する。この穏やかな時間は，ずっと赤ちゃんのことを気にかけている女性達にとって，自らを再生する"繭（まゆ）"の中にいるような"自分"に戻りゆく大切な時間で，こうした体験は，退院後，さらに育児に奔走しなければならない産後の女性のライフ・サイクルにおいても深い意味をもつであろう。

　しかし，予想外で過酷な出産を体験した方の中には，ハイトーンの背側迷走神経優位となり，不動と凍りつきが起きているケースもある。無表情で言葉や動きが少なく，手足が冷えた状態である。そういう時は，時間をかけすぎない範囲で，より安心・安全を心がけ，やさしい声のトーンと笑顔を通じて腹側迷走神経複合体に働きかけ，解離を深めないような配慮も必要となる。

　セッションの最後には穏やかに声をかけ，温かいホットタオルをお身体にやさしくあて，ゆるやかな覚醒とともに自立を促すことも重要だ。声かけと笑顔，そして，アイコンタクトをとりながら外界とのつながりを回復していく。こうした体験を通じて，出産という過酷な嵐を乗り越えて，ようやく我に返り，これからの育児へと向かう力を取り戻していかれる方も少なくはない。

執筆者略歴
中川 れい子（なかがわ れいこ）
NPO法人タッチケア支援センター理事長。エサレン®ボディワーク認定施術者。"やさしくふれると世界はかわる"をテーマに，家族間ケア・対人援助のためのタッチケアの普及・教育・施術・ボランティア活動を展開。著書に「オトナ女子のおうちセルフケア」（秀和システム，山口創氏と共著），「みんなのセルフタッチング」（日貿出版社）。関西学院大学文学部卒業，兵庫県出身。https://touchcaresupport.com/

実践報告コラム「EMDR」

EMDR とポリヴェーガル理論

早河ゆかり

　気がつけば心理士を名乗って 30 年以上の年月が経ってしまっている。こ
れから何を学ぼうかよりも引退とか終活とかを考えるべき年齢に差し掛かり
つつある。数多くのクライアントに学んだ幸せな臨床家人生だった。

　30 年経っても治るということは私には難しい概念だ。この治った体験が
その人の人生を通してプラスになってくれるのだろうか？という半信半疑な
思いがいつもつきまとっている。症状が良くなるのはもちろん嬉しいのだけ
れど，少しモヤモヤとした後味の悪さを感じてしまうのだ。良い体験は，悪
い体験と同じくらいその後の人生を変えてしまう威力があると思う。良すぎ
る成功体験は行動様式の幅を狭めてしまうかもしれないし，あまりに熱烈な
恋愛体験はその後のパートナーシップの障害になる場合だってあるように思
う。

　EMDRは，そんな風に“治る”にいつも迷いがあり，心理士なのに心理療
法に不適応だった私にはぴったりの技法だったのかもしれない。EMDRの目
標は，癒しでもなければ楽になることでもない。楽になったり癒やされるの
はあくまでも結果で，EMDRが助けているのは情報を適応的に再統合する
作業なのだ。良いという言葉には，裏側に毒が隠れていることもあり，また
応用が効かない面があるけれど，適応的な情報処理の力は，クライアントに
とって持ち運び可能な人生の宝になると感じるから，20 年も EMDRを続け
てこられたのかもしれない。

　そこに出現したのがポリヴェーガル理論であった。進化の道筋で人が構築
してきた，生き残りのための生物学的妥当性に基づいた神経系の働きを説明
するという，価値やジャッジと無関係なところが，良くなる志向セラピーに
不適応セラピストの私に，ぴったりの理論だったのである。

　“良い”を信じきれないわたしでも，適応的情報処理と生物学的妥当性は
信じられそうな気がするし，どちらも人であるクライアント自身が既に持っ
ている力であるなら尚更であった。EMDRセラピストのわたしはポリヴェー
ガル理論に出会い，処理の向かう先のあてをやっと揺らがず見据えて，治療
者としてそこに居られるようになったのかもしれない。

　最後に印象的だったケースのお話をさせていただこう。

　とてもひどい犯罪被害の過程で，身体から離れてしまったパーツはそこにフリーズして横たわる身体は死んでしまったと感じ，身体を離れて無事でいる自分がスペアとして生きているふりをしてあげなければと決心した，というケースがあった。パーツは決心の魔術的な効果で本体が生きているように振る舞えているのだけれど，本当は死んでいるのだと確信している。だからストレスにさらされると，あるべき死をめざしてしまい何度も自殺を試みてしまう。思い違いを覆すにはパーツに事件の体験をEMDRして，身体が一度も死んではいないこと，生き延びたことを信じてもらわねばならない。しかし元々身体で起きた生き残りの葛藤と不快にとどまれずに解離したパーツであるから，脱感作の途中で解離することなく，その不快の体験を身体にとどまったまま感じる時間を通り過ぎてもらうのは一苦労である。ポリヴェーガル理論を知って関わることができれば，不動化している体の中で起きているであろう神経の興奮とせめぎ合いも生き残りの戦略であることを，わかりやすく編み込むことが可能となる。私の声や表情そして私自身の神経系を整えることで，クライアントのニューロセプションに直接，今は安全であると，その反応は不快に感じたとしても生き残りのためのあるべき正しい反応であることを，パーツに伝え続けることも可能になる。クライアントはその過酷な体験をすでに生き残ったという事実を，治療者は知っている。そして今ここは安全であることを，クライアントの神経系に自分の存在を通して伝え続けることができる。

　ニューロセプションにセラピストが働きかける方法を与えてくれただけでなく，生物としてのクライアントが生き残りに凝らしてきた戦略をすべて肯定的に捉えることを可能にしたことも，ポリヴェーガル理論のお気に入りポイントなのである。

執筆者略歴
早河 ゆかり（はやかわ ゆかり）
臨床心理士，公認心理師，ソマティック・エクスペリエンシング®・プラクティショナー，日本EMDR学会認定EMDRコンサルタント。桜山メンタルクリニック・はやかわカウンセリングオフィス。
単科精神科・総合病院心療内科勤務を経てスクールカウンセラー約20年の後，2013年より現職。

実践報告コラム「アレクサンダー・テクニーク」

ポリヴェーガル理論をアレクサンダー・テクニークに応用する
田中千佐子

　私はアレクサンダー・テクニーク（AT）の教師として臨床・セッションを行っているが，その中で特に応用しているのはポリヴェーガル理論のニューロセプションである。ニューロセプションとは，環境の中で，内受容感覚や外受容感覚などが，脳の思考部分を介さずに，脅威，不安，安全などを感じ取っているという考え方である。

　ATは，生徒に心身の変化を体験してもらいながら，不必要な緊張から解放し，本来持っている心身全体の調和を取り戻す力を養っていくテクニークである。音楽家，身体で表現するアーティストや，アスリートがパフォーマンス向上のために訪れるほか，身体に痛みや悩みを抱えている人がレッスンを受けに来る。レッスン中，習慣としてきた身体の使い方から解放され，新しい感覚が生まれた瞬間，「目から鱗が落ちたようだ！」という声がよく聞かれる。しかしその瞬間，からだの変化に圧倒され不安が襲い，心身が硬直する生徒もいる。例えば習慣的につま先に重心をおいて立っている生徒が，ほとんど身体の緊張が無い状態で立てた瞬間，身体が楽になったと喜ぶ人もいるが，宙に浮いたようでどうしていいのかわからず不安になり，茫然自失になる生徒もいる。

　ポリヴェーガル理論を知る前は，生徒がこのような状態に陥ったときには，本人もAT教師もどうしていいのかわからず，少し横になって休んでもらうくらいしかできなかった。ポリヴェーガル理論をもとに考えると，このような時，生徒は，自分では処理できないほど大きな，未知の変化を体験しており，そのため背側迷走神経優位になっているのではないか。こう理解すると教師も生徒も，不安なくこうした状態にも対処できるようになった。

　レッスン中，ほとんどのAT教師は生徒の自律性を尊重するとても優しいハンズオン（タッチ）を行う。手を置く部位は後頭部と第一頚椎の関節が多いが，多くの教師はどの部位に手を置くかを伝えない。なぜなら「事前に伝えると身構えるため」である。確かに自律神経の機能が不全であったり，トラウマを抱えたりしている場合，ハンズオンは脅威にもなり，かえって生徒を恐怖・不安の真只中に落としてしまう可能性がある。背側迷走神経過緊張で不動化したり，解離することもある。こうした生徒にとっては，ハンズオ

ンの触覚や，それ以前に教師が近づく気配すらも脅威になることがある。交感神経優位の生徒には，ハンズオンが攻撃であるとさえ感じられることがある。しかし，生徒が背側過緊張状態なのか，交感神経過緊張なのかによってハンズオンの質を使い分けするAT教師は少ない。私はそこを見極めて，背側迷走神経優位で解離しそうな生徒には，しっかりしたタッチで重さを感じてもらう。また，ちょっとしたタッチでも電気が走るような感覚をもつ感覚過敏症や交感神経優位な生徒とは，向きあって一緒にセルフタッチをし，タッチに慣れてもらい，どのぐらいのタッチが適正かを相互に確かめていく。

　また生徒の神経系の状態を理解すると，生徒の神経系がオーバーフローする前の兆候，例えば顔の表情，顎の緊張，眼球の動きなどの身体の不動化の始まりを捕まえ，背側迷走神経の活性化を緩和し，自由な変化を楽しめる腹側迷走神経優位な状態にスライドすることが可能になる。この見極めとタッチのバリエーションなどの習得は，ポリヴェーガル理論を学んでこそ，つかめることである。

　生徒は，それぞれユニークな神経系の波を持つ。その中で「レッスンの安全の場作り」は大切である。脅威を感じるところでは，生徒は生き延びるための防衛反応が最優先になり，心身の変化どころではない。安全な場をつくるには教師自身が自らの神経系の調整に努めるとともに，生徒の神経系の状態に気を配り，ダウン／アップレギュレーションを心がけ，教師が豊かな声のトーンやスピード，表情，眼差しを向けるといったことも欠かせないポイントになる。さらには，ポージェス博士が開発した聴覚過敏症のためのセーフ・サウンド・プロトコール（SSP）も活用している。

　哺乳類である人間は，本来他者と繋がりを持ちたい動物であり，「安全を求めることこそが私たちが成功裡に人生を生きていけるための土台」（ポリヴェーガル理論入門，p.7）なのだということを心に刻んでATレッスンを行っている。

執筆者略歴
田中　千佐子（たなか　ちさこ）
アレクサンダー・テクニーク教師（ATI認定），ソマティック・エクスペリエンシング®・プラクティショナー。
日本大学理工学部薬学科卒業後，大阪府立羽曳野病院（現在羽曳野医療センター）の検査室勤務，外資系化学薬品会社で勤務ののちアレクサンダー・テクニークの道へ。

ロルフィング®におけるポリヴェーガル理論の臨床応用

扇谷孝太郎

ロルフィング®はアメリカの生化学者アイダ・P・ロルフ博士によって開発されたボディワークである。本稿では仮想事例1例を挙げてロルフィングにおける分析・介入・評価の各段階でポリヴェーガル理論の視点をどのように用いているかを紹介する。筆者はロルフィングの目指す「重力と調和した姿勢・運動」と自律神経系活動の接点として呼吸パターンの変化を重視している。

（分析） Aさん（40歳代，男性）は腰痛と原因不明の腹部の不快感が10年以上続いていた。胃薬や整腸剤を常用していたが効果は実感していなかった。初回の姿勢・動作の分析では以下のような特徴が見られた。

・全身の筋緊張の高さ

・首の非常に強い緊張と可動域の制限

・歩行時に肘や膝が十分に伸展できない

・吸気時に肩が持ち上がり腹部がへこむ奇異呼吸と，それによる動作時の腹腔内圧の不足

これらの観察結果から未完了の防衛反応の存在が予想され，Aさんの自律神経は慢性的に背側迷走神経と交感神経が活性化してしまう「凍りつき」の状態にあると思われた。それは腹部の不快感や奇異呼吸に反映され，腰痛は腹腔内圧の不足に起因すると推測された。

（介入） セッションでは全身の筋・筋膜バランスの改善に加えて，首の緊張の緩和と横隔膜を含む水平構造（頭蓋底，口腔底，声帯，骨盤底，肘・膝の関節，足底など）への働きかけに重点を置いた。首の強い緊張は迷走神経を圧迫して内臓の機能低下や不快感を招きやすく，未完了の防衛反応とも関係が深い。また，横隔膜などの水平構造の緊張状態は互いに共鳴し合い，姿勢や呼吸運動を介して自律神経の状態に大きな影響を与えている。

なお，Aさんのように凍りつきの状態にある人が急にリラックスすると，背側迷走神経が過剰に働いて解離状態になることがある。本人は「深くリラックスできた」と感じることも多いが，セッション終了後に抱えていた症状が悪化しやすい。この場合，腹側迷走神経の活動を促す必要があり，それには呼吸パターンの観察と水平構造への働きかけが有効である。

　呼吸は解離や凍りつきの状態では，呼気が弱く長い傾向があり，胸部や腹部の動きも不連続で静かな印象を受ける。腹部への押圧に対して適度な張りが感じられない／みぞおちが窪んでいる／上部胸郭が動かないなどの制限が見つかることもある。これらはいずれかの水平構造の可動性の不足を表しており，改めてその部位に働きかけることで呼吸パターンの改善と腹側迷走神経の活性化を促すことができる。腹側迷走神経が適切に働いてくると呼気と吸気のバランスが改善し，胸部と腹部の動きに連続性が生まれる。腹部への押圧に対してしっかりした張りが感じられるようになる。

（評価） ロルフィングの10回のセッションを通して下記のように姿勢・動作，体調などが改善した。
・首や四肢の緊張がほどけるとともに，背中がリラックスした。
・歩きやすくなった。
・睡眠が深くなり夜中に起きることが減った。
・奇異呼吸が見られなくなり，腹腔内圧が保持されるようになったことで腰痛への不安も無くなった。
・腹部の不快感が消失に向かい，内臓の調子も良くなった。整腸剤の使用が減少して薬効を感じられることが増えた。

　これらの変化から腹側迷走神経の活動の向上が推察された。また2回目のセッション中，Aさんは若い頃に立ちくらみで駅の階段から落ちて頭にケガをしたことを思い出し，その後身体の緊張がやわらぐのを感じた。これは「身体が記憶していたトラウマ」の解放と思われる。

　以上のように，筆者の経験においては姿勢や動作の改善と自律神経系のバランスの回復は表裏一体であり，双方をつなぐ要素として呼吸パターンへのアプローチが役立っている。ソマティック・エクスペリエンシング®を通じてポリヴェーガル理論を学んだことで，筆者のロルフィングの視点は大きく変化した。今後も両者の統合に向けてさらなる探求を進めていきたい。

執筆者略歴
扇谷 孝太郎（おおぎや こうたろう）
ソマティック・エクスペリエンシング®・プラクティショナー，DIRI認定アドバンスト・ロルファー™。
1992年法政大学文学部地理学科卒業。2002年ロルフィング・ベーシックトレーニング修了後，ロルファーとして活動する。2011年ソマティック・エクスペリエンシング®・プラクティショナー養成トレーニング修了。

実践報告コラム「クラニオセイクラル」

クラニオセイクラル・バイオダイナミクスにおけるポリヴェーガル理論の臨床応用　　　　　　　　山田　岳

　クラニオセイクラル・バイオダイナミクス（以下，クラニオという）のワークは，他のボディワークと比べると，身体の構造に働きかけるのではなく，生命の働きをサポートすることによって，身体や心理の変化をもたらすという点に特徴があるように思われる。

　クライアントはセッションテーブルに楽に横になり，プラクティショナーは姿勢を安定させ，ニュートラルに入り，十分に落ち着いたところで静かにクライアントに触れていく。ニュートラルは，身体的に楽な姿勢を取りながら自立させ，意識を全体に均等に広げていくものである。クラニオのタッチは5gタッチとも呼ばれるほどの静かで穏やかなものである。クライアントに静かに触れていると，安全な空間の中で外から入ってくる刺激がごくわずかになり，刺激に反応する必要がなくなる。様々なざわめきが次第に収まっていき，全体が一つにまとまる感覚がやってくる。それは，私たちが一つの細胞であった受精卵から出発したことを想起させる。その全体が見せてくれる命の働きは，全体が液となって呼吸しているようであったり，より広大な宇宙が呼吸しているようであったり，ただ静けさに触れているようであったりと様々である。その中で，身体に必要なことが展開されていく。呼吸がより滑らかに，より力強くなり，スペースが生まれ，中心線に整列していく。それは，受精の時から人生の終わりまで，絶え間なく続くものであり，人を成長させ，維持，修復する働きを持つ普遍的な力の現れである。この普遍的な力に触れ，健康に向かうことをサポートすることがクラニオの本質であり，素晴らしさであると思う。

　ポリヴェーガルの視点から見ると，クラニオは，協働調整の第二段階に位置付けられるものと考える。哺乳類は，互いに安全の合図を伝えあい，生理状態を協働調整する。協働調整の第一段階は，「社会交流行動」であり，対面で安全を感じながらコミュニケーションを取るもので，主に腹側迷走神経が働いている。第二段階は，「恐怖のない不動状態」であり，シャットダウンを引き起こす背側迷走神経が腹側迷走神経に再編繰り入れられるものである。

　ポージェス博士は，『ポリヴェーガル理論入門』（ポージェス，2018）の中

で「恐怖のない不動状態」について触れている。要約すると，哺乳類にとっての不動状態は死の可能性があるため，他者と居て安全を感じられなければ絶えず動いている。腹側迷走神経の働いた状況下では，動くことなく互いに寄り添い，抱きしめ合うことができる。腹側迷走神経にアクセスすることで，背側迷走神経が幸福をもたらすように活用できるようになり，生きていくうえで柔軟性を持つことができる。

クラニオは，プラクティショナーがニュートラルを保ちながらクライアントに静かに触れ，クライアントの身体が健康に向かって行くのをただ見守るワークであり，まさに「恐怖のない不動化」をセラピーの中で体験できるものである。

クライアントからフィードバックをもらうと，活性化が落ち着いたり，痛みが緩和されたり，気がかりだったことがセッション後にはその気がかりはあるけれども共存できるようになったりと色々な経験をされている。プラクティショナーの方からも，セッション中にクライアントの胃腸が動いて闘争・逃走・凍りつきから抜け出すサインが見えたり，より今ここに存在しているように見えたり，アイコンタクトが増えたりと腹側迷走神経の機能が高まっていることが窺える。セッション前後で人体の前面・後面図にその時の身体の感覚を色鉛筆で色付けしてもらうと，セッション後の方がより温かみがあり，一つにまとまったように描かれることが多い。中には，身体の内外に何重もの円を描かれることもある。

頭とハート，腹をつなぐ迷走神経の走行を知れば，より適切なハンドポジションを選ぶことができ，より全体性につながりやすくなる。ポリヴェーガル理論は，このワークに大いなる理解をもたらしてくれている。

参考文献

ポージェス, S.W. 著, 花丘ちぐさ訳(2018)ポリヴェーガル理論入門. pp.254-255, 春秋社.

執筆者略歴

山田 岳（やまだ がく）
BCST（バイオダイナミック・クラニオセイクラル・セラピスト），公認会計士。1988年に中央大学商学部卒業，1989年公認会計士第二次試験に合格し監査法人勤務。2017年ICSB（International Institute for Craniosacral Balancing®）トレーニング修了，同時にBCSTの資格を取得。

実践報告コラム「ハタヨガ」

ハタヨガにおけるポリヴェーガル理論の活用
チャマ（相澤護）

　インドでは，ポーズや呼吸法など，生理的な側面に働きかけるヨガを“ハ
タヨガ”と総称している。私は，そのハタヨガの指導をしているが，必ずし
もトラウマ治療や心理療法を必要とされていない方や，ヨガを指導する方が
対象である。そのような方々に対して，ポリヴェーガル理論がどう役立てら
れるのかという観点から，実践報告を行う。

　前述したハタヨガの中には，様々な流派やアプローチが混在し，その中に
は“陰と陽のバランスをとる”というコンセプトにのっとって，自律神経系
の働きを考慮にいれたアプローチが多く見受けられる。

　私が主宰するTOKYOYOGAのオンライン講座にて，ポージェス博士にゲ
ストとして登壇していただいた際，博士が1990年代初頭にインドに渡り，
ヨガにおける呼吸法の実践や研究をされたことをお聞きした。

　ヨガにおける呼吸法は，“あたためる呼吸法”と“冷やす呼吸法”に大別され，
前者は交感神経系を活性化させ，後者は副交感神経系を活性化させる傾向が
ある。またポーズを用いて姿勢や運動に介入するアプローチにも，同様の傾
向が見られる。例えばアクティブ重視のヨガは，交感神経系を活性化させる
時間が長く，リラックス重視のヨガは，副交感神経系を優位に働かせること
を優先している。

　これらを組み合わせることで，日常生活や人生のバランスが取りやすくな
るようにサポートをすることが，私たちの任務であるが，ここに「腹側迷走
神経複合体の活性化」という要素やコンセプトを，意図的に加える意義やそ
の効果は計り知れないと思っている。言い換えるならば，ヨガの伝統的なア
プローチと，ポリヴェーガル理論という自律神経の新しい理論による科学的
知見は，みごとに融合し得るということを，日々の現場で強く感じている。

　具体的な事例を挙げてみよう。コロナ禍に入ってから，ヨガインストラク
ターや運動指導者も，オンラインを通じた役務提供が増えた。それに伴い，
オンラインでの指導では，対面指導と比べてコミュニケーション密度が低い
ためと思われるが，指導者自身が自律神経の不調をきたすことも，また増え
た。そもそも，ヨガ練習生やヨガ講師は，内観性が高く，何でもひとりで解消・
解決する傾向がある。これは，良く言えば“主体的で自立性が高い”と言え

るが，"孤立しやすい"とも言える。ヨガ実践者は，社会交流神経としての腹側には寄らず，背側寄りになりやすい傾向があることを，改めて実感した。

そもそもヨガは，ハタヨガにおけるポーズ練習だけではなく，たとえば集いの場で共にマントラを唱えるなど，共同体の中での実践形式も持ち合わせている。したがって，ハタヨガのクラスのなかでも，社会交流神経についてお伝えしたうえで，他者との繋がりを重要視し，コミュニケーションの場づくりを積極的に行うことを奨励している。

また，視覚や聴覚を使って周囲の空間を認識し，自らの存在スペースを拡げるエクササイズを取りいれている。内観練習だけではなく，外界に意識を向ける時間をつくることで，「安心・安全」な状況の中で，「今，ここ」を感じられるようにするためである。

加えて，SE™トレーニング受講時に「顔ヨガのミニクラスをしてみないか？」と提案されたことをきっかけとし，コロナ後に神経系顔ヨガというメソッドを提唱した。このメソッドは，表情筋や呼吸，五感などを用いて，腹側迷走神経複合体を活性化することで，自律神経を整え，耐性領域を拡げ，より好ましい協働調整を行える基盤をつくることを目的としており，ヨガ指導者のみならず，運動指導者や心理職，支援職の方々にご活用いただいている。

現状の課題としては，グループで行うヨガクラスの中だからこそ，社会交流神経を活性化させやすい側面を，更に追求してみたいと考えている。今後も，より多くの方々に，ヨガを通じてポリヴェーガル理論の恩恵を分かちあえるべく，活動していきたいと希望している。

執筆者略歴
チャマ／相澤 護（あいざわ まもる）
ヨガ講師（E-RYT500）。TOKYOYOGA ディレクター。フリーペーパー YOGAYOMU 及び ヨガ手帳 発行人。SE™ 三浦 7 期修了。

第5部

哲学・文学

1. 宗教哲学・禅

「安全な不動化」としての坐禅
——ポリヴェーガル理論で身心の調いとしての坐禅を照らす——

藤田一照

I はじめに

　筆者は，ポリヴェーガル理論を専門的に研究している者ではない。また，ポリヴェーガル理論を治療や教育といった臨床の現場で実践的に応用している者でもない。坐禅会やワークショップなどで有縁の人々に坐禅を紹介したり指導したりしている一介の坐禅修行者にすぎない。しかし，東洋医学的な身体観や治療技法，古武術の身体技法や心術，西洋起源のソマティック・ワーク（アレクサンダー・テクニーク，フェルデンクライス・メソッド，ロルフィング，ボディマインド・センタリングなど）の思想やメソッドを参照しながら，坐禅をソマティックな営みとして広く深く解明すべく「参究」（客観的で第三人称的な「研究」ではなく，第一人称的で主体的な探究のこと）をしている者ではある。また，自分が主宰する坐禅会（「実験的坐禅会」と自称している）は，そのような参究の中から浮かびあがってきたさまざまな着想や疑問を参加した人々と実地に試し，何が起こるかを観察してそれをもとに共同的に考察しあっていく集団的学びの場になっている。その意味では，坐禅会が私の「臨床現場」と言えるかもしれない。

　筆者がポリヴェーガル理論の存在を知ったのも，そのような参究の途上において縁をいただいたソマティック・ワーカー達との雑談の席においてであった。彼らからポリヴェーガル理論の「噂」を聞いたとき，これまでずっと自分が行じ，また指導してきた坐禅の意味合いを，もしかしたらこの理論によって，身心一如の「舞台」とも言える自律神経系の調整という興味深い

観点からとらえなおすことができるのではないかという漠然とした予感がした。

　坐禅では，脚を組んで移動のためには使わないようにし，両手を組み合わせて道具の操作ができないようにし，口を閉じて言語活動をせず，さらに思いを手放して脳を思考活動のためには使わないようにしている。そのように人間の特徴的能力をあえて一時的に棚上げして深くくつろぎ，考えごとと居眠りに陥らぬように覚醒度を保って，バランスよく安定した姿勢にすべてをまかせてじっと坐り続けるのである。このような坐禅は，生理学的に見れば，意思で随意的に動かすことができる体壁系（外皮系・神経系・筋肉系：感覚・伝達・運動を司る）を鎮めて，内臓系（腸管系・血管系・腎管系：呼吸・循環・排泄を司る）の声に耳を澄ます，明らかに内臓系優位の営みになっている。それは，「生かされて，生きている」という二重構造を持つ我々のいのちの「生かされて」の側面が具体的な姿として象られたものだと言えるかもしれない。

　その生かされているいのちを自律的に（無意識的に）コントロールしているのが自律神経系の働きである以上，坐禅は自律神経系の自己調整ということが眼目の一つになっているはずだ。古代インドにおいてはそういう生理学的な機制がまだ詳しくは知られていなかったであろうが，意思によっては動かない自律神経系を調律し調整する有効な手立てとして，瞑想行者たちの手によって経験的に編み出されてきた行法が坐禅であったのだろう。

　ヒトはともすると自律神経系のバランスを崩しやすい傾向性を生得的に持っている（おそらくヒトの特徴である発達した知性が過剰に働きがちであることがその背景要因の一つになっている）ので，生命の維持にどちらも必要な活動と休息を上手に循環させることに失敗しがちである。言い換えれば，過活動あるいは過休息という両極端に傾きやすくそこに停滞して，バランスを失ったままになりやすいということだ。坐禅は，その両極端に陥らないようになる，あるいはそういう二種の行き詰まり状態から脱する「中道」的あり方を育成する価値ある「最上無為の妙術」として伝承されてきているのである。

　仏教の伝統においては，坐禅を妨害するような五つの心の働きが「五蓋」としてまとめられている。そのうちの惛沈睡眠蓋と掉挙悪作蓋はそれぞれ

「活力のレベルが極端に低くなって心が重く沈む状態」と「活力が収拾のつかないほど高まって心が興奮しうわついた状態」を意味している。これはまさに過休息状態と過活動状態に相当し，自律神経系の不調，アンバランスの二つの現れ方である。「只管に打坐するとき，……五蓋を除くなり」（道元『宝慶記』）と言われるのは，坐禅によって自律神経系のアンバランスが自己調整され，結果的に惛沈睡眠蓋と掉挙悪作蓋が乗り越えられていくからである。

　自律神経系に関して筆者はそれまで，交感神経は「アクセル・活動」，副交感神経は「ブレーキ・リラックス」という従来の理解に従って二本立てで考えていた。しかし，ポリヴェーガル理論による新しい自律神経系の理解では，交感神経は「アクセル・活動」，副交感神経は背側迷走神経複合体の「一人のリラックス・消化休息モード」と腹側迷走神経複合体の「社会的つながりのシステム・つながりのモード」というように三本立てになっているという。この理論によって，坐禅における自律神経系の調整の実態がより細やかに高い解像度で理解できるのではないかと期待して，以来，まったくの素人ながら自分なりの関心でポリヴェーガル理論をフォローしている。

　このたび禅の立場からポリヴェーガル理論についてなにか書いてほしいという依頼を受け，浅学菲才の身を顧みずお引き受けしたのは，これまでとりとめもなく考えてきたことをまとめ，それに対するコメントや批判をいただいてさらに理解を深めたいと思ったからである。

　ここでは，道元が「安楽の法門」と呼び，「仏道の正門」と位置づけている坐禅（厳密に言えば只管打坐の坐禅）の修行がポリヴェーガル理論から見ると，どのような意味をもった営みとして見えてくるかということを中心にして思うところを述べてみたい。大方の叱正を乞う次第である。

II　坐禅による身心の調い

　坐禅は，われわれの生かされて生きているいのちの三つの側面，すなわち，からだ・息・こころが深いレベルで調う営みであると筆者は理解している。それは古来，調身・調息・調心と呼ばれている。ゴータマ・ブッダが「調え

られし自己こそ真の拠り所である」（『ダンマパダ』）と言い，また道元が「身心を調えてもって仏道に入るなり」（「学道用心集」）と言ったように，自己（＝身心）の調いということは仏道修行の中核をなす大きなテーマになっている。坐禅が「仏道の正門」と言われるゆえんは，そのような身心（自己）の調いを純粋かつ専一に実参実究することだからである。

このような身心の調いの自ずからなる結果として，「安楽」と形容される状態が招来される。仏教語としての「安楽」は「身が安らかであり，心がよろこばしいこと」と定義されている。つまり，身心が深く安らぎ，心地よい状態にあることを指している。身心のそのような状態こそが，仏教における幸福のヴィジョンであり，われわれをしてそこへ入らしめる門となるのが坐禅だとされているのである。そのような意味合いで，道元は「仏法が伝わるということは坐禅が伝わることに他ならない」とまで言っている。

さて，そのような坐禅を構成する三つの調は，それぞれの調が個々バラバラに独立して行われるのではなく，相互に有機的に連関し合って成立している。たとえば，調身は調息と調心によって支えられてはじめて可能になるのであって，呼吸や心が乱れていたりすれば，重力と調和のとれた精妙な調身の状態に至ることはできない。調身・調息・調心と便宜上三つに分けて語られるが，実践の上では坐禅の三調は三即一の一調でなければならない。身（姿勢）・息（呼吸）・心（心理状態）が三位一体であることの生理学的根幹を成しているのが，脳幹−自律神経系の働きである。

坐禅で三つの調がどのようにしてなされるかということだが，あらかじめ目標として調った状態を設定しておき，自我意識が主導して，それに極力近づけるべく姿勢や呼吸や心を意識的にコントロールしようとする，我々が普段やっているようなトップダウン方式のやり方は坐禅の調としてはふさわしくない。それでは，体や息や心の現在の状態や要求を無視し，こちら側が勝手に設けた理想の姿勢，呼吸，心の状態を一方的に押しつけ，無理矢理にそれに従わせようとすることになってしまうからである。そのような努力のしかたは，必然的に暴力的なものにならざるを得ない。これは身心を物扱いしていることに他ならず，生きているいのちに触れる正しいマナーとは到底言えないのである。このような強引なやり方では，身心が恐怖と拘束で萎縮してしまい，自然な調いとは程遠いものになってしまう。

　しかし，現実には，坐禅の名の下にそのようなやり方が行われていること
が多い。そこでは，安楽の法門が開けるどころか，坐禅が目標達成に向かっ
てのもがきやあがきとなったり，不安と苦痛をひたすら耐え忍ぶような時間
になり，その必死さや我慢強さを誇り，それを賞賛するような雰囲気が醸成
されていく。その結果，修行そのものが，ストレスあるいはトラウマの源泉
にすらなってしまうことになる。

　道元が「坐禅すれば自然に好くなるなり」（『正法眼蔵随聞記』）と言った
ように，本来の坐禅は人格が深いレベルで自ずから成熟していくソマティッ
クな学びの一形態であったはずだ。そのようなことが起こるためには，まず
何よりも普段の防衛的な身構えと心構えが解除され，身心に深いくつろぎと
安らぎがおとずれなければならない（「身心脱落」とはそのことを言うので
はないか）。つまり，今いる状況や周囲の人たちが安全であり安心していら
れることを，意識的知覚（パーセプション）ではなく神経回路が感じている
（ニューロセプション）必要がある。

　仏教の開祖ゴータマ・ブッダは，非日常的で特殊な心理状態に到達しよう
とする修定主義的な瞑想や身体を極端なやり方で責めさいなむ苦行を放棄し
て樹下に打坐した（それが坐禅の起源）と言われている。それは，自我意識
が身心に命令を下しそれを人為的にコントロールしようとする強制的なやり
方自体の限界を見極め，それとはまったく異なるモードでの修行に路線を切
り替えたということを意味している。それは，「ただわが身をも心をもはな
ちわすれて，ほとけのいへになげいれて，ほとけのかたよりおこなはれて，
これにしたがひもてゆくとき，ちからをもいれずこころをもつひやさずし
て，生死をはなれほとけとなる」（道元『正法眼蔵　生死』）と言われるよう
に，release（手放し）とreceive（迎え入れ）という，安心感，安全感が前提
となって初めて可能であるような道であった。

　樹下に打坐するとき，ゴータマ・ブッダは村娘の供養する乳粥を受け取り，
川で沐浴して身を清め，農夫から藁をもらってそれを敷いて快適に坐れる座
を作り，直射日光や雨露をしのげる木陰に坐ったという。それらはいずれも
苦行的メンタリティからすれば堕落を意味するが，ポリヴェーガル理論から
すれば，闘争か逃走の可動化反応を作動させる「危険」と凍りつき・虚脱の
不動化反応を作動させる「生の脅威」ではなく「安全」の道を選んだことを

象徴的に表している。ブッダはそれまでの修行のように，自らを固く閉じて世界から自分を切り離し，その内部だけで心や体をコントロールしようと必死になるのではなく，自らを開いて（release）周囲の世界から提供されるサポートを受用し（receive），それらとのつながりに支えられ導かれて，無理なく身心の調いに至る具体的な道すじを樹下の打坐において見出したのである。道元が「仏の行は，尽大地とおなじくおこなひ，尽衆生，ともにおこなふ。もし尽一切にあらぬは，いまだ仏の行にてはなし」（『正法眼蔵』唯仏与仏）と言うように，仏教の修行はめいめい持ちの分離した個人が私的に暗く行うものではなく，尽大地尽衆生と「ともに」というつながりの中で明るく公的に行うものとされている。

　我々が坐禅をするときにその環境に関して，「坐禅は静処よろし。坐蓐あつくしくべし。風煙をいらしむる事なかれ，雨露をもらしむることなかれ，容身の地を護持すべし。かつて金剛のうへに坐し，盤石のうへに坐する蹤跡あり，かれらみな草をあつくしきて坐せしなり。坐処あきらかなるべし，昼夜くらからざれ。冬暖夏涼をその術とせり」（道元『正法眼蔵』坐禅儀）と示されているのは，まさにブッダが樹下に打坐したときの状況を模範にしたものなのだ。坐禅の修行には，このような「護持された容身の地」（安全で安心な修行環境）を準備することも含まれている。

III　坐禅の調の実際

　そのような安全感で包まれた場においてなされる坐禅では，自分と環境とのそのつどの調和のとれたつながり方が自由に探究されることになる。「そのつど」というのは自分も環境も諸行無常しているから調和の取れたつながり方もまた瞬間瞬間に更新されなければならないからだ。だから，坐禅はいつでも初心者として新鮮に取り組まなければならない。具体的に言えば，調身は大地（重力）との調和の取れた関係（つながり方）の探究であり，調息は大気との調和のとれたつながり方の探究であり，調心は光，音，匂い，味，身体感覚，思考やイメージという六つの感覚インプットとの調和の取れた関係の探究である。いずれの調も思考ではなく繊細な感覚を手がかりにして，

未知の調和状態を探検していく冒険なのである。

　これら三つのつながり自体は，生きている限りいつでもどこでもすでに実現していることで，これからあらためて作り始めるようなものではない。大地とのつながり，空気とのつながり，感覚インプットとのつながりの上にすでに我々のいのちは成り立っている。しかし，普段のつながり方は調和的とは言い難い。身体には余計な緊張と収縮が根深く残り続け，呼吸には恐怖と不安が刻印され，感覚機能は防御のために使われ過剰にエネルギーを消費している。我々にとって，身・息・心の調いが取り組むべき課題となるゆえんである。それは，自律神経系の習慣的反応パターンに閉じ込められている状態から自由になることを意味している。

　調身においては，自らの体重と心理的な防衛の構えを大地に向かって完全に手放すことで接地性を高めて安定し，大地からの反作用力を迎え入れて自分の体軸に通し柔らかな垂直性として表現することで，大地との調和の取れたつながりのあり方を見出していく。こうした探究から生まれてくる「正身端坐」と呼ばれる姿勢は，へたれ腰（骨盤が後傾して腰が丸くなった逃走姿勢）でもなく反り腰（骨盤が前傾して腰が反り返った闘争姿勢）でもないニュートラルで伸びやかな坐禅腰になっている。これは，安心して世界と向かい合いそれにやわらかくつながっている姿だと言える。このような調身は背側迷走神経系の活性化と交感神経系の活性化との間にある腹側迷走神経系優位の状態へと感覚を紐解きながら接近していくことでもある。

　調息においては，息の自然な流れにまかせて，出ていく息は消えるままにし，入ってくる息は自分の方にやってくるままにし，自然に生まれてくる息と息の間とひとつになることを通して大気との調和の取れたつながりのあり方を探っていく。こうした探究から生まれてくる「鼻息微通」と呼ばれる呼吸では，鼻から自然に出入りする空気が微細な感覚を生み出しながら全身に滞りなく流通していて，その穏やかな呼吸のリズムに心が寄り添っている。自ずからに訪れてくる深く静かな呼吸の状態は自律神経系が安全とつながりに向けて調整されていることの反映であることは言うまでもないだろう。

　調心においては，感覚器官をくつろがせ，入ってくる刺激を概念化することなくそのまま迎え入れながら，内外からの感覚刺激との調和の取れたつながりのあり方を探究していく。こうした探究から生まれてくる「非思量」と

呼ばれる心の状態では，思考を巡らすことなく世界がありのままに新鮮に知覚されている。そのような純粋な知覚は我々に驚嘆や畏怖の感覚を呼び起こすこともある。

　このように坐禅は，普段の自己防衛的な構えを解いて身心をひらき，周囲の環境世界との融和的なつながり方を深め，今ここで存在していることの居心地の良さ，深い安心感（「安楽」）を味わうことなのだ。だから，坐禅は「帰家穏坐（本当の家に帰って穏やかに坐る）」とも言われる。坐禅は，パスカルの「人間の不幸というものは，皆ただ一つのこと，すなわち，部屋の中に静かに休んでいられないことから起こるのだ」（パスカル『パンセ』）という深い洞察に対する一つの有効な処方箋になり得るのではないだろうか。

　坐禅の特徴は，動かずにじっとしているということだ。しかし，それは凍りつきや虚脱（「背側迷走神経複合体の不動化」，「恐怖による不動化」）ではない。be movable without moving（動かないけれども動ける状態でいる），be still without holding（固まらないでじっとしている），not prepare for anything but be ready for everything（いかなるものに対しても構えていないが，あらゆることに対して準備ができている）といった独特のクオリティを持つ「止まるという高度な運動」である。静かに坐っていることによって，呼吸の運動や心臓の拍動，時には頭蓋仙骨運動すら感じ取ることができるようになる。The less we do, the deeper we see.（することが少なくなればなるほど，より深いものが見えてくる）意識が受動的になればなるほど，身体は能動的になり，上記のような自ずからなる生命維持的活動が外からはわからないほど微細なゆらぎ，感覚のリズミカルな流れとして当人に感知されている。そこでは，自律神経系の自己調整も静かに進行している。

　このような坐禅の実態は，ポリヴェーガル理論から見れば，腹側迷走神経複合体の安全と背側迷走神経複合体の不動化がブレンドされた「安全な不動化」，「恐怖なき不動化」，「リラックスした不動化状態」の一形態として記述できるだろう。そういう状態の例としてポージェス博士は，妊娠，出産，授乳の際の母親，抱っこされるときの赤ちゃん，交尾（性交）挿入時の女性，性的な「快楽やエクスタシー」の経験，社会的な絆の確立などを挙げているが，坐禅もその典型的実例として組み入れられてしかるべきだろう。

　このように坐禅にポリヴェーガル理論の光を当てて見ることで，坐禅の実

践や指導に有用な示唆が得られるのではないか。また逆に，ポリヴェーガル理論の臨床的応用に坐禅を有効的に活用する道が開かれる可能性もあるのではないだろうか。

IV　安全な不動化への工夫

　現代はもはや交感神経系の「闘争か逃走か」を防衛機制の主軸とする「ストレスの時代」ではなく，背側迷走神経複合体の「凍りつき」を防衛機制の主軸とする「トラウマの時代」へと移行しつつあると言われている。そうであるとするなら多くの人々，特に若い世代の人々は多かれ少なかれ「凍りつき」的なあり方が常態になっている可能性が高いだろう。坐禅はかつては，交感神経優位の可動化傾向の人々に対して，彼らが心を静め，落ち着きを取り戻すような副交感神経系優位の営みとして提示される傾向が強かった。したがって，坐禅の実践や指導もその線に沿ってなされていたが，しかし，背側迷走神経系優位の不動化傾向の人たちが増えている現在，そういう人たちに対して，これまでのようなやり方のままで坐禅を提示し，指導することはさまざまな問題を生み出すことになるだろう。

　これまでの禅は修行の厳しさとか敷居の高さ，近寄り難さを売り物としてきたところがある。しかし，今やそれが魅力よりも恐怖心を生み出し，逆に人々を遠ざけてしまうことになるかもしれない。不用意にこれまでのような緊張を強いる厳しい指導をすれば，ますます彼らの凍りつきを強化し，坐禅が恐怖による不動化に変質してしまいかねない。坐禅に関わる者はそういう時代状況の変化を念頭に置いて，坐禅が安全な不動化として実現するような道筋を開拓していかなければならない。それが対機説法（相手の機根に応じて法を説くこと）を大切にする仏教の態度であろう。

　筆者の坐禅会では，始めにさまざまなソマティック・ワークを行ってから坐禅をするようにしている。もちろん，坐る前のからだほぐしという意味もあるが，何よりも修行の場を和ませ，自然に安心感，安全感が生まれるように，なるべく楽しく愉快な雰囲気が生まれるようにと配慮している。たとえば，最近では足裏の感覚を目覚めさせ接地感の心地よさを味わってもらうた

めにテニスボールを裸足で踏むワークを坐禅会の最初にすることが多いが，そのテニスボールを配るときに筆者が一人一人に向けてランダムにボールを放って受け取ってもらうようにしている。そうすることで，うまく受け取れても，受け損ねても，笑い声や歓声が起きて緊張感がほぐれ，硬かった部屋の雰囲気が動き出し随分と明るいものになっていく。また，誰がボールをどんなふうに受け取ったのかを思わず見てしまうので，お互いに視線を交わしたり，落としたボールを拾って渡しあったりして，お互いが何気なく交流する機会も生まれていく。筆者は自分の直観に基づいてこういう導入のやり方をしてきたが，ポリヴェーガル理論を学ぶことでそのことの意味合いがより明確になり，さらに工夫を重ねることを強く励まされている。

　コロナの時代になってますます分断化，孤立化，緊張化の度が増している今，安全と自由が適度に保障されていると神経系が受けとることができるようなスペースの中で，他の人々と共に坐禅をすることの意義があらためて注目されるべきではないだろうか。sitting alone together（一人で坐ることを他者と一緒にする）をする坐禅会は自己調整と協働調整が並行して深まっていく貴重な場に育っていかなければならない。筆者は，古の坐禅と現代のポリヴェーガル理論のクロッシング（交差）がその一つの契機となるのではないかと期待している。

　なお，本論文執筆にあたって小笠原和葉さんより多大のご教示をいただいたことを感謝と共に記しておきたい。

執筆者略歴

藤田 一照（ふじた いっしょう）
曹洞宗僧侶。
1954 年愛媛県生まれ。東京大学大学院教育学研究科教育心理学専攻博士課程を中途退学し，曹洞宗の禅道場に入山，曹洞宗僧侶となる。1987 年よりアメリカ合衆国マサチューセッツ州西部にある禅堂に住持として渡米，近隣の大学や仏教瞑想センターでも禅の講義や坐禅指導を行う。2005 年に帰国。2010 年から 2018 年まで，サンフランシスコにある曹洞宗国際センター所長。神奈川県葉山町にて慣例に捉われない独自の坐禅会を主宰している。

第6部

性犯罪及び性被害者支援

1．性被害者支援

性暴力や性的虐待の被害者への
ポリヴェーガルインフォームドな支援と治療

白川美也子

I　はじめに――日本の性暴力被害者のナラティブを変えたポリヴェーガル理論とその未来

> ――そのときは動くどころか，声すら出せませんでした。私が悪い。
>
> （性暴力被害者の呟きより）

　ポリヴェーガル理論の登場は，トラウマ概念の均てん化に引き続き，精神保健領域や広く社会全体にパラダイムシフトを引き起こしている。ポージェス博士の述べる「安全」の重要性と，「安全ではない」と感じることによって精神的・身体的に疾病を引き起こす生理行動学的な特徴が形成されることの問題性が理解されるほどに，社会・教育・臨床などの分野でも，人が互いに協働調整を図る方向に変わらざるを得ないであろう（Porges, 2017）。

　日本においては，2020年ポリヴェーガル理論と性暴力や刑法の改正を主たるテーマにした学際的シンポジウムが開かれ，21年には一冊の本にまとめられた。その中心となった花丘は，「ポリヴェーガル理論のもつ潜在力は，社会を変え，人類の幸福に資する一助となる」と書いている（花丘編，2021）。このような活動は，真にポリヴェーガル的な態度からくる，社会への贈りものの花束のようなものであろう。

　冒頭にあげた性暴力被害者の呟きに対して，ポリヴェーガル理論以前の私たちは「それは当然のことだ」「ほとんどの被害者が抵抗できない」等の心

理教育をしてきた。しかし，ポスト・ポリヴェーガル理論の私たちは，「動けなかったのは，被害最小化のために私／あなたの身体が選んだ自然な反応だ」と，科学の言葉をもって伝えることができるようになったのである。

自律神経系の階層性のなかでの「凍りつき freeze」という現象が理解されただけで，100 年以上前に「抗拒不能なほどの抵抗」をしなければ性暴力と認定されなかった「強姦罪」が，「強制性交罪」になり，そして 2023 年にはとうとう「不同意性交罪」と規定される大きな流れの原動力のひとつになったのである。

本稿では，長く性被害者の支援や治療に関わってきた立場から，ポリヴェーガル理論が自分の患者理解や支援，治療をどのように変えたか，ポリヴェーガル理論や関連の治療法をどのように役立てているかについて書くことによって，この花束に一輪を添えられればと願う。

II　性暴力や性的虐待被害者のトラウマの重篤性——安全の欠如とつながりの喪失

性暴力被害による PTSD の発症率は，女性 50%，男性 60% とさまざまな被害種のなかでトップであることはよく知られている（Kessler et al., 1995）。どうして性被害者の後遺症は重篤なのであろうか。私はかつて性暴力被害の特殊性の要因として，①加害者の存在と孤立，②出来事による感覚強度の強さ，③性というデリケートな領域の関与，④被害の認知のされにくさ，⑤社会的偏見やバイアス，⑥様々なパワーの格差，⑦裏切られた感覚の 7 つをあげたが（白川，2001），振り返れば，これらすべての要素が，いずれも〈安全感とつながり〉を脅かすものであるということに気づく。

トラウマは，トラウマ性記憶の形成によって，トップダウンの調整不全をきたすだけでなく，ニューロセプションの形成によって安全なつながりを実現するための自律神経回路を構築するボトムアッププロセスを遮り，調整とレジリエンスの発達を妨げ，人とつながるパターンを防衛的パターンに置き換え，他者と関わる能力を損なう。トラウマの後遺症とは，右脳に局在するとされるトラウマ記憶のみならず，「発達期に適応のため定着した生存反応

としての習慣的な自律神経系のパターン」でもあるのだ (Dana, 2018)。

　近年のトラウマ概念の広がりは，性暴力や性的虐待被害による後遺症の重篤さを示す。DSM5 における PTSD の診断基準 A に性暴力がある[注1]。これはいわゆる「狭義のトラウマ」，すなわちショックトラウマである。一方，性暴力＝対人暴力被害は，同じ人として通常期待される扱いをされないということにおいて「関係性のトラウマ」（多くは親密圏の関係性において本来「得られるはず」であると予期することと異なることをされることによるトラウマ）でもある。性暴力被害が発達期におきると，「狭義のトラウマ＝ショックトラウマ」でありかつ「発達性トラウマ」でもある[注2]。「関係性トラウマ」が児童期の養育的関係において起きると「アタッチメントトラウマ」になる。これがあると関係性のなかで再演がおき，実際の被害も主観的な再外傷体験を繰り返しやすくなる。性的虐待は，養育者や子どもに近い関係の人からのグルーミング後に行われることが多い「（狭義の）トラウマ」であり，「発達性トラウマ」であり，「アタッチメントトラウマ」でもある（図1）。この交差性も性被害による後遺症の重篤性と関係しているに違いない。

　その人の体験した性被害の文脈や関係性からその人の安全やつながりの感覚がどのように損なわれているのかを，ポリヴェーガル・センシティブに理解し，配慮するだけで，支援や治療は根本から変わりうるのである。

III　ポリヴェーガルインフォームドな支援——ポリヴェーガル理論をトラウマインフォームドケアに適用する

　近年，支援理論の中核となっておりトラウマインフォームドケア（以下 TIC）とは，SAMHSA により提唱された（SAMHSA, 2014），支援者がトラ

注1）DSM IV では「暴力や外傷の現実を伴わない発達的に不適切な性体験」が診断基準 A に入っていた。

注2）発達性トラウマの概念はより広く，児童期や周産期・胎児期，ときに世代間を超えたトラウマであり，かつ，慢性的な虐待の結果のみではなく，医療行為や困難な出産，安全が脅かされる出来事，虐待とは関係ない養育上の失敗でも起きるとされている（Kain et al., 2018）。

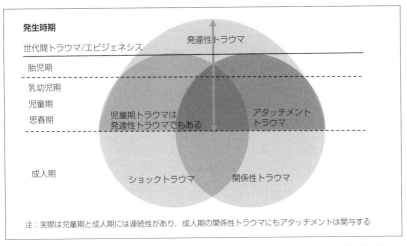

発生時期

世代間トラウマ/エピジェネシス

胎児期

乳幼児期

児童期

思春期

発達性トラウマ

児童期トラウマは
発達性トラウマでもある

アタッチメント
トラウマ

成人期

ショックトラウマ

関係性トラウマ

注：実際は児童期と成人期には連続性があり，成人期の関係性トラウマにもアタッチメントは関与する

図1　さまざまなトラウマとその重なり（Kain et al.（2018）より白川作図）

ウマに関する知識や対応を身につけ，普段支援している人たちの問題行動の背景に「トラウマがあるかもしれない」という観点（トラウマのレンズ）をもって個人から社会までが対応し，再外傷を防ぐ支援の枠組みのことである（野坂，2019）。表1に，トラウマを受けた人が再外傷を受けないための4つのステップと，Danaによるセラピーにおけるポリヴェーガルに基づくアプローチを並べた。双方とも4つのRの頭文字で示される。

　TICの4Rの各ステップひとつずつについて，ポリヴェーガル理論の4Rに留意してみれば，トップダウンのメカニズムで説明されることが多かったトラウマ概念を，ボトムアップのポリヴェーガル理論が補完することを理解できるだろう。ポリヴェーガルインフォームドケアである。

　ポリヴェーガル理論は，TICの原則に矛盾なく合致し，その上で，TICで伝えられる内容を生物学的に精緻化する。そしてクライアントとセラピスト，周囲の人が皆，人として持つ自律神経系という身体的な具体性をもって，相互理解・相互交流・協働調整をするために有用なツールとなる。

表1　トラウマインフォームドケア（SAMHSA）とポリヴェーガル理論（Dana, D.）
　　　の4つのR（Dana（2018）とSAMHSA（2014）から作表）

トラウマインフォームドアプローチの視点：4つのR（SAMHSA）
・Realize：トラウマが広範囲に及ぼす影響を理解し，回復につながる道筋の理解する。
・Recognize：クライアントを中心とした全ての人のトラウマによる徴候や症状を認識する。
・Response：トラウマに関する知識の支援プロセスやシステムへの統合。
・Re-Traumatization（再トラウマ化を防ぐ）：再トラウマ化の防止のために積極的な対応をする。
ポリヴェーガル理論の4つのR（Dana, D.）
・Recognition：自律神経系の状態を認識する。
・Respect：適応的な生存反応を尊重する。
・Regulation/CoRegulation：腹側迷走神経状態へと調整したり，協働調整する。
・Restory：物語の再編成。

IV　ポリヴェーガルインフォームドな性被害者の治療

　性被害の臨床は他のトラウマ種と比較して難しいと感じる。性被害を受け，長い年月を経て，訪れるクライアントのなかに，治療的関係の形成の最初のステップである「安全の確保」で躓いたまま，回復が得られていない人がいる。また最近気になることとして，各種トラウマ焦点化認知行動療法のパッケージ化された治療を行いPTSDが快方に向かっても，心理的苦痛や身体不調を抱えたままでいるクライアントが，決して少なくないことがある[注3]。ポリヴェーガル理論を学んでから特に注意していることを，2つにまとめてみた。

1．身体的安定とクライアント‐セラピスト安全の確立──ほんとうに一緒にいるということ

　多くの性被害者が，被害時に身体を感じないように解離する。性被害，特

注3）ボトムアッププロセスは，クライアント‐セラピストの関係性形成のなかで回復することも多く，トップダウンアプローチのみでダメだということはない。しかし私自身が，ポリヴェーガル理論を知る前の自分の過去の治療を振り返ると，より良く行えたのではないかと思うことが多い。

に発達期に被害を受けたクライアントは，身体的・エネルギー的な健康に関する根本的課題をもつことが多い。回復の道筋は，身体を取り戻すことから始まるのである。筆者は複数の人と協働してきたが，運動療法の立場から今道は，性被害者の身体における脊柱起立筋や大腰筋が，被害直後には過緊張に，慢性期には弛緩をし，動作や姿勢に異常を呈することを報告している（今道，2022）。また社会福祉領域などの症状が重篤な患者を対象に協働してきた五十嵐は，呼吸も難しく，姿勢異常を呈する患者への身体志向的な治療を提案し，身体的な改善と心理的な回復が共に起きる事例を報告している（五十嵐，2023）。エネルギーヒーラーの山本は，重度のトラウマをもつ患者のヒューマンエネルギーフィールドにエネルギー的課題を見出し，修復をしている（白川他，2021）。複雑性PTSDの患者の症状は，こころ・からだ・エネルギー・社会の多分野に関わり，それらが相互的に関連していることがわかってきた（原田他，2021）私たちは臨床以外の場を設け，身体からのアプローチも開始している[注4]。

　性被害を受けた人には再演や再被害が起きやすい。そのことを理解し予防するために，ニューロセプション概念を導入すると，次のような心理教育が可能になる。

> 「(性) 被害を受けた人は，人と人が本来体験するべき安全を脅かされる体験をしており，それによるニューロセプションが形成され，ストレスのかかり具合によって自律神経系の階層性の変化に基づき容易に他者を攻撃するモードになったり，脅威を感じて逃げたり（Fight/Flight），シャットダウンするモードになったり（Freeze）します。そのどちらの場合にも，人との繋がりをそもそも感じられないモードであるため，協働調整が不能になり，対人関係における再被害・再外傷化が起きやすいのです」

　このように形作られたニューロセプションは，セラピー環境や関係性の認識にも容易に影響を及ぼす。治療環境やセラピスト自身のコンディションから生じる失敗・失態に対して，クライアントは「裏切られた」，「大切に思わ

注4）「トラウマリカバリーカレッジあさがや」という治療共同体でのボディワークの練習や，五十嵐による講座「身体を安全な基地にする」など。

れていない」と感じやすい。関係性のトラウマを基盤に，一種の愛着対象としての期待をもたれるセラピストには，より傷付けられたと感じやすくなることを理解し，コンディションを整えて治療に臨まなければならない。

　そもそもセラピーとは協働調整のひとつの形であるのだが，「今ここに共にいる」ことが難しい場合，安全で協働調整的なワーク[注5]が役に立つ。たとえばEMDRのCIPOSは協働調整的な動作とバタフライハグの組み合わせなどによって，自律神経系の調整が可能になる技法である（Knipe, 2014）。身体やエネルギーからのアプローチは，身体が治療関係における協働調整に耐える安全感を作り出すのである。

２．サバイバルセルフ（適応的防衛）を見分けて関わる

　発達性トラウマをもつ多くの患者が，治療関係に適応的防衛（サバイバルセルフ）の姿で臨床場面に現れる（Kain et al., 2018）。適応的防衛は，軽いものは「装い」で誰でも行うものであるが，逆境体験やつながりの欠如のある環境，過度にストレスがかかる状況で，通常の耐性の窓の中でのふるまいを遥かに超えた，偽りの耐性の窓（例：交感神経系緊張の状態でも落ち着いているかのように見せかける，背側迷走神経系が活性化して本来ならば動けないような状態でありながら無理やり活動する，等）で活動していることも多い。工藤は，人間のアタッチメントのニーズは，①危機的状況，②自分の感情やニード，③アタッチメント対象者への注意を喚起することにあると述べているが（工藤, 2022），不安定なアタッチメントパターンを持つこと「自体」が無意識の我慢であり，無理であり，それが板についてしまえば，装いを脱げない着ぐるみや鎧となる（図2）。拙著『赤ずきんとオオカミのトラウマケア』に出てくる，オオカミは両価型アタッチメントの，ハリネズミは回避型アタッチメントの着ぐるみを着ているという想定の元に登場させているが（白川, 2016），この「着ぐるみ」や「鎧」＝「サバイバルセルフ」をどう扱うかが，後述するように臨床的に重要になる。

注5) 紐を「同じくらいの強さ」で引っ張り合うという単純なワークでも，劇的な変化が起きることがある。

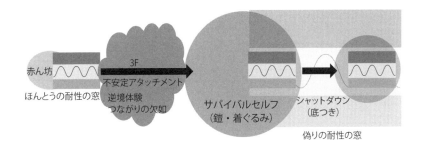

図2　適応的防衛の発展と偽りの耐性の窓（原田他（2021）より，白川作成）

V　ポリヴェーガルインフォームドな性被害者の治療──事例を通して

　以下に最近の治療例をあげる。双方共に症例提示に同意をもらった上で，ケース性を損ねないように詳細に変更を加えてある。通院精神療法の30分の時間枠で再外傷化させずに処理を安全に進めていくために，まずエネルギー的に心理的逆転（Psychological Reversal，以下PR）を確認し，重度の解離がある場合等以外は，修正をしている[注6]。その上で複雑なトラウマの治療技法において，いわゆる標準化された治療法よりエビデンスを得られたという報告（Weisz et al, 2012）もある，柔軟に問題に焦点をあてるマルチモデュラーアプローチ（Cloitre et al, 2020）を採用している。発達性トラウマの影響を見分け，ボトムアップアプローチとトップダウンアプローチ双方を用い，焦点をあてる対象と技法の選択を用いて滴定しながら処理を行っている。滴定技法の詳細は，紙幅を超えるため省略する。

注6）身体を共有する複数の人格状態が存在するとき，修正がバランスを壊し精神症状が悪化することがある。そしてクライアントの状態によってはときに逆転を必要としていることもあるので，主体性を重んじ，機械的に修正してはならない（五十嵐，2017）。白川は修正技法のひとつとしてタッチフォーヘルスに準拠したものを「6つの体操」として紹介している（白川，2019）。

1．事例：ナギサ，30代，性暴力被害——ポリヴェーガル理論の心理教育と発達性トラウマおよび愛着トラウマからの回復

　ナギサは，地方自治体の犯罪被害者相談室の紹介で当院を訪れた。ワーキングホリデー後，豪州に適応して生活していたが，顔見知りからの薬物を用いたレイプ被害によりPTSD症状を呈し，帰国した。以下にHermanの回復の三段階（Herman, 1992）に合わせた全14回5カ月間の経過を示す。

●安全の確立とアセスメント

第1回：幸せに関するPRの修正と被害後に初めて安心だと感じた体験をSE™で扱う

第2回〜3回：生育歴聴取。幼児期に弟が出産時外傷による後遺症を負い，母親がうつ病になって分離を体験していることが判明。頻回のポリヴェーガルの心理教育を行いながらのマッピング。Though Field Therapy（TFT）（Callahan, 2013）を教え，TSプロトコール（杉山，2021）の手動処理を日常のなかで継続する。

●再想起・服喪追悼

第4回〜第8回：加害者にストーキングをされた場面をEMDRで脱感作→やり場のない怒りをボディコネクトセラピー（以下BCT）（藤本，2022）で扱う→腹側迷走神経を育てる5つの動き，延髄と腎臓タッチの心理教育→加害者がバイクで近づいてくる場面をEMDRで脱感作→将来への不安をBCTで扱う

第9回〜11回：弟に対するイライラ，感情調節障害の出現。→恋人に対して，泣いたり怒ったりの感情調整障害が出現したため，ブレインスポッティング（BSP）のリソースで扱う。→不安や手の震えをSE™で扱い，殴りたかった未完の行動を完了させる。

●社会的再結合

第12回〜第14回：アタッチメントの心理教育を行い恋人との関係に現れた過去のアタッチメントトラウマの課題を扱った。最終受診で，たまたま一人で深夜起きていた時に，弟の体調が悪くなり緊急搬送をして命を救った体験をSE™で扱い，恋人との関係を深め，豪州に帰国した。

２．事例解説：ナギサ

　ナギサは，初診時，一見して闊達で外交的な性格に見えたが，それは一種のサバイバルセルフだったのであろう。臨床的診断で回避型アタッチメントかつPRがあることがわかったため，児童期逆境体験を探索し，発達性トラウマとなりうる体験を聞き取った。ショックトラウマであるレイプと発達性トラウマがある場合，基本は発達性トラウマの治療を先に行う（Kain et al., 2018）。ポリヴェーガルインフォームドな心理教育や自宅でできるワークを処方した上で，EMDR（Shapiro, 1995）による治療を行った。適応的防衛が取れてきた時に，一過性に情動調整障害（「泣いたり笑ったり」）が起きたが，それも自然なこととして心理教育することで恋人との関係修正に繋がった。最後には，偶発時（弟の救急搬送）により過去の全てのトラウマ体験を，自己の成長を深めたものとして統合することができた。

３．事例：ホノヲ，20歳，性虐待被害──トップダウン治療後の発達性トラウマの癒し

　ホノヲは，7歳〜15歳の間，父親に性器を触られる，触らされるなどの性的虐待を受け続けたが，家庭の事情が悪いため我慢をして耐えていた。15歳のときに拒絶し，父と別居する。16歳から17歳の1年間TF-CBTを受け，PTSDから回復したが，慢性疲労か体調不良で通院を継続し，SE™（Levine, 2010）やその他の処理技法（BSPやBCT）を用いて主訴に対処していた。ある日のホノヲのテーマは運転免許取得のストレスであった。

●プロセス素描

　日常が忙しい感じ。疲れがたまってくると体調が悪い。教習所に行って，毎日運転を立て続けに行う。身体がきかない感じ。緊張すると手がぐーっと反ってしまう。**（筋反射：手の緊張感を扱う）〈その手の緊張感と少し一緒にいてみてください（SIBAM**[注7]**）〉（長い沈黙）**手から赤

注7）SIBAMは，Sensation, Image, Behavior, Affect, Movementの頭文字で，SE™の創始者であ

黒い炎のトゲトゲが出てきました。セットで足もトゲトゲしてきたような。ブレーキペダルをぐーっと踏んでいるような感じ。力が入ります。〈**今，身体がいちばん落ち着いているところは**〉下腹部です（**下腹部と手，下腹部と足をペンデュレーション**[注8]**する**）（**手が震えはじめる**）〈**手は何をいいたいのでしょうか**〉……冷えてきた……手がぐーっと握っている。……悟られないないように隠してきた。……震えがきて止めていたりしていた。〈**手の自然な動きに任せて……何が起きるかゆっくり観察してみましょう**〉……左手も震えてきた。……左手もピクピクしている。……両手で手を掴んで，我慢していた。……小学校のときではなく，そのあと辛かった時のこと。（メタプロセシング[注9]。被虐待から現在までを叙述的に振り返る）〈**今この達成を振り返り，自分になんて言ってあげたいですか**〉今もたいへんだけど，あの頃からくらべればずっといいよ。……手の温度があがってきたのを感じます。決着をつけたいという感じ。いつまでも出てくるのが嫌だなと感じている。そろそろ我慢をやめたいという感じ。いつも同じようなパターンになってエネルギーを使うから。〈**パターンから解放されたらご自身はどうなるでしょうか**〉いろいろなことをもっとできるようになると思います。

4．事例解説：ホノヲ

SE[TM]の基本的手法であるSIBAMとペンデュレーションを使った15分程度のプロセスである。活性化と落ち着きの間を意図的に動く「ペンデュレーション」や「滴定」の技術は，ヴェーガル・ブレーキを安全に解放し，再び働かせることを可能にする一つの有効なやり方であるとされている（Payne et al., 2015）。ストレスがかかると手が震えるのをもうひとつの手で抑え込むという対処（防衛行動）により，フリーズを経由して，手が冷たくなり（可

るピーター・リヴァインによる人間の統合にいたる5つの要素といわれている。

注8）ペンデュレーション（振り子運動）とは，安全な場所の感覚（ソマティック・リソース）と，トラウマの痕跡である不快な感覚とのあいだを，振り子のように行ったり来たりする技法。

注9）メタプロセシングとは，治療過程の変容や変化を治療者が肯定をし，身体感覚も含め探索することでカスケード的な変容を起こすAEDPの技術であるが，SE[TM]でも類似のことをよく行う。

動化による交感神経の活性化），さらに温かくなる（交感神経の活性化が終了し，落ち着いた状態に戻る）のと同時に，「決着をつけてやめたい，パターンを繰り返したくない」ということが意識化された。ホノヲは，初診時にDES-taxonが99.6という重症解離の特徴を有しており，小児期の多くの記憶を欠損していたため，TF-CBTでは記憶にほとんど残っていない父親からの被害に焦点化することができていなかった。

　本セッション内では「小学校の頃のことではなく，家庭内の事情」と自ら注釈をつけているが，どうだろうか。次回は防衛行動としてできあがってきた「自分さえ我慢すれば」というパターンをやめることを目標に，①性的虐待を拒否できたときのことを勝利体験として扱うか，②抑える手を父を取り入れたパーツと考え，身体感覚から入って防衛行動を導くことを考えた。次のセッションでホノヲは開口一番「身体が重い」と述べた。身体が戻ってきたことを称賛し，〈拒否できたとき〉のことを勝利体験として扱うことを提案した。そのときの喜びと解放感をエンボディメント（身体への落とし込み）したところ，触られそうになったときに防衛した動きが自然に現れ，それを完遂し，父に対抗する動きに繋がった。最初は首から上だけだった活性化が全身に行き渡り，最後は全身がポカポカと温かくなるという経過を経た。

Ⅵ　考　察

1．トップダウンとボトムアップを統合する

　筆者が使うEMDR，ブレインスポッティング，ボディコネクトセラピーなどは，全て，未解決のトラウマの結果，心身システムに滞留したエネルギーや未処理の情報を解放するためのエネルギー的な技法であるともいえる。シュワルツは，これらのエネルギー心理学的な技法は，自律神経系と関係しており，ポリヴェーガル理論との親和性があると述べている（Schwarz, 2018）。

　クライアントの言語的ナラティブは左脳的な言語的自己認識であり，トップダウンのアプローチでトラウマ体験によって断片化されたナラティブや認

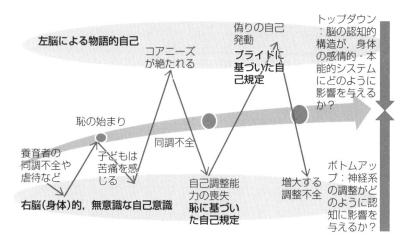

図3 NARMによる苦しみのサイクルと2つのナラティブ
（Heller et al.（2012）により白川作図）

知の歪みは修復可能である。しかしそれに加えて，自律神経系の司る無意識的身体，身体的ナラティブの「聞き取り」と修復も必要である。セラピストがクライアントの適応的防衛を認識しておらず，サバイバルセルフをターゲットに治療を起こすと，治療もサバイバルの一種として処理されるだけで，身体に刻み込まれたナラティブに変容が起きない。「治ったはずなのにどうして自分はダメなんだろう」ということになりやすい。

　児童期からの複雑なトラウマをもち，図2のように適応的防衛の破綻を来したあとの介入で，治療が進んできた患者には，図3を用いた心理教育を行う。Hellerらの述べる「苦しみのサイクル」のなかで，言語的ナラティブ（左脳による物語的自己）と身体的ナラティブ（右脳的身体的自己）が隔たっていく苦しみのサイクル（Heller et al., 2012）を自覚し，自分のもつ分裂した2つの物語，左脳的・物語的自己と，右脳的ナラティブを考えるのである。発達過程で，誰もが外向きに自分を作り上げ，「私」という自己の物語を作るが，そのなかで多くの感情，なかでも自己感情は自動的に抑圧され，身体的なナラティブとして温存されて，症状につながる。たとえば事例のホノヲであれば図4のようである。

トップダウンの情報の動き

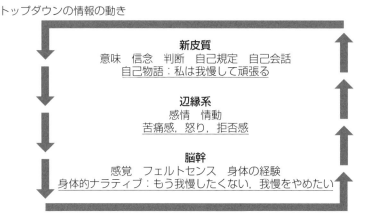

図4　トップダウンおよびボトムアップの情報の流れ——ホノヲの場合
（Heller et al.（2012）により白川作図）

　児童期性的虐待と家庭内での緊張状態のなか，「私は我慢して頑張る」という性的虐待を受けていたときのナラティブをもち，抑圧していた／解離されていた感情が，手の緊張として自覚された身体症状にSE™で焦点づけを行うことで，身体的ナラティブ＝赤い炎として自覚され，動きが生じる。そのことで，「そろそろ我慢をやめたい」という言葉が紡がれ，それが新皮質で自覚されると，新たな認識，新たな自己感が生じるというダイナミックな動きが生じているのがわかる。

2．再演・再被害・性的問題行動など

　紹介した事例は，私の診ている臨床圏ではまだ軽症な方である。性暴力や性的虐待の被害者の呈する重度の後遺症には，複雑性PTSDを超えた重度の解離を呈するOSDDやDID，MPD，再演や再被害を繰り返す例，本人が苦痛な性依存や性嗜癖衝動を抱える事例などがある。私はかつて性暴力被害のセクシュアリティへの影響として，①外傷性記憶及び心理的・生理的撹乱，②対人認知および対人関係における混乱，③対人関係・対人距離・愛着－親密性における混乱，④ジェンダー形成の問題，⑤欲望・欲求の混乱，⑥自我

意識による混乱──とくに解離によるもの，⑦再演・再被害の問題の7項目をまとめた（白川，2004）。その機序をトラウマ記憶モデルによる反復と解離で説明しようとしている。前項に既に再演・再被害についての心理教育の例をあげている。

　実際に児童期に性被害や性的虐待体験を持ち，さらに性暴力被害，その他の暴力被害や事件事故に巻き込まれ，「なぜそんなにたくさん被害に遭うの？　嘘ではないの？」と思わせる症例は多々あるが，この多重被害Poly-victimization（Polyvictimization, 2023）についても，説明可能である。

　セクシュアリティが関係すると性的親密性の問題も絡み，より事態は複雑化するが，基本的には基本的欲求を満たし，人と交流したいという願望や衝動や行動が性化されやすいことを知り，セラピストが偏見を持たないことが重要である。解離で対人関係が不安定で求められると性的に応じてしまう人が不特定多数との性的交流をもったり，恋人がいなくなるか恐怖にさいなまれる人が複数の他者と性的関係をもつのも，セックスすることで可動化してやっと眠れる人や親密性と性関係の混乱がある人が性依存になるのも，自然なことである。性的同意と同意可能な年齢や関係性の問題，婚外の関係に関する民法の考え，何によって人は傷つくのか，自分を大切にするということはどういうことなのか，などについては話し合うが，セラピーの中では個人の倫理観は保留にしておく。

　それよりも書いておかなければならないのは，性的虐待の被害者で精神科医や臨床心理士や看護師など治療や支援関係にある人と性関係をもったことで傷ついている人は決して少なくないことである。彼女／彼達の恐怖は転移性恋愛として現れる。自ら接近し，身を委ねてしまえば，恐怖はその瞬間は消える（Zingaro, 1994）。臨床家は自分の逆転移感情に最大の注意を払い，自らの衝動を踏みとどまる必要がある。

VII　おわりに

　　　──関係志向的精神療法へのパラダイムシフトに関して，治療的変化の臨床

的対人関係神経生物学的モデルは，左脳から右脳へ，心から体へ，そして中枢神経系から自律神経系に移行している。　　　　　　　　　（Schore, 2019）。

　稿を終えた今，精神科臨床や社会福祉領域の複雑なトラウマを受けた性被害者を対象にした 25 年の経験の中での臨床疑問から模索してきた身体的・エネルギー的なアプローチの有効性が，ポリヴェーガル理論との出会いによって補完され，通じるかもわからず掘り続けたトンネルの向こうに，光が見えたような静かな喜びがある。この小文が，私と同じように実地臨床のなかで困難を抱えるセラピストに役立つと共に，ポリヴェーガル理論の照射する領域の広さと心理療法の世界における革命性を，共に感じていただく機会になれば，心からうれしく思う。

謝　辞

　本稿が成立するまでに多くの方にご厚情をいただきました。ありがとうございます。とりわけ症例の共同治療者，小西晶子先生，上柴このみ先生，深川珠央先生，通読しご意見をいただきました間美枝子先生，若山和樹先生に深謝いたします。

文　献

Callahan, R., Trubo, R. (2013) Tapping the Healer Within: Use Thought Field Therapy to Conquer Your Fears, Anxieties and Emotional Distress.（穂積由利子訳（2001）TFT〈思考場〉療法入門――タッピングで不安、うつ、恐怖症を取り除く．春秋社）

Cloitre, M., Karatzias T., Ford, JD (2020) 20. Treatment of Complex PTSD. In Forbes, D. et al. (eds.) Effective Treatment for PTSD, Guilford Press, New York.（飛鳥井望監訳（2022）PTSD 治療ガイドライン［第 3 版］．金剛出版）

Dana, D. (2018) The Polyvagal Theory in Therapy: Engaging the Rhythm of Regulation. W.W. Norton & Company.（花丘ちぐさ訳（2021）セラピーのためのポリヴェーガル理論――調整のリズムとあそぶ．春秋社）

藤本昌樹（2022）第 7 章 ボディ・コネクト・セラピー．（池見陽，浅井伸彦編）あたらしい日本の心理療法，pp.132-154，遠見書房．

花丘ちぐさ編（2021）なぜ私は凍りついたのか――ポリヴェーガル理論で読み解く性暴力と癒し．春秋社．

原田誠一，白川美也子，五十嵐郁他，他（2021）複雑性 PTSD：いったい何が起きているの？――こころ・からだ・エネルギー・社会．こころとからだ・光の花クリニック 9 周年記念 zoom 講演会（2021.10.24）．

Heller, L., Lapierre, A.P. (2012) Healing Developmental Trauma: How Early Trauma Affects Self-Regulation, Self-Image, and the Capacity for Relationship. North Atlantic Books, California. (松本功監訳(2021)発達性トラウマ：その癒やしのプロセス. 星和書店)

Herman, J.L. (1992) Trauma and Recovery. Basic Books, New York. (中井久夫訳 (1996) 心的外傷と回復. みすず書房)

五十嵐郁代 (2017) 私信.

五十嵐郁代 (2023) 複雑性PTSDの身体と身体からのアプローチ. 講演原稿 (2023.3.23)

今道久惠 (2022) 性暴力被害者, 性的虐待を受けたクライアントの身体 (筋肉や関節) に観られる特徴. https://geniuslove.co.jp/blog/1249/ (2023.03.23 確認)

Kain, K.L., Stephan, T. (2018) Nurturing Resilience: Helping Clients Move Forward from Developmental Trauma--An Integrative Somatic Approach. (花丘ちぐさ他訳 (2019) レジリエンスを育む――ポリヴェーガル理論による発達性トラウマの治癒. 岩崎学術出版社)

Kessler, RC, Sonnega, A., Bromer, E. (1995) Posttraumatic stress disorder in the National Comorbidity Survey. Arch Gen Psychiatry, 52(12), 1048-1060.

Knipe, J. (2014) EMDR Toolbox: Theory and Treatment of Complex PTSD and Dissociation. Springer Pub Co. (菊池安希子・大澤智子訳 (2019) EMDRツールボックス――複雑性PTSDと解離の理論と治療. 星和書店)

工藤晋平 (2022) アタッチメントと注意. http://shps.site/notes/2022/02/16/アタッチメントと注意/ (2023.03.23 確認)

Levine, P.A. (2010) In an Unspoken Voice: How the Body Releases Trauma and Restores Goodness. North Atlantic Books, Berkeley. (池島良子他訳 (2016) 身体に閉じ込められたトラウマ――ソマティック・エクスペリエンシングによる最新のトラウマ・ケア. 星和書店)

野坂祐子 (2019) トラウマインフォームドケア――"問題行動"を捉えなおす援助の視点. 日本評論社.

Payne, Levine, & CraneGodreau (2015) Somatic experiencing: Using interoception and proprioception as core elements of trauma therapy. Frontiers in Psychology, 6, Article 93.

Polyvictimization (2023) http://polyvictimization.org (Retieved 2023.3.23).

Porges, S.W. (2017) The Pocket Guide to the Polyvagal Theory: The Transformative Power of Feeling Safe. W. W. Norton & Company. (花丘ちぐさ訳 (2018) ポリヴェーガル理論入門――心身に変革をおこす「安全」と「絆」. 春秋社)

SAMHSA, 亀岡智美ら訳 (2014) SAMHSAのトラウマ概念とトラウマインフォームドアプローチのための手引き. https://www.j-hits.org/_files/00107013/5samhsa.pdf (2023.0323 確認)

Schore, A.N. (2019) Right Brain Psychotherapy. W.W. Norton & Company, New York. (小林隆児訳 (2022) 右脳精神療法――情動関係がもたらすアタッチメントの再確立. 岩崎学術出版社)

Schwarz, R. (2018) Energy Psychology, Polyvagal Theory, and the Treatment of Trauma. In Porges, S.W. & Dana D. (eds) Clinical Application of the Polyvagal Theory, the Emergence of Polyvagal-Informed Therapies, Norton Publisher, New York. (シュワルツ, ロバート (2023) エネルギー心理学, ポリヴェーガル理論, そしてトラウマの治療. (花丘ちぐさ訳) ポリヴェーガル理論臨床応用大全――ポリヴェーガル・インフォームドセ

ラピーのはじまり，pp. 357-374，春秋社）

Shapiro, F. (1995) Eye Movement Desensitization & Reprocessing. Guilford Press, New York.（市井雅哉訳（2004）EMDR——外傷記憶を処理する心理療法．二瓶社）

白川美也子，山本由紀（2021）エネルギワーカーと精神科医療の協働（第一報）——Human Energy Fieldの亀裂の修復の効果について（研究発表）．第52回生命情報学会学術大会「スピリチュアル医療」2021年8月22日．

白川美也子（2001）性暴力被害におけるPTSD．（加藤進昌他編）PTSD 人は傷つくとどうなるか，日本評論社．

白川美也子（2004）性暴力被害のセクシュアリティにおよぼす影響とその回復過程．（宮地尚子編）トラウマとジェンダー，金剛出版．

白川美也子（2016）赤ずきんとオオカミのトラウマ・ケア．アスク・ヒューマン・ケア．

白川美也子（2019）トラウマのことがよくわかる本，pp.90-91，講談社．

杉山登志郎（2021）テキストブック TSプロトコール——子ども虐待と複雑性PTSDへの簡易処理技法．日本評論社．

Weisz, JR., Chorpita, BF., Palinkas, LA, et al. (2012) Testing standard and modular designs for psychotherapy treating depression, anxiety, and conduct problems in youth: a randomized effectiveness trial. Arch Gen Psychiatry, 69(3); 274-282.

Zingaro, L.（1994）あなたが悪いのではない——子ども時代に性的虐待を受けた女性たちをカウンセリングする．ビデオドック．

執筆者略歴

白川 美也子（しらかわ みやこ）

精神科医。こころとからだ・光の花クリニック院長。ソマティック・エクスペリエンシング®・トレーニング修了。

1989年浜松医科大学卒業。浜松市内のいくつかの病院を経て，2000年4月より独立行政法人国立病院機構天竜病院小児神経科・精神科医長。2006年より浜松市保健福祉部保健福祉施設設置準備室，2007年より浜松市精神保健福祉センター所長，2008年より国立精神・神経センター臨床研究基盤研究員。2010年1月〜2011年3月まで昭和大学精神医学教室特任助教。2011年4月よりフリーランスになり東日本大震災の支援と地域における子ども虐待やDVによるサバイバーの方への臨床的支援，研究に携わる。2013年10月より現職。

2．フォレンジック看護

フォレンジック看護における
ポリヴェーガル理論の臨床応用

長江美代子

I　はじめに

　フォレンジック看護とポリヴェーガル理論（Porges, 2019）は，とても大きな出会いだと感じている。フォレンジック看護が目指しているのは暴力のない次世代であり，共通の健康課題は暴力により傷ついた心のケアである。暴力被害者が戦ってきたのは，心的外傷後ストレス障害（PTSD）の症状だが，その二次的な影響も大きく，身体的，精神的，社会的に健康が維持できない状態になる。特に心のダメージは見えにくく，長きにわたり周囲や社会に理解されないままだった。被害者支援に関わる人たちは，被害者が示す特定の行動や心理状態について，社会に伝わることばを探し，目に見える現象と関連づけて説明する努力をしてきた。そんな状況の中でポリヴェーガル理論は，トラウマ的な出来事に対する人間の神経生理学的反応に光を当てた（Porges, 1995a/1995b）。そして，性暴力被害者を理解するためには，トラウマを受けている最中あるいは直後の人の反応を理解する重要性が指摘され，研究が進められている。ポリヴェーガル理論のおかげで，これまで被害とは無関係であると見逃されてきた心身の状態，特に身体的反応が大きな意味を持つこと，さらに裁判で証拠がないと諦めてきたことが，理論的根拠を持って説明できる可能性が示された。

　ここでは，性暴力対応看護師，セイン（Sexual Assault Nurse Examiner：以下SANE）を含むフォレンジック看護学について紹介し，性暴力被害時の心身の状態の理解を深めた上で，性暴力被害者支援におけるポリヴェーガル

理論の臨床応用について考察する。

Ⅱ　フォレンジック看護学とは

　フォレンジック看護学（Forensic Nursing）とは，暴力に関する健康課題を扱う看護領域だが，日本の看護教育にはまだ，必須のカリキュラムとして取り入れられていない。従来看護学は，成人，老年，母性，小児，精神，地域，公衆衛生といった医学モデルの領域に区分され教育されてきた。しかし現実には，これら全てにまたがる看護領域がある。国際看護学，ウーマンズヘルス看護学，災害看護学，そしてフォレンジック看護学などがそれに該当する。

　フォレンジック（forensic）の語源はラテン語のforens（公開広場），英語ではforumになる。現在forensicは「犯罪科学や法医学に関するもの」として用いられているが，古代では広場で公開討論をして主張を争ったという歴史的経過を踏まえて，「法廷に関する」という意味もある。日本では一般的に「司法」と訳されてはいるが，この漢字からでは，急にイメージする意味合いが狭くなってしまう。日常的トラブルと既存の法的な犯罪類型との間のグレーゾーンに陥りがちな，DV・虐待・ネグレクト・いじめ・ハラスメント・ストーキング・クレーマーなどの暴力が抜け落ちてしまうよりは，理解を深めるところからはじめたほうがよいのではないかと，なじみのない「フォレンジック」ということばをそのまま使って表現している（長江，2017）。

１．性暴力対応看護師 SANE に始まる FNP

　フォレンジック看護は，1970年代の米国で，SANEと呼ばれる性暴力対応看護師の活動から始まった。多くのSANEは，主にDV（ドメスティック・バイオレンス）や虐待に対応していた看護師たちだった。最初のSANE養成のためのプログラムは，1976年米国テネシー州で開始された。1992年国際フォレンジック看護学会（IAFN：International Association of Forensic

Nurse）設立後は，性暴力被害者の法医学検査に関する専門教育を受けた看護師として定義されている。法医学的証拠のための性器検査や証拠採取，性感染症予防や妊娠と避妊，危機介入と継続的なフォローアップのための他部門や他機関への紹介を役割としている。現在米国では，フォレンジック看護学は大学院の高度実践看護教育に組み入れられ，フォレンジックナース・プラクティショナー（FNP：Forensic Nurse Practitioner）としてより質の高い専門的ケアを提供している（長江，2013）。

　日本では，2000年から40時間のSANE研修プログラムが開始され，現在までに，全国で1,000人以上の看護師が受講している。2014年には一般社団法人日本フォレンジック看護学会が設立された。同学会は，2019年にIAFNの協力を得て，子どもから成人を対象とした64時間のSANEコアカリキュラムを提示し，日本フォレンジック看護学会によるSANEの認定制度を開始した。2022年8月現在で，116名の看護師がSANE-J（日本版性暴力対応看護師）として学会認定を受けている。SANEによる性器検査や証拠採取は，日本ではまだ認められていないが，性犯罪・性暴力被害者ワンストップ支援センターが各都道府県に最低1カ所は設置され，SANEを配置したセンターの拡充に取り組んでいる自治体も出てきた。

2．性暴力被害対応におけるSANEの役割

　SANEを含むフォレンジック看護師が主要な役割を果たすのは，被害後の急性期である。急性期では，混乱している被害者に寄り添い，細心の配慮をもって本人の意志を確認し尊重し，必要な診察や証拠採取のインフォームドコンセントを得る。同時に，医療者としてのヘルスアセスメントを実施する。この時，ポリヴェーガル理論が説明している，「生命の安全を脅かすような出来事に対する生理学的反応」の視点を理解し，今目の前にいる被害者に起こっている心身の状態について，可能な範囲で観察し，状況を聞き取り，確実に記録に残すことが，被害者のその後の回復の大きな助けになる。また，被害直後から中長期における被害者対応において，被害状況の詳細だけでなく，その出来事に対して，被害者がどのように反応したかを理解することが，被害者が「安全である」と感じられる具体的なケアや環境の手掛かりとなる。

　性暴力被害の急性期は，本人は傷つき混乱しているので，被害者自身「わけがわからない」状態にある。支援の窓口を訪れた時の被害者の様相はさまざまである。焦燥し切った様子の被害者が，防犯カメラに加害者と手を繋いで笑顔で映っていたとか，被害の内容についてよく覚えていないとか，話の内容が前後して説明できないなど，対応する側の理解が得られず，被害自体の有無を疑われて，適切な支援につながることができないケースも少なくない。

　また，何年も前の被害であっても，心的外傷後ストレス障害（以下 PTSD）であれば，その状態は急性期と捉え，丁寧に対応する必要がある。自身の性暴力被害とその後の経過について書かれた『Stand 立ち上がる選択』の著者である大薮順子氏は，被害後の PTSD 症状に苦しみ緊急ホットラインに電話をした。そこで，被害直後ではないので翌朝連絡するように言われてしまったという。「もっと助けて欲しかった。今すぐレイプ［レイプ直後］でなくても，自分にとっては緊急だった」と書いている（大薮，2007）。PTSD には時間は関係ない。五感に焼き付けられたトラウマ記憶は，出来事から何年経っても，まるで今その場で起こっているような現実感を持って想起される。38,383 名の性暴力被害者が参加協力した NHK の実態調査では，被害から 20 年以上経過した人であっても，その半数は PTSD の診断がつく可能性があるほどの状態であった（NHK 性暴力を考える取材班，2022c）。性暴力被害を受けたことによる生きづらさを抱えながらも，PTSD 症状であるという認識もなく，周囲に理解されることなく 20 年以上生きてきた多くの性暴力被害者の存在があった。

　性暴力被害者の不可解な言動は，「トラウマ的な出来事の最中及び直後に人間が示す反応」（以下周トラウマ期反応：Peritraumatic Reaction to Trauma）についての知識があれば，理解できるものである。周トラウマ期の反応の結果，性暴力被害者は抵抗していないように見える上に，加害者に迎合するような行動は，日本の刑法上の，「暴行又は脅迫を用いて……（暴行脅迫）」や「本人の抗拒不能に乗じて……（抗拒不能）」という犯罪の構成要件からはずれ，性交は同意であったとみなされてしまう。つまり犯罪被害者として扱ってもらえないことから，公的な被害者支援を得ることができず，医療的，法的，経済的，社会的被害の全てを個人で対応することになってし

まう現状は，まだ解決されていない。ポリヴェーガル理論は被害者が経験した周トラウマ期の現象を，圧倒的な脅威に対する正常な生物学的反応であり，本人の意思とは関わりなく，生命維持のために起こった生体の反射反応として説明している。このことは，被害者に起こった現象と性暴力被害の事実を，根拠を持って関連づける。さらにこのことは，被害状況を証明できる可能性を持っているだけでなく，被害者が自分に起こった出来事を正しく理解することで，抵抗できなかった自分に対する否定的な感情を和らげる効果もある。

　性暴力被害者の被害後からフォローアップの心理教育では，状態に応じて，凍りつきや解離に関わる周トラウマ期反応について尋ね，適切に説明をすることが，PTSDやうつの発症の予防につながる。SANEが必ず関わる被害後の早い時期に，サインを見逃さず，対応し記録しておくことは，医療的にも法的にも役立つものである。直接確認することが困難な状況でも，身体的な症状や，被害周辺での感情について，周トラウマ期の複雑な反応の知識を持った上でアセスメントすることは，SANEの重要な役割といえる。

III　周トラウマ期反応：トラウマ的な出来事の最中及び直後の反応

　ストレスに対する人間の反応は，脅威を取り除くために「闘うか逃げるか（Fight or Flight）」という概念で説明されていた。そして，通常のストレス反応とは別の，生命が脅かされるような恐怖に関連する「凍りつき freeze」反応が確認され，闘争-逃走-凍りつき（f-f-f または 3F）モデルとして，ストレスやトラウマを理解するための有用な理論的枠組みとなっている。しかし，周トラウマ期反応はより複雑であり，闘争-逃走-凍りつきの 3F モデルでは説明できない行動がいくつか報告されている（Katz et al., 2021）。

　例えば，性暴力被害者は，なんとか生き延びようと，加害者に対して笑顔を作って相手の言うとおりにする，機嫌を取る，なだめる，説得する，等々を試みる。これは，Tend and Befriend（Taylor et al., 2000）と呼ばれる，ストレス下でお互いをケアし友好関係を結ぶ仲間作りの行動で，Lodrick（2007）が，4つ目のF（Friend）「友好」としてストレス反応に加えたものである。人間が生来持っている，社会交流システムに沿った行動だが，「抵抗してい

ない，同意だった」と言う誤った解釈が，性暴力被害者に二次被害を与えている。

　社会交流システムの発動について，ポリヴェーガル理論では次のように説明されている。特定の行動や心理状態を引き起こすには，まず神経生理学的（身体的）反応が引き起こされる必要がある。人間には，「安全」を見極めるために，神経生理学的変化を捉えて反応するニューロセプションという感受性があり，神経系の評価判断による優先順位に沿った行動や心理状態を引き起こす。人間が生きていくためには，社会の中での相互依存的な関わりが必要であるため，「孤立」することは極めてトラウマ的である。社会環境や人間関係が安全であるかどうかを見極める「社会交流システム」は，顔や頭の横紋筋を制御する神経回路の働きによっており，恐怖はそのシステムを発動させ，笑顔をつくり，友好的（Friend）な対応行動をとる。このニューロセプションの働きは，個人の認知より前の早い段階で行われる，無意識的で自動的な生理的変化のプロセスである。

１．周トラウマ期の精神的苦痛 The Peritraumatic Distress

　周トラウマ期反応についてBovin and Marx（2011）が示したモデルでは，周トラウマ期反応には主観的感情（恐怖，怒り，悲しみ，嫌悪感など）・認知（解離）・生理的反応（心拍増加，めまい，ほてりなど）があり，これら全てが関わって，個人の行動パターンが生成されることを示唆している。また，開発された，周トラウマ期の精神的苦痛を測定する，13項目からなる尺度（The Peritraumatic Distress Inventory，以下PDI）によって，トラウマ後のPTSD発症との強い関連が報告されている（Brunet et al., 2001；Nishi et al., 2010）。

　PTSDの病態生理には，扁桃体の活性化促進と，内側前頭前皮質と海馬の活性化低下が影響している。周トラウマ期の４つの主観的感情である恐怖，怒り，悲しみ，嫌悪感は，「生命の安全を脅かすような出来事に対する生理学的反応」と関連して扁桃体を活性化する。これら一次的情動に関連した二次的情動である恥，罪悪感，無力感も扁桃体を活性化し，PTSD発症に大きく影響している。また，「死ぬかもしれない」という圧倒的なストレスによ

り認知処理プロセスは混乱し，文脈を考慮した統合的な情報処理はできなくなり，表面的な印象や知覚的特徴の認知処理が中心となるため，起こっていること（情報）を自分に関連していることと捉えることができなくなる。これがいくつかの解離症状と関連している。さらに，周トラウマ期の受動的な反応，例えば後述する強直性不動反応のように，動かない，言われた通りにする，などはPTSD発症の促進に関わり，逆に蹴る，罵る，などの能動的反応は，PTSD発症の抑制に関連すると報告されている（Bovin & Marx, 2011）。生理的反応は情動などに関わりなく一貫して起こるとの報告は，行動や心理状態の前に，神経生理学的反応が起こるとするポリヴェーガル理論とも一致している。

２．強直性不動反応 TI：Tonic Immobility

　強直性不動（以下TI）は，PTSD発症と強い関係を示す受動的行動のひとつである。ポリヴェーガル理論では，人間は，生命が脅かされ，闘うことも逃げることもできない「脱出不可能」な状況に追い込まれ，極度な恐怖に晒されると，本能的に2番目の防衛システムが働くと論じている。この2番目の防衛反応は，動きを活性化する最初の闘争-逃走反応とは対照的に「不動」や「解離」の状態を引き起こす無意識の生存反応である。緊張病様の姿勢，発声能力の抑制を伴った無反応，仮死状態，麻痺状態を特徴とするTI，いわゆる「凍りつき反応」自体は生物の恐怖に対する反応であり，前述の周トラウマ期反応と，概念的に重なってはいるが区別されている。齋藤・飛鳥井（2022）により開発された日本語版強直性不動反応尺度（Tonic Immobility Scale，以下TIS）10項目は，精神的感覚としての解離反応5項目と，身体的感覚としての不動反応5項目で構成されている。TIは，とくに性暴力被害者に多く見られ，その半数が被害の最中にTI状態になることが報告されている（Moller, et al., 2017；NHK性暴力を考える取材班，2022a）。そして，被害後のPTSD症状とくに回避と再体験（フラッシュバックなど）の発現を仲介するなど（Bovin, et al., 2008），PTSD発症と強く関連している。TI状態では，恐怖に加え，さまざまな感情を経験し，解離による記憶の断片化も起こる。これらが被害者の根深い自責の念や恥になって回復を妨げることに

なる。

3．周トラウマ期解離 Peritraumatic Dissociation

　解離とは，意識，記憶，思考，感情，知覚，運動，行動，身体イメージなど，通常は統合されている精神過程がバラバラになっている状態である。結果として，心理機能のさまざまな領域に破綻が起こる（米国精神医学会，2014）。性暴力被害者の周囲の理解を妨げているのがこの解離である。PTSD臨床で解離のアセスメントに用いられているのは，28項目の日本語版解離性体験尺度（J-DES：Japanese-Dissociative Experiences Scale）（Putnam et al., 1993；松野・梅末，1998）である。しかし，他のトラウマに比して，より高いPTSD発症率を示す性暴力被害者の特徴として，「周トラウマ期解離」と言われる，トラウマ的な出来事の最中または直後に起こる解離体験との関連が明らかになってきた。解離は，日本語版強直性不動反応尺度TISにも周トラウマ期の精神的苦痛尺度PDIにも含まれている（表1）。

　Marmarら（1994）は，周トラウマ期解離を，「トラウマ的な出来事の最中あるいは直後に，多くのトラウマ被害者が体験する自己，時間，場所，意味づけに関わる非現実的な感覚の変化を伴う解離」と，より具体的に定義づけた。起こっているトラウマ的な出来事に関して，時間の経過の感覚変化，夢や映画や劇をみているような非現実感，人ではなく物体になったような感覚，自身が体外から離れる感覚，自分の身体が切り離された感覚，方向感覚の喪失，痛みの知覚変化，身体イメージの変化，困惑，混乱，その他トラウマを反映した体験が報告されている。これらは，表2に示した周トラウマ期解離体験質問票（Peritraumatic Dissociative Experiences Questionnaire）（Marmar, et al., 2004）になっているので，アセスメントに活用できる（Hetzel & McCanne, 2005）。Hetzel-Riggin（2010）は，性暴力被害者の生理的反応（心拍数や皮膚コンダクタンス），周トラウマ期解離，PTSDの程度の相関関係について調査し，特徴的なパターンを示すことになった。

　そして，性暴力被害者に関わる臨床家はPTSDの有無に関わらず，周トラウマ期解離について評価することは有効であると報告している（Hetzel & McCanne, 2005）。

表1　周トラウマ期の精神的苦痛尺度と日本語版強直性不動反応尺度の項目

日本語版強直性不動反応尺度 (TIC) Tonic Immobility Scale		周トラウマ期の精神的苦痛尺度 (PDI) The Peritraumatic Distress Inventory	
(1) 身体が凍りついたようになったり，麻痺したように感じた	不動	(1) 無力感に襲われ，なすすべを失った	無力感
(2) 拘束されていないにもかかわらず，身体が動かせないことがあった	不動	(2) とてもつらく，悲しかった	悲しみ嘆き
(3) 身体が震えていた	不動	(3) くやしくて，腹が立った	怒り
(4) 大声を出したり叫んだりできなかった	不動	(4) 我が身の安全を思い，怖くなった	恐怖
(5) 痛みの感覚が麻痺していた	解離	(5) そこまでしかできなかったことに，罪悪感を持った	罪責感
(6) 身体が冷たい感覚がした	解離	(6) 感情的になった自分を恥じた	羞恥心
(7) 恐怖やパニックを感じた	不動	(7) 他の人が無事かどうかを心配した	不安
(8) 死ぬのではないかという，おそれを感じた	解離	(8) 感情的に取り乱しそうになった	
(9) 自分自身から切り離されるように感じた	解離	(9) 失禁しそうだった	ぞっとする
(10) 周りのことから切り離されるように感じた	解離	(10) この出来事に本当にゾッとした	
		(11) 汗をかいたり，震えたり，心臓がどきどきしたりといった身体の反応があった	身体反応
		(12) 気を失うかもしれないと思った	解離
		(13) 死ぬかもしれないと思った	解離

斎藤梓 & 飛鳥井望 (2022) 強直性不動反応尺度 (Tonic Immobility Scale) 日本語版の尺度特性. トラウマティック・ストレス, 20(2)；p.67.

西大輔 (2009) Reliability and validity of the Japanese version of the peritraumatic distress inventory 周トラウマ期の苦痛に関する質問紙日本語版の信頼性と妥当性. (博士 博士論文). 九州大学, (乙第8315号).

表 2　周トラウマ期解離体験質問票　自記式版　項目

周トラウマ期解離体験質問票　項目 Peritraumatic Dissociative Experiences Questionnaire
(1)　何が起こっているのかわからなくなる瞬間があった――「頭が真っ白になる」「ぼーっとする」「今自分に起こっているではない」と感じた。
(2)　自動操縦になっていた――自分ではやるつもりはなかったのに，やってしまっていた。
(3)　時間の感覚が変わっていた――物事がスローモーションのように見えた。
(4)　起こっていることが現実ではないように思えた――まるで夢の中にいるような，映画や演劇を見ているようだった。
(5)　まるで傍観者のように自分に起こっていることを見ている自分がいた。自分がその場の上空に浮かんでいて，外から見ているような感覚だった。
(6)　自分の身体の感覚が歪んだり，変化したように感じる瞬間があった。 　　　自分の体から切り離されたり，異常に大きく／小さくなったように感じた。
(7)　他の人に起こっていることが，自分に起こっているようだった――実際はそうではないのに，追い詰められた気持になった。
(8)　後になって，その時いろいろなことがあったこと，特に，普段ならなら気がつくようなことでも気がつかなかったことを知って驚いた。
(9)　何が起こっているのか理解できず混乱した。
(10)自分がどこにいるのか，今が何時なのか分からなくなった。
長江訳

Marmar, C.R., Weiss, D.S., & Metzler, T.J. (2004) The peritraumatic dissociative experiences questionnaire. In J.P. Wilson & T.M. Keane (Eds.), Assessing psychological trauma and PTSD, Vol. 6, pp. 144-167, Guilford Press, New York.

IV　性暴力被害者支援におけるポリヴェーガル理論の臨床応用

1．SANE による周トラウマ期反応のアセスメント

　性犯罪・性暴力被害者に対して医療・司法・行政・生活その他の包括的支援を1カ所で提供するワンストップセンターにおいて，SANE は医療の主要な側面を担っている。被害直後から急性期の全身診察，検体採取，緊急避妊薬，妊娠・中絶・出産に関わる緊急医療処置だけでなく，中長期の性感染症や治療に応じた身体的ケアと，PTSD の予防・治療・回復に関わる心理的ケアを提供しつつ，効果的な法的支援や生活支援を後押しできる情報を蓄積することもできる。

　看護師の活動は，常に最もケア対象者に近いところで，多職種と関わりながら，治療と回復を目標にケアを包括していくプロセスといえる。性暴力被害者に対応するときには，トラウマに配慮した視点を大前提として，性暴力対応に専門的な知見，特にPTSDに関連する被害者の周トラウマ期反応や神経生理反応について正しく理解し，アセスメントすることが，その後の回復への道を広げることにつながる。特に，身体的アセスメントはSANEの専門的な視点に大きな期待がかかっている。看護教育では，ヘルスアセスメント（フィジカルアセスメントとも言われていた）という標準化された包括的なアセスメント技術を学ぶ。また，カルテに記録する際には，SOAP方式など，一貫した形式で主観的な情報と客観的な情報を分類して書くための指導教育を受ける。この土台に加えて，SANEの教育ガイドラインに，性暴力被害者の周トラウマ期の解離・精神的苦痛・神経生理反応の理解を，ポリヴェーガル理論に関連づけて具体的に追加し強化することは，被害者の心身の回復に寄与するだけではない。近い将来には，SANEの記録が法的な証拠能力を持つことで，日本の性暴力被害者が法的に「犯罪被害者」として扱われ，加害者が法的に罰を受ける社会に向かうことに貢献できるはずである。

　前述のNHKのインターネット実態調査では，「被害に遭ったときのあなたの気持ちや体の状態として，当てはまるものをすべて選んでください。」と，周トラウマ期の反応について聞いている（表3）。集計結果からは，被害の最中では，自分に行われていることが何かよくわからず（58.6％），頭が真っ白になり（32.7％），体が動かず声も出ない（39.0％）状態になり，想像もしなかった言葉をかけられ混乱する（45.1％）という，被害者の状況が推察された。誰かに知られたくないと思い抵抗が難しかったり（20.5％）相手が上の立場だったので断れなかったり（18.4％）という思いも多くが経験していた。（NHK性暴力を考える取材班，2022b）

2.性暴力被害後に見られる身体的影響とトラウマインフォームドケア

　周トラウマ期反応に加えて「被害から今までのあいだに，あなたに起きたことや感じたことについて当てはまるものすべてを選んでください。」という，性暴力被害後から現在までに起こったことや感じたこと40項目につい

表3　周トラウマ期の反応：37531 名からの複数回答

	被害に遭った時の気持ちや反応（周トラウマ期反応）	回答数	%
1	自分に行われていることが何か，よく分からない状態だった	22000	58.6
2	予想していない言動があり驚いた／どう反応すればよいのか分からなかった	16943	45.1
3	体が動かなかった，声が出なかった	14636	39.0
4	頭が真っ白だった	12264	32.7
5	汗をかく，震える，心臓がドキドキするなどの身体反応があった	9651	25.7
6	現実ではないような感じがした／自分が切り離されているような感覚があった	9217	24.6
7	相手に合わせる，あるいは相手を受け入れないと安全が守られない／ひどい目に遭うと思った	8146	21.7
8	自分の身に起きていることを誰かに知られたくないと思い，抵抗が難しかった	7687	20.5
9	相手が自分よりも上の立場だったので断れなかった	6904	18.4
10	殺されると思った，強い恐怖を感じた	5597	14.9
11	相手のことを信用していた	3649	10.1
12	感覚がマヒしていた，何も感じられなかった	3798	9.7
13	自分はこういう運命なんだ／今更どうでもいい／自分は守る価値もないと思った	3482	9.3
14	愛情やスキンシップの延長だと思っていた	3078	8.2
15	相手に嫌われたくないと思った	2985	8.0
16	相手のことばや行為が正しいと思っていた	2021	5.4
17	（薬やお酒等の影響で）意識がなかった，あるいは眠っていた，酔っていた	1577	4.2
18	逆らったら，自分の秘密がばらされるため「従うしかない」という状況にあった	1248	3.3
19	もともと障害（身体的，知的，精神，発達など）があった	556	1.5
20	（薬やお酒等の影響ではなく）意識がなかった，あるいは眠っていた	493	1.3
21	頭痛薬，睡眠薬，安定剤などを服薬させられていて意識がもうろうとしていた	175	0.5
22	持病やケガのため，とっさの判断や行動がとれなかった	170	0.5
23	便意や膀胱のコントロールが困難だった	148	0.4

NHK 性暴力を考える取材班（2022d，2023/1/10）約 4 割が「体が動かず」──性被害に遭った瞬間 私は，性暴力を考える.

＊ ■ 被害後から現在まで身体反応が高い　周トラウマ期反応

＊ ◯ 被害後から現在まで身体反応が高い　薬物や障害の影響に関係する周トラウマ期反応

て，複数回答で聞いている（NHK性暴力を考える取材班，2022c）。ここで
は，そのうちの身体への影響に関する7項目（表4）について，表3に挙げ
た周トラウマ期反応23項目との関係を見てみた。最も多く報告された身体
的影響は，感情が高ぶると落ち着くまでに時間がかかる（21.2％），という項
目で，被害者の多くがフラッシュバックに悩まされている現状が反映されて
いた。意外だったのは，19.2％がPMS（月経前症候群）や生理にまつわる不
調があると答えていたことである。筆者自身の性暴力被害者支援活動を振り
返り，生理について，妊娠や中絶といった状況に関連して具体的に尋ねるこ
とはあっても，被害の影響による不調の出現や悪化という視点がアセスメン
トに欠けていたこと，PMSについては，視点が欠けていただけでなく精神
面に偏りがちだったことを深く反省することになった。

　続いて肩こり・痛み・胃腸の不調・めまい・耳鳴り・悪心などは，医療現
場では頻度高く対応している症状である。そして，PTSDを抱えた人たちは，
これらの症状で医療の窓口を訪れている。しかし検査結果に異常は見られず，
自律神経失調症や更年期障害といった説明のみで帰宅する，というケースが
未だ少なくない。被害後の症状のつらさを紛らわすための依存と思われるタ
バコ・アルコール・薬物の摂取が7.1％という数字は，決して少ないもので
はない。また，1.8％と割合としては一見少なく見えるが，687名が自己免疫
性疾患に罹患したという事実は，免疫システムへの影響の重さから，決して
見逃すことはできない。背景にあるトラウマや暴力被害の存在に目を向ける，
トラウマインフォームド・アプローチの重要性を改めて見直す結果といえる。

3．高い性暴力被害後の身体的影響を示す周トラウマ期反応

　性暴力被害後の身体反応7項目との強い関連を示唆した周トラウマ期反
応7項目について，表5にまとめた。周トラウマ期反応について，身体的影
響を受けた割合が高い順に配置してある。「便意や膀胱のコントロールが困
難だった」という反応があった被害者は，148名（0.4％）と全体との割合は
少数だが，その52.0〜57.4％が，上位5項目の身体的影響全てに当てはま
ると答えている。他の項目についても，上位5項目の身体的影響については，
最低でも19.3％は経験していた。しかし，筆者の経験では，周トラウマ期反

表4　性暴力被害後から現在までに起こった身体的影響：37531名からの複数回答

性暴力被害後の身体への影響	回答数	%
・感情が高ぶると落ち着くまでに時間がかかる	7196	21.2
・PMS（月経前症候群）や生理にまつわる不調がある	7974	19.2
・肩こりや体に痛みがある	5769	15.4
・胃腸の調子が悪い	5207	13.9
・めまい，耳鳴り，悪心などがある	5086	13.6
・たばこ，アルコール，薬物などを摂取するようになった	2668	7.1
・自己免疫性疾患罹患した	687	1.8

NHK性暴力を考える取材班（2022d，2023/1/10）約4割が「体が動かず」――性被害に遭った瞬間 私は．性暴力を考える．

NHK性暴力を考える取材班（2022c，2022/9/16）NHK性暴力被害実態調査アンケート：“忘れられない”“集中できない”それはあなたのせいじゃない．性暴力を考える．

＊設問「被害から今までのあいだに，あなたに起きたことや感じたことについて当てはまるものすべてを選んでください。」の選択肢40項目から，身体への影響に関する項目の抜粋です．

応7項目のうち，排泄に関する反応や殺されるという強い恐怖は，面接の早い時期にはあまり語られない。PTSDの治療が進み，解離が改善してきた頃に，「そういえば……」という感じで出てくることが多いようである。「従うしかなかった」とか「もっと酷い目にあう」といった反応は，おそらく「なぜ逃げなかったか」とか「抵抗しなかったのか」という質問をどこかの時点で必ず聞かれるので，結果として確認されているのではないかと思われる。感覚麻痺・現実感の喪失・切り離された感覚などの解離も，自ら話すというよりは，何らかの質問に答えることで確認される。調査結果は，これらの周トラウマ期反応が顕著に身体的影響を引き起こしていることを示している。そうであれば，待つよりは，配慮しつつ積極的にアセスメントをすることは，早期対応による予防につながるであろう。

4．薬物や障害の影響や意識がない状況での周トラウマ期反応とその後の身体的影響

　性暴力被害後の身体反応7項目との強い関連を示唆した，周トラウマ期反応の別のグループがあった。表6に挙げた，障害や薬物の影響あるいは意識がない状態での5項目である。持病や，ケガ，心身の障害によって行動でき

表5　性暴力被害の最中あるいは直後の反応と，その後の身体的影響（複数回答）
n=37531

周トラウマ期の状態			被害後の身体的な影響							
回答数	%	被害後から現在まで身体反応が高い周トラウマ期反応		感情が高ぶると落ち着くまでに時間がかかる	PMSや生理にまつわる不調がある	肩こりや体に痛みがある	胃腸の調子が悪い	めまい、耳鳴り、悪心などがある	たばこ、アルコール、薬物などを摂取するようになった	自己免疫性疾患に罹患した
148	0.4	便意や膀胱のコントロールが困難だった	%	57.4	50.0	52.0	50.7	52.0	25.0	8.1
1,248	3.3	逆らったら，自分の秘密がばらされるため「従うしかない」という状況にあった	%	47.0	43.6	35.7	31.7	35.3	22.0	6.1
3,798	10.1	感覚がマヒしていた，何も感じられなかった	%	41.5	35.2	31.5	27.5	29.8	16.1	4.2
9,651	25.7	汗をかく，震える，心臓がドキドキするなどの身体反応があった	%	30.8	25.1	20.4	19.3	20.2	8.9	2.4
9,217	24.6	現実ではないような感じがした／自分が切り離されているような感覚があった	%	34.8	29.9	24.7	22.6	23.4	12.7	3.0
8,146	21.7	相手に合わせる，あるは相手を受け入れないと，安全が守られない／ひどい目に遭うと思った	%	37.2	31.9	26.4	24.5	25.0	14.1	3.4
6,904	18.4	殺されると思った，強い恐怖を感じた	%	31.0	26.5	21.3	19.8	21.3	11.1	3.2

表6 性暴力被害の最中あるいは直後の，薬物や障害の影響や意識がない状況での周トラウマ期反応と，その後の身体的影響（複数回答）　n=37531

周トラウマ期の状態				被害後の身体的な影響							
回答数	%	被害後から現在まで身体反応が高い薬物や障害の影響あるいは意識がない状況での周トラウマ期反応		感情が高ぶると落ち着くまでに時間がかかる	PMSや生理にまつわる不調がある	肩こりや体に痛みがある	胃腸の調子が悪い	めまい、耳鳴り、悪心などがある	たばこ、アルコール、薬物などを摂取するようになった	自己免疫性疾患に罹患した
170	0.5	持病やケガのため，とっさの判断や行動がとれなかった	%	57.1	51.8	47.1	43.5	48.2	19.4	10.6
556	1.5	もともと障害（身体的，知的，精神，発達など）があった	%	56.7	46.6	42.4	39.2	36.9	28.2	6.8
175	0.5	頭痛薬，睡眠薬，安定剤などを服薬させられていて意識がもうろうとしていた	%	49.1	48.0	38.9	34.9	42.9	29.1	10.3
493	1.3	（薬やお酒等の影響ではなく）意識がなかった，あるいは眠っていた	%	39.6	35.1	33.1	28.0	28.8	18.5	6.5
1,577	4.2	（薬やお酒等の影響で）意識がなかった，あるいは眠っていた，酔っていた	%	33.5	28.1	22.8	21.4	22.3	19.4	3.6

なかった被害者の36.9～57.1％は，上位5項目の身体的影響があった。薬やアルコールの影響の有無に関わらず，意識がない状態での被害では21.4～49.1％が身体的影響を受けていた。意識がないから傷ついていないと思っている加害者も多いのだが，この結果から，意識がなかったことでより傷ついている性暴力被害者の姿が浮かび上がってくる。もともと障害があったり，服薬させられて意識がもうろうとしていた被害者は，28.2～29.1％が「タバコ・アルコール・薬物を摂取するようになった」と答えている。高い依存傾向と自己免疫疾患罹患率はこのグループに特徴的であり，傷つきの深さを思わせる。

　今回は，被害後に起こってきた身体症状に焦点を当てて説明したが，自殺やうつといった心理的影響，恋愛や結婚に興味が持てないだけでなく人間関係に関する社会的・経済的影響その他，深刻な状況が引き起こされており，性暴力によって潰されてしまったその人の人生の重さに，胸が痛くなる結果が報告されていた。

V　おわりに

　筆者は，DVや性暴力の被害者支援に関わる中で，目にみえる身体的な暴力だけでなく，精神的，経済的，社会的な暴力のためにPTSDを発症していること，結果として被害者がその人生を奪われる結果になっていることを社会に理解してもらいたいと思っていた。そしてPTSD症状を介して被害者の家族全体が病み，世代を超えて病理が伝達されている悪循環を断ち切りたいと研究と実践を重ねてきた。しかし，振り返ってみると，その視点は心理支援や生活支援に偏っていたように思う。ポリヴェーガル理論との出会いは，私の視野を広げ，ワンストップセンターという多職種多機関連携組織における，医療者としてのフォレンジック看護師の役割を改めて見直す機会となった。そして，心理鑑定という法的プロセスにも挑戦する動機づけにもなった。

　そのような中で，筆者が取り組む研究プロジェクトは，性暴力被害者を対象としたNHKインターネット調査に共同で取り組むことになった。性暴力被害者の現状を数値化して可視化することの意義は大きく，それをいろいろ

なメディアを通じて継続的に働きかけることで，社会が変化するという大き
な期待も抱いている。今後も，視野を広げ性暴力撲滅に向けて役に立つこと
は何でもやろうという気持ちで，頑張っている。

引用文献

American Psychiatric Association，高橋三郎・大野裕訳（2014）DSM-5 精神疾患の診断・統計マニュアル．医学書院．

Bovin, M.J., & Marx, B.P. (2011) The importance of the peritraumatic experience in defining traumatic stress. Psychol Bull, 137(1); 47-67. doi:10.1037/a0021353

Bovin, M.J., Jager-Hyman, S., Gold, S.D., et al. (2008) Tonic immobility mediates the influence of peritraumatic fear and perceived inescapability on posttraumatic stress symptom severity among sexual assault survivors. J Trauma Stress, 21(4); 402-409. doi:10.1002/jts.20354

Brunet, A., Weiss, D.S., Metzler, T.J., et al. (2001) The Peritraumatic Distress Inventory: a proposed measure of PTSD criterion A2. Am J Psychiatry, 158(9); 1480-1485. doi:10.1176/appi.ajp.158.9.1480

Hetzel, M.D., & McCanne, T.R. (2005) The roles of peritraumatic dissociation, child physical abuse, and child sexual abuse in the development of posttraumatic stress disorder and adult victimization. Child Abuse Negl, 29(8); 915-930. doi:10.1016/j.chiabu.2004.11.008

Hetzel-Riggin, M.D. (2010). Peritraumatic dissociation and PTSD effects on physiological response patterns in sexual assault victims. Psychological Trauma, 2(3); 192-200. doi:https://doi.org/10.1037/a0019892

Katz, C., Tsur, N., Talmon, A., et al. (2021) Beyond fight, flight, and freeze: Towards a new conceptualization of peritraumatic responses to child sexual abuse based on retrospective accounts of adult survivors. Child Abuse Negl, 112; 104905. doi:10.1016/j.chiabu.2020.104905

Marmar, C.R., Weiss, D.S., & Metzler, T.J. (2004) The peritraumatic dissociative experiences questionnaire. In J. P. Wilson & T. M. Keane (Eds.), Assessing psychological trauma and PTSD (Vol. 6), pp. 144-167, Guilford Press, New York.

松野敏行，梅末正裕（1998）日本語版解離性体験尺度（J-DES）の開発，およびその信頼性と妥当性の検討．日本社会精神医学会雑誌，6(2)；229-230.

Moller, A., Sondergaard, H.P., & Helstrom, L. (2017) Tonic immobility during sexual assault : a common reaction predicting post-traumatic stress disorder and severe depression. Acta Obstet Gynecol Scand, 96(8); 932-938. doi:10.1111/aogs.13174

NHK性暴力を考える取材班（2022a）NHK性暴力被害実態調査アンケート：3万8千超の性被害．性暴力を考える．

NHK性暴力を考える取材班（2022b）NHK性暴力被害実態調査アンケート："自分を責める""子どもをもちたいと感じない"——性被害の深刻な影響．性暴力を考える．Retrieved from https://www.nhk.or.jp/gendai/comment/0026/topic066.html

NHK性暴力を考える取材班（2022c）NHK性暴力被害実態調査アンケート："忘れられない""集中できない"それはあなたのせいじゃない．性暴力を考える．

NHK性暴力を考える取材班（2022d）約4割が「体が動かず」——性被害に遭った瞬間 私は．

性暴力を考える.

長江美代子 (2013) 看護ケア：海外におけるSANEのトレーニング（主に米国の場合）.（女性の安全と健康のための支援教育センター編集）性暴力被害者支援看護職養成講座テキスト 第2版, pp. 260-264. 非営利活動法人 女性の安全と健康のための支援教育センター.

長江美代子 (2017) フォレンジック看護が支えるもの. 日本フォレンジック看護学会誌, 3(2)；115-119.

西大輔 (2009) Reliability and validity of the Japanese version of the peritraumatic distress inventory. 周トラウマ期の苦痛に関する質問紙日本語版の信頼性と妥当性.（博士論文）, 九州大学（乙第8315号）.

Nishi, D., Matsuoka, Y., Yonemoto, N., et al. (2010) Peritraumatic Distress Inventory as a predictor of post-traumatic stress disorder after a severe motor vehicle accident. Psychiatry Clin Neurosci, 64(2); 149-156. doi:10.1111/j.1440-1819.2010.02065.x

大薮順子 (2007) Stand 立ち上がる選択：いのちのことば社.

Porges, S.W. (1995a) Cardiac vagal tone: a physiological index of stress. Neurosci Biobehav Rev, 19(2); 225-233. doi:10.1016/0149-7634(94)00066-a

Porges, S.W. (1995b) Orienting in a defensive world: mammalian modifications of our evolutionary heritage. A Polyvagal Theory. Psychophysiology, 32(4); 301-318. doi:10.1111/j.1469-8986.1995.tb01213.x

ポージェス・S.W.著, 花丘ちぐさ訳 (2019) ポリヴェーガル理論入門：心身に変革を起こす「安全」と「絆」. 春秋社.

Putnam, F.W., Helmers, K., & Trickett, P.K. (1993) Development, reliability, and validity of a child dissociation scale. Child Abuse & Neglect, 17(6); 731-741.

斎藤梓, 飛鳥井望 (2022) 強直性不動反応尺度 (Tonic Immobility Scale) 日本語版の尺度特性. トラウマティック・ストレス, 20(2)；61-71.

Taylor, S.E., Klein, L.C., Lewis, B.P., et al. (2000) Biobehavioral responses to stress in females: tend-and-befriend, not fight-or-flight. Psychol Rev, 107(3); 411-429. doi:10.1037/0033-295x.107.3.411

執筆者略歴

長江 美代子（ながえ みよこ）

精神看護専門看護師（American Nurses Credentialing Center：ANCC認定）, 性暴力対応看護師SANE-J, 公認心理師。現在, 日本福祉大学看護学部教授／一般社団法人NFHCC副会長。

名古屋市立大学看護短期大学部看護学科卒業（1991年）後, 日本赤十字社愛知医療センター名古屋第二病院で1996年12月まで看護師として勤務。1997年8月からThe University of Illinois at Chicago, College of Nursingで看護学修士および博士 (Ph.D) を取得した。2005年帰国後は大学で精神看護学を担当するかたわら, DV被害女性とその子どもの支援にかかわってきた。2016年1月, 日本赤十字社愛知医療センター名古屋第二病院との協同により「性暴力救援センター日赤なごや　なごみ」を立ち上げ, 運営にかかわっている。

3．性犯罪及び性被害者支援

性被害者支援・刑法改正における
ポリヴェーガル理論の臨床応用

山本　潤

I　自己紹介と刑法性犯罪改正活動について

　私は 2002 年に看護師になり，2007 年に性暴力被害者支援看護職（SANE）研修を受けた。性暴力被害者支援に関わるようになったのは，実父からの性被害の経験があるからだ。その経験はトラウマ（心的外傷）となり，私の前半生は混乱と過覚醒，うつ症状などと共にある苦しいものであった。なぜ精神症状が生じているのか理解できず，ダメな人間だと自分を責めていた。SANE研修で「性暴力は被害者のせいではない。責任は性暴力をふるった加害者にある」「性暴力被害後にさまざまな精神症状が生じるのは自然な反応」と伝えられてはじめて，自分がおかしいわけではなかったと知ることができた。そして，2010 年からは性暴力被害への理解を広めるための講演をしたり，同じような経験をした被害者たちと話し合う自助グループなどの運営をしていた。

　それから数年が経った 2015 年に参加したイベントで，2014 年の前回刑法性犯罪改正議論の場において「親子でも真摯な同意のある性行為がないとはいえない」（性犯罪の罰則に関する検討会，2015，p.21）と専門家が発言していたことを知った。父からの性被害の経験がある私は，この言葉に激しい衝撃を受けた。そして，性暴力被害の現実を伝え，実態に即した法律にしなければならないと強く思うようになった。その後，刑法性犯罪改正運動に携わり，2021 年 10 月から 2023 年 2 月まで開催された法務省の「法制審議会―刑事法（性犯罪関係部会）」に委員として参加した。

　奇妙なことに思われるかもしれないが，私が加害者である父に対して処罰感情を抱くことができたのは30代後半になってからのことだった。加害者への恐怖心を克服し，自分に起こったことが許されない人権侵害であるという気持ちを持てるようになるには長い時間が必要である。しかし，私が許せないと言う気持ちを持ったときには，時効はとっくに過ぎていた。強制わいせつ罪の時効は7年である。日本の刑法が作られたのは明治40年だが，そのときには，被害者が性被害を認識しにくく，被害を訴えるのにも長い時間がかかることが知られていなかった。そして110年近く改正されずに，性暴力の実態を知らない警察官，検察官，裁判官，弁護士などによって運用されてきた。彼らのほとんどが，性暴力の実態を知る研修を受けたことがなく，レイプ神話やジェンダー・バイアスの影響を払拭する機会を与えられていない。そして，性暴力の実態を知らない人たちにより運用された結果，処罰されるべき性暴力が無罪となったり，そもそも起訴されないなどの状況が続いてきた。

　性暴力被害者への司法への無理解の象徴ともいえるものが，2019年に相次いだ4件の性犯罪無罪判決だ。中でも，実父が娘に同意のない性交をしたことを認めながらも，無罪とした判決（2019年3月26日名古屋地裁岡崎支部）は社会に衝撃を与えた。一審判決では，父親が19歳の長女に対し準強制性交等罪を行ったことに対して，「性交は意思に反するもの」と認めたものの，「抗拒不能（抵抗できない状態）」ではないとして無罪とした。長女は中学生の頃から虐待を受けており，一審判決は虐待を受けている児童の影響を全く顧みないものであった。2020年3月12日に名古屋高裁では，被害者臨床に詳しい精神科医の鑑定書が採用され，一審判決が破棄されて懲役10年の判決が出された。2020年11月4日最高裁が加害者側の上告を棄却し，実父の有罪が確定している。逆転有罪になるまでに1年半がかかった。被害を受けた方は無罪判決に衝撃を受け，不安な日々を過ごしたことだろう。一審で被害者の心理を理解した有罪判決が出されていればと心から思う。また，同時期に無罪判決を受けた事件のうち，2件は逆転有罪となったが，1件は控訴されず，無罪が確定してしまった。

　これらの事件は，99％が有罪となる日本の刑事司法（最高裁判所事務総局，2021）中で無罪判決が出されたことで注目を集めたが，法廷で裁かれる性犯

罪はごくわずかである。大多数の被害者は，辛く苦しい人生を強いられながらも，被害を訴えることができない。理由のひとつに被害認識のしづらさがある。自分が受けた被害を性犯罪だと思えない人が多いのは，相手が誰であっても，場所がどこであっても，本人の同意のない性行為は性暴力であり処罰の対象という認識が浸透していないからでもある。また，これまで抵抗できないほどの暴行・脅迫がなければ有罪にならないと言われてきたことも影響していると思われる。

　日本では女性の15人に1人，男性の100人に1人が無理やりの性交を受けた被害経験がある。そのうち，警察に相談したのはわずか3.4％である（内閣府男女共同参画局，2021）。2021年の強制性交等罪の認知件数は1,332件，強制わいせつは4,154件だが（法務省法務総合研究所，2021），検察官が起訴したのは強制性交等罪31.7％，強制わいせつ罪32.4％（法務省，2021）であった。警察が捜査し，証拠を集め，罪に問えるとして検察に送っても7割は，起訴されない。不起訴の理由は公表されないので，何が課題かが見えにくいのも問題である。

　被害者が訴えても認められない。性暴力であっても裁くことができない。性暴力加害が処罰されないことは，性暴力が「大したことではない」「よくあること」ですまされ，訴えても対応されない社会を作ってきた（伊藤，2022）。このような状況を変えるために，4件の無罪判決をきっかけに性暴力を許さず，被害者への連帯を示すために花を持って毎月11日に駅前や公園などに集まるフラワーデモが日本全国で開催されるようになった。花を手に集まる人々の写真をニュースなどで目にしたこともあるのではないだろうか。そして集まった人々を前に，性被害を受けた人たちがそれまで誰にも言えなかった被害経験を語り出すということが起こった。友人と思っていた人から，会社の上司から，先輩から，同僚から，お客から，父から，兄から，見知らぬ人から，性被害を受けたことを語る彼女ら彼らの訴えを聞いてはじめて，多くの人が何が起こっているのかに気づくようになったことと思う。被害者たちは「自分に起こったことが被害と認められ，加害者が裁かれて欲しい」と口々に訴えていた。被害と認識できるためにも，加害者を裁くためにも，何が性暴力であり性犯罪なのかを示す法律（ルール）が必要である。性犯罪の法律を性暴力の実態に即したものに変える必要があるのだ。

II　2022年10月24日の刑法性犯罪改正試案について

　この原稿を書いている2022年11月，現在進行形で刑法性犯罪改正の議論が進んでいる。どこで議論されているかというと，法務省の法制審議会という有識者を集めた議論の場である。有識者は，刑法学者や警察官，検察官，裁判官，弁護士などの法律家が多いのだが，性被害の実態に詳しい精神科医や心理学者も委員に選ばれ，私も当事者・支援者として参加している。

　現在の刑法で規定される強制性交などの罪では，相手の「同意がないこと」に加えて，「暴行や脅迫」を用いることなどが構成要件になっている。私たち被害者側からは，「暴行や脅迫」がなくても恐怖で体が硬直してしまうなどの実態があるとして，構成要件の見直しを求めた。そして，法制審議会の前段階の議論の場である「性犯罪に関する刑事法検討会」から数えると足掛け2年半の議論を経て，2022年10月24日，刑法の規定を改正する試案が示された。

　試案では，強制性交罪の構成要件として，「暴行・脅迫」「心身に障害を生じさせる」「アルコール・薬物を摂取させる」「睡眠・意識が明瞭でない」「拒絶するいとまを与えない」「恐怖・驚がくさせる」「虐待に起因する心理的反応を生じさせる」「経済的・社会関係上の地位に基づく影響力」など，8つの行為が具体的に例示され，こうした行為によって「拒絶する意思を形成し，表明し，又は実現することが困難な状態にさせ」，性交などをすることとしている。

　「拒絶困難」は，虐待を受けていて拒否するという意思を持つことができない場合なども含まれると説明されている（法制審議会2022年6月8日）。虐待により，心理的支配をされると性加害を「自分が悪かったから罰を受けるのは当然だ」「自分が成長するための恩恵」なのだと思わされたりして，嫌だったということにすら気づけない場合があるからだ。ただ，拒絶困難という言葉は，とても強く抵抗しなければならないほどの状態であったことをイメージさせられるため，適切ではないとの意見も出ている。

　法制審議会では，「同意のない性行為は処罰の対象である」ことが繰り返し確認された。しかし，その「同意のない性行為」がどういう状態であるかについては，共通の認識を持てなかったと感じる。

　説得して，応じた場合は「同意」になるという意見もあった（法制審議会2022 年 10 月 24 日）。しかし，性的同意とは，お互いに対等の関係で，物理的にも心理的にも強制性がなく，真の同意がある状態である。相手のNOを受け入れず，繰返し性行為を要求する行為は性暴力である。また，相手の意思を無視することができるのは，後で報復されるなどの心配がない優位な立場にあるからであろう。このような非対等性や強制性についての認識の違いは，これまでの社会で受け入れられてきた常識や偏見の影響もあるのかもしれない。ここで，性的同意についてポリヴェーガル理論の視点から考えてみたいと思う。

III　ポリヴェーガル理論から見る同意について

　性的同意の話をすると，一般社会でも契約しないといけないのか，書面を残さないといけないのかという議論になる。

　しかし，書面があったとしてもそれが強制された同意である場合には無効であるし，今日は性的行為に同意しても明日は体調が悪くて同意しないとか，性器を入れられるのはOKだけどその前に準備が整っているか確認してほしいとか，あるいは，性具を使ってほしいとか，性具は使いたくないなど，性的行為には限りなくバリエーションがあり，その全てについて書面に書き起こすのは不可能だと思われる。

　また，「自分の体に何が起こるかの最終決定権は自分にある」と言う理解をなぜ，人々が共有できないのかも不思議だ。相手がNOで，これはしたくない，と言う場合にそれを超えて性的行為を進めることは，相手の意思を無視する性暴力である。自分の身体が相手の思うようにされている状態というのは，自分にコントロール権がなく，この先何がどう進むのかを制御できないことを意味する。そのような場合には緊張と恐怖が高まり，人は脅威を感じる。脅威を感じている時に人は性的同意をすることはできない。

　このような議論から私が感じるのは，人々が「同意する・しない」ということをあたかも，脳の中の大脳皮質の意識的決定だけで行っているように認識しているなということだ。

　しかし，実際には私たち人間の行動は，一刻一刻変わる状況に反応するために，大脳皮質に刺激や情報が伝達される以前の自律神経系の反応によっても調整されている。例えば，建物内で大きな揺れを感じ，気がついたら外にいてどうやって出たのか記憶にないということも起こる。自分の心身を守るために，自律神経は，自律的で適応的な行動をとるということをポリヴェーガル理論は教えてくれる。

　赤城高原ホスピタルの松本功医師がポリヴェーガル理論を分かりやすく説明してくれた。それを引用したのが下記である。

(1) 交感神経系　B：闘争／闘争に関わる可動化の防衛反応　起始部：脊髄

(2) 副交感神経　C：背側迷走神経複合体：不動化の防衛反応　起始部：迷走神経背側運動核＋孤束核

　　迷走神経　A：腹側迷走神経複合体：安全感と社会的つながりの感覚をサポート　起始部：疑核＋三叉神経運動核＋顔面神経核

（花丘編，2021，p.205）

　ポリヴェーガル理論では，人は生き延びるために，A→B→Cを用いて対応し，これ以上何もできない時に究極の生き残り反応であるCのフリーズ，不動化の防衛反応に入ると説明している。

　信頼している相手が豹変して迫ってくるなどの思いもよらない事態に直面した時，最初は腹側迷走神経系を使う。笑顔を浮かべて相手を落ち着かせようとしたり，優しい声を出して，なだめようとする。女性の場合はTend & Befreiend（いたわって仲間になる反応）が多いと言われている（オルフ，2010）。しかし，安全や有効のサインを出しているのにそれが受け取られず，状況を変えられない時には，交感神経系が働き，心拍を増加させ，血流を増やし，筋肉を緊張させ，戦うか逃げるかを試みる。そして，それもできない状態の時に腹側迷走神経が優位となり凍りつき（不動化）の状態に入る。

　凍りついてしまった時に，人は同意できない。背側迷走神経の不動反応に陥っている状態（花丘編，2021，p.66）と表現されるが，この生き残りの反応から抜け出し，社会的なつながりを感じられる腹側迷走神経が適応的に反

応するようになることが性暴力サバイバー（性被害から生き抜いている人との意味が込められる）が歩む長く辛い回復の道のりの全てだと言えるのではないだろうか。

　一方，同意とはある行為が提案された時に，OKを出すことである。その時は隠された情報がなく，何が起こるかを把握している必要がある。その場合には社会交流システムを司る腹側迷走神経はONの状態である。OKを出されたことを相手も受け取り，相互交流ができる。相互交流があり，不快を感じた時には伝えて調整されるので，安全感や安心感を得ることができる。その逆の，背側迷走神経系がONになる不動化（凍りつき）の状態での性行為は，性暴力被害が起こっている状態と言えるだろう。

IV　刑法性犯罪とポリヴェーガル理論

　今回の改正では以下のような行為を用いて，NOを形成・表明・実現できない状態にさせたものを性犯罪と定義することが話し合われている（拒絶困難という文言が変わる可能性があるため，NOと表記している）。

　不十分かもしれないが，図で説明することを試みたいと思う（図1）。

　図1の右側が加害者，左側が被害者である。

　性暴力は加害者の選択であり，加害者側は交感神経，腹側迷走神経も問題なく働き能動的な状態である。加害者が背側迷走神経系の不動反応に陥ることはない。交感神経の闘争反応を用いて暴力を用いたり，不意をついて被害者を襲うこともある（試案では不意打ちは「拒絶するいとまを与えないこと」と表現されている）。

　また，アルコールや薬物を摂取させて，頭や身体がうまく機能しない状態にして性加害を行うこともある。アルコールや薬物を飲ませる時には，押さえつけて無理やり飲ませるのではなく，知らない間にこっそり飲ませたり，ビタミン剤などと偽って飲ませることがあり，このような時は腹側迷走神経系の社会交流反応を用いて，信頼させたり，自分の優越的な地位を利用して実行していることがある。

　虐待による心理的な反応を生じさせる場合，加害者は自分がとがめられな

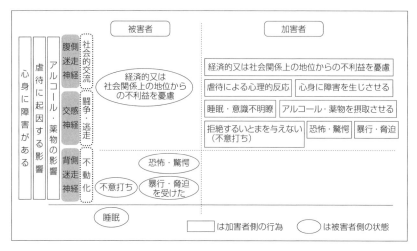

図1

い状況を事前に作る場合がある。例えば，配偶者にDVを行う時には，相手の些細なミスを責めて自信を喪失させ，「不完全な人間であるお前は無価値で誰からも相手にされない」と言い続け，助けてくれそうな友人や親戚などの連絡先を削除させたり，会うことを妨害したりなどして切り離しを行う。このような加害者の行為により，被害者は適応的な社会的交流を失う一方，無力感から加害者に依存させられることもある。そのような状態で性行為に応じざるを得ず，NOと言えなかったとしても，それは真の同意ではない。虐待に起因する反応は複雑に作用するし，実際の暮らしや周りの反応も踏まえて行動することもある。全てが自律神経系の影響下にあるといえないこともあるが，脅威を感じ自由な意思決定を奪われている状態であると言えるだろう。被害者側が睡眠やアルコールの影響下にある時には，自律神経系が作動しなかったり，適応的に働かないことが起こる。また，心身に障害があることについては個別性もある。図ではその時の状態に，どの神経系の反応が当てはまるかを横軸で表した。ただ，神経系の反応のみで人間の行為と状態を説明できるものではないので，理解の一助としてもらえればと思う。

　加害者が不意打ちを行ったり，予想と異なる事態に直面させて恐怖・驚愕させたり，暴行や脅迫を用いると，人が凍りついてしまうことはある程度理

解されるようになってきたと思う。ただ，ある人の場合は不動化（凍りつき）が起こらなくても，別の人にとっては不動化（凍りつき）が起こる場合もある。そのようなケースでは，被害者が過去に暴力被害や虐待の経験がある場合も多い。

　また，被害者の方は色々な方法を用いてこの場を逃れようとするため，迎合することも起こる。それが同意があったと捉えられることがあるが，決してそうではない。被害者にとっては，生き延びるために相手に優しく，好意的に接するしか選択肢がない状態であることを理解する必要がある。そのように振る舞わないと，何が起こったと思うかを被害者に聞くと「もっと酷い目にあったと思う」という答えが返ってくる。被害者が自分の身を守っていたことを理解する必要がある。監禁されたり，虐待を受けている状態で被害者が加害者に親和的に振る舞っていても，それは迎合であり，真の同意ではないという認識を司法関係者が共有認識にしてほしいと思う。

　また，所属するコミュニティに居場所がなくなることが予想されたり，「成績を下げる」などと言われたことで，不安や恐怖を感じさせられている場合にも，性的同意をすることはできない。今回の試案で「経済的又は社会関係上の不利益の憂慮」が入り，不利益を憂慮させられている時に人はNOを表明することができないことを明確にした点は良かったと思う。

　しかし，司法の場で最終的にNOを形成・表明・実現できない状態になったと判断するのは裁判官である。性暴力・性犯罪についての認識が異なる状態で，このような状態の時に人はNOと言えないということが，裁判官たちにどれだけ理解されるかは不透明である。

　また，なぜ被害者がNOを示したり，NOが言えない状態であったことが，判断の中心になるのかも考える必要があるだろう。

　私たち人間は，体の動きや表情，声のトーンから相手の心情を読み取っていく社会交流システムを発達させてきた。しかし，加害者は「そういう服を着ているのはレイプされたがっている」「実はレイプされることを被害者は望んでいた」など，自分達の認知の歪みを押し付け，性加害を行ってきた。加害者にとって被害者は下位の存在であり，心情を読み取る必要がなく何をしてもよいモノなのだ。このような加害者が「相手が嫌がっていることがわからなかった」と言えば，故意ではないとして不起訴となったり，無罪にな

ることもある。

　しかし，被害者は何をしてもいい存在ではなく，一人の人格ある人間である。被害者の中には「私は，今も眠られず，人の気配にも怯え，働くことも誰かと付き合うこともできず，人生を損傷され苦しんでいるのに，加害者は何事もなかったかのようにのうのうと暮らしている」ことに対して理不尽で許せないという思いを持つ人もいる。被害者側は，背側迷走神経系の不動状態に陥り，トラウマに苦しんでいるが，加害者にはそのような状況は発生していない。お互いに同意のある性行為ならそうはならないはずだ。加害者側に相手が同意していたか，それをどのように確認したかを問い，証明させることも今後の課題である。

V　不同意性交等罪への変更

　11月の試案で出された「拒絶困難」に対して，複数の委員・幹事から，「『拒絶』などの文言が，被害者に何らかの行為をすることを要求しているかのような印象を与えるといった意見が示された」（法制審議会第13回会議，p.1）ことや，被害者団体，支援者団体の猛反発を受けて，1月に試案（改訂版）が示された。そして「拒絶する意思」から「同意しない意思の形成表明・実現が困難」に文言が変更された。2月の法制審議会で採決され，法務大臣に答申が出された後，3月15日に「不同意性交等罪」を含む「刑法性犯罪」改正法案が閣議決定された。

　「同意しない意思」という文言が，刑法に入ったのは画期的なことであり，被害を訴え，実態に即した法改正を求め続けてきた人々の運動の成果であるといえる。

　一方，「『試案』は，これまで当罰的だと評価されていた行為の範囲を拡大する趣旨のものではない（法制審議会第10回会議p.20）」とされる。処罰の対象である「被害者が同意していない性行為」を，司法が今後，どのように判断するのかを見守っていく必要がある。

VI　未来に向けて――必要なのは積極的参加 Yes Means Yes

　2018 年 7 月 1 日，スウェーデンは性行為に関して「積極的な同意（Yes）」を必要とするという新たな性犯罪規定を施行した。Yes means Yes（Yes は Yes を意味する）とも呼ばれるこの規定では，「Yes」だけが同意したということであり，それ以外は「No（不同意）」であり，性犯罪となる。この法律により「性行為は常に自発的なもの，そうでなければ犯罪」という明確なメッセージが打ち出された。性行為を始めようとする人は，相手も性行為を求めていることを確認する必要がある。もし，相手の意向がわからなければ，聞かなければいけない。

　これによりレイプの定義は，暴行や脅迫を用いたり，優越的な地位や関係性などを用いて弱い立場の被害者に「強要」したことではなく，自発的で積極的な参加であったかどうかがポイントとなった。お互いが積極的に参加している状態は，相互の社会交流システムが働く腹側迷走神経系が ON の状態であり，一番安全だと言えるだろう。

　同意のない性行為は性暴力であり，人間に大きなダメージを与える。日本でも人間をそこまで傷つける性暴力のリスクが周知され，Yes Means Yes の法律が作られることを心から願っている。

VII　性的同意のある社会へ

　被害者たちは被害の現場で闘い，凍りつき，その後の人生でも生きのびるための闘いを強いられている。そうした人たちが，自分に起こったことは被害だと確信できる法律，加害者を処罰できる司法制度になってほしいと心から思う。そして，「性行為に相手が積極的に参加しているかどうかを確認するのは当然のこと」という社会の認識を共に作っていければと思う。

文　献

花丘ちぐさ編（2021）なぜ私は凍りついたのか──ポリヴェーガル理論で読み解く性暴力と癒し．春秋社．

法務省（2021）検察統計．　https://www.e-stat.go.jp/stat-search/files?page=1&layout=datalist&toukei=00250003&tstat=000001012929&cycle=7&year=20210&month=0

法務省法務総合研究所（2021）令和 3 年版犯罪白書．

伊藤詩織（2022）BlackBox．文春文庫．

内閣府男女共同参画局（2021）男女間における暴力に関する調査（令和 2 年度調査）II-5．https://www.gender.go.jp/policy/no_violence/e-vaw/chousa/pdf/r02/r02danjokan-7.pdf）

オルフ，ミランダ（2010）トラウマ反応における性差．トラウマティック・ストレス，8；3-7．

最高裁判所事務局（2021）司法統計年報概要版 2020．https://www.courts.go.jp/app/files/toukei/895/011895.pdf

性犯罪の罰則に関する検討会（2015）「性犯罪の罰則に関する検討会」取りまとめ報告書．https://www.moj.go.jp/content/001154850.pdf

執筆者略歴

山本 潤（やまもと じゅん）
看護師，保健師，公認心理師。茨城県立大学看護学科助教。
2010 年に杏林大学大学院保健学研究科博士前期課程看護学専攻科を修了。病院，有料老人ホーム，女性シェルター，市役所，NPO 法人性暴力救援センター・東京に勤務しながら性暴力被害者支援活動，刑法性犯罪改正運動に携わる。2022 年から現職。

4．性犯罪被害者支援

性犯罪の捜査・公判における
ポリヴェーガル理論の活用に向けた一考察

田中嘉寿子

I　被害者を理解するためにポリヴェーガル理論が必要な背景事情

1．2017年刑法改正時の附帯決議

　刑法の性犯罪の罰則が 2017 年に改正された際，附帯決議において，「刑法 176 条（強制わいせつ罪）及び 177 条（強制性交等罪）における『暴行又は脅迫』並びに刑法 178 条（準強制わいせつ罪・準強制性交等罪）における『抗拒不能』の認定について，被害者と相手方との関係性や被害者の心理をより一層適切に踏まえてなされる必要があるとの指摘がなされていることに鑑み，これらに関連する心理学的・精神医学的知見等について調査研究を推進するとともに，司法警察職員，検察官及び裁判官に対して，性犯罪に直面した被害者の心理等についてこれらの知見を踏まえた研修を行うこと。」と定められた。

　同法は，3 年後の見直し検討会及び 2022 年からの法制審議会刑事法（性犯罪関係）部会における審議を経て，2023 年，改正要綱案が法務大臣に提出され，強制性交等罪が不同意性交罪に変更されることとなる見込みである[注1]。ただし，諸外国で既にレイプが不同意性交罪とされていても，依然として無罪率が高いことに鑑みると，「不同意」の認定につき今後も争われると思われる。

注 1) 2023 年 3 月現在。

2．法曹三者における被害者心理に関する理解の欠如

　性犯罪に関する罰則が改正され，法が被害者の現実に近付くのは良いことである。しかし，刑事裁判において，法曹三者（検察官，弁護士及び裁判官）が，被害者心理の現実を理解しなければ，結局，被害者供述の信用性が認められず，不当な無罪判決が出ることを防ぐことはできない。

　法曹三者は，被害者学や心理学を学ぶ機会はほとんどない（法学部の必修講義科目・司法試験の科目・司法研修所の講義科目に被害者学がなく，被害者心理について学ぶ機会があったとしても一コマ程度にすぎない）。法曹は，それぞれの立場で実務で被害者と接するうちに被害者について理解したような気になっているだけである。

3．被害者心理に関する鑑定

　2017年刑法改正後，2019年に性犯罪の不当無罪判決が多発し，フラワーデモが起きた後，それらの事件の控訴審等で，被害者心理に関する「裁判所の知見の不足を補うための鑑定人」として精神科医・臨床心理士による鑑定書／意見書が提出される事例が増え，逆転有罪判決がなされることが続いた[注2]。

　ただし，筆者は，以前，小西聖子医師から，被害者鑑定について，「丸投げされても困る」と聞いたことがある。

　優れた鑑定人に適切な鑑定をしていただくには，適切かつ十分な鑑定資料を提供する必要がある。鑑定人が最も重視するのは自己の問診であるが，前提となる鑑定資料も重要である。しかし，警察官・検察官が，被害者心理に

注2) 代表例として有名なのが，名古屋高判令和2年3月12日（判例秘書L07520142）準強制性交等被告事件である。事案は，実父Aが同居する娘V（19歳）が14歳頃から強制性交し続け，心理的抗拒不能状態にあることに乗じて強制性交等をしたとして準強制性交等である。原審は，客観的事実についてはAも争わず，V供述をほぼ認めながら，Vが日常生活でAに逆らったこともあることなどから，AがVの人格を完全に支配してAに服従・盲従せざるを得ないような強い支配従属関係にあったとは認め難いとして抗拒不能を否定して無罪とした。控訴審では，小西聖子医師の被害者に関する鑑定等に基づき，Vの抗拒不能を認めて破棄・自判，逆転有罪とし，懲役10年の刑を言い渡した。

ついて基礎的知識が欠如していれば，鑑定資料として重要な情報・証拠に気付かず記録しない・収集しないというリスクがあり得る。

4．筆者が心理学やポリヴェーガル理論を勉強した経緯

筆者は，地方の検察庁ではまだ少数派であった女性検事として性犯罪・性虐待事件を多数担当していた。

多くの性被害者から聴取した経験から，「皆さん，ほとんど抵抗できてないし，よく『頭が真っ白になった』『身体が動かなかった』『声が出なかった』って言うなぁ」と思いつつ，それをそのまま調書に記載していた。

しかし，弁護側の供述心理学者が，「被害者供述は，逃げる機会があるのに逃げようとせず，助けを求める機会があったのに助けを求めておらず，不自然不合理であり，作話の可能性が高い」という「供述鑑定書／意見書」を提出し，裁判所がこれを真に受けて無罪判決をすることがあった。また，無罪事件を集めて検討すると，被害者がよく日時・時系列を間違えて供述し，後から客観証拠が出てきて公判で間違いが判明し，供述の信用性が否定されることが多いことに気付いた。

そこで，次の3つの疑問を抱いた。

① 「なぜ供述心理学者は性被害者の供述を常に作話だと断ずるのだろう」

② 「なぜ性被害者は日時をよく間違えるのだろう」

③ 「なぜ裁判官は性被害者の供述内容が経験則に反して不合理だと評価するのだろう」。

これらの答えを求め，心理学の勉強などをするうち，イギリスの臨床心理学者ロドリックの「5F反応」が被害者の様子をよく表していると知った。そして，5F反応の一つである凍結（凍りつき）反応の根拠がポリヴェーガル理論だと知り，ポリヴェーガル理論について本を読んでみた。

その結果，人がストレスに直面したときに凍りつくメカニズムは，「目に見えないために信用してもらいにくい心の問題」というだけではなく，「目に見える測定数値として実証されつつある神経生理学の問題」としても説明が可能になることに意を強くしたのである。

Ⅱ　なぜ供述心理学者は常に被害者供述を作話だと断ずるのか？

　筆者が，武蔵野大学の通信教育部で心理学の学位を取得した際，最も「非現実的で役に立たない」と感じたのが実験心理学であった。物理や化学と異なり，人間心理について科学的な（誰が何回やっても同一結果が出るような）実験条件を設定することがほぼ不可能だと思われたからである。

　供述心理学は，実験心理学の一環であり，彼らが自説の根拠とするのは，犯罪被害と無縁の学生などを使った，非トラウマ体験に関する記憶実験である（実験倫理上，被験者にトラウマを与えるような実験はできない。）。

　しかし，「異常な状況に対する異常な反応は，正常な行動である」（フランクル，1946）[注3]。人は，トラウマ体験という異常な状況に対し，一見不合理で異常な反応を示すが，それこそが正常な反応なのである。

　臨床心理学者や精神科医は，被害者臨床の知見に基づき，被害者のトラウマ反応という「異常状況下の異常反応」の専門家である。

　他方，供述心理学は，「正常状況下の正常反応」に関する学問であるから，異常状況下の被害者の一見異常な言動については「専門外」であり，被害者の一見異常な言動を全て「異常」で不合理不自然であるから「作話」であると判断してしまう。真面目で公正なはずの研究者らが，悪気なく被害者を嘘つき扱いして何ら反省しないのはそのためである[注4]。

注3）フランクル，ヴィクトール（1946）夜と霧．みすず書房．筆者は，児童虐待や長期監禁加害タイプの事件を見ると，加害者の行動が，『夜と霧』（ナチスの強制収容所の実情）やソルジェニーツィン『収容所群島』新潮文庫，1975（旧ソ連の強制収容所の実情）に描かれている看守の行動ととてもよく似ていることに驚いた。人を管理支配するテクニックを加害者は本能的に修得している。そして，管理支配される異常な状況下で生き延びるために被害者が取った一見異常な言動について，同様の被害経験のない者が理解するには，トラウマに関する知見が必要不可欠なのである。

注4）脇中洋，大倉得史ほか（2012）被害者供述に対する3つのアプローチ――真の被害者支援をめざして．法と心理，12巻1号；72-77．同論文は，大阪高判平成26年8月28日（判例秘書L06920378）兵庫県青少年愛護条例違反被告事件の原審無罪後，控訴審逆転有罪判決（懲役1年，執行猶予3年）前に同事件の被害者供述に関する弁護側の供述心理鑑定を紹介したものである。同事案は，柔道指導者Aが，下宿させて指導していた女児V（中学2年生）に対し，わいせつ行為をした事案である。1審は，弁護側の供述心理学者の意見書に基づき，2審は検察側の社会心理学者（カルト集団に洗脳された被害者を救済する活動をしている。支配的環境下に置かれた被害者の現実をよく知る専門家）の意見書に基づいている（当時は，この分野で証言してくれる

　供述心理学者は，「トラウマ」は専門外であるため，被害者供述の鑑定において，被害者のトラウマを全く考慮せず，正常な状況に関する専門的知見に基づいて，異常な状況下にあった被害者の言動を判断する供述鑑定をし，裁判所はそれこそが実験で実証された正しい専門的知見であると信じて被害者について誤った判断をするという恐ろしい構造にあるのが，現在の裁判実務である。

　筆者は，日本刑法学会において，今後の司法面接において，面接者を「供述心理の専門家」にすべきではないかとの意見が刑法学者から出ていた[注5]ことに戦慄を覚えた。被害者の現実を知らないまま「正常な世界」に住む知識人によって，悪気なく被害者の現実が益々誤解され，不当な無罪判決がなされる悪循環に陥るリスクが高いからである。

III　なぜ被害者はしばしば日時を間違えるのか？

1．五感を通さない時間は観察も記憶も困難であること

　人間は，五感を通して外界を観察し，観察によって得た情報を記憶する。

鑑定人が乏しかった）。大倉氏は，被害者供述を分析し，①従順で回避行動がない，②日時に誤りがある，③Aから口止めされていたのに，練習仲間にAからされたことを楽しげに話したのは不自然不合理であり，Vの各種PTSD症状や抑うつ状態等は，「虚偽供述によって最も信頼していた先生を犯罪者に仕立て上げてしまったという十字架を背負い続ける」罪悪感に基づくものであり，Vから真実を聞いてやることが被害者救済になると主張している。

　性被害者が回避困難で日時を誤りやすいことは本稿で述べている。

　開示関係は，性虐待順応症候群（Summit, 1983）により説明し得る。性虐待という異常な状況下にある子どもの「正常な反応」として，子どもは，性虐待につき，①秘密を守り，②（学習性）無力感を感じ，③被虐待環境に順応しようとし，④被害開示が遅れる・説得力に欠ける開示をする，⑤撤回しやすいという傾向がある。本件でも，Vは，Aからの性被害につき誰にも相談できる状況になく，唯一話せる練習仲間もAを信頼している人物であったから，相手の反応を見ながらいつでも撤回できるよう冗談交じりに言うほかなかった。

　大倉教授らの分析は，被害者が置かれた現実に対する理解が余りに欠如しているのみならず，「虚偽供述をして罪悪感に苦しむ被害者を支援しよう」という「善意」に基づいて被害者の心を破壊するものであり，供述心理学の危険性を示す好例である。

注5) 後藤弘子（2020）児童虐待とその刑事的対応．刑法雑誌，59巻3号；523頁．

しかし，時間を観察する感覚器官はない。時間は，目に見えず，耳に聞こえず，触ることもできず，味も臭いもしない。だから，日時は，時計やカレンダーを見て確認するほかない。しかし，性被害者は，時計やカレンダーを見ながら被害に遭うことは稀である。

　したがって，性被害者は，そもそも被害の日時を観察しておらず，記憶も曖昧であるから，正確に供述できないのが普通である。

　司法面接プロトコルでは，子どもに日時を直接聞いてはならず，日時に関する手掛かり情報を聞くべきとされている。理由は，日時自体は「体験記憶」とはいい難く，日時を直接質問することは推測の強要になり，供述を推測に基づく不正確なものにしてしまうからである。

　これは，成人被害者でも同様である。

2．心理的時間と物理的時間

　人が心で感じるのが心理的時間であり，時計で測定しているのが物理的時間である。心理的時間に関する研究の結果，人は，恐怖体験時は，時間を長く感じることが多いことが分かっている（松田，1996）[注6]。

　ある痴漢無罪事件において，被害者は，被害時間について警察官から質問され，最初は「10分くらい」と答え，2度目に「どの駅の間か」と確認されて「A駅とB駅の間でした。……A-B駅間は3分ですね。じゃあ，2分くらい？」と答え，公判で犯人の手の動きなどを聞かれて答えてから，動作の量などを踏まえ「1分もなかったと思う」と供述した。

　これは，痴漢という恐怖体験時の心理的時間は非常に長く感じ，最初は心理的時間どおり長く答え，後から客観情報に基づき，物理的時間について正確に答えようと真摯に努力した結果，被害時間が短縮されたよくある事例である。

　しかし，裁判所は，「被害者供述は不合理に変遷した」と評価して無罪とした。このような事例は枚挙に暇がない。

　時計やカレンダーを見ながら被害を受けたわけではない被害者に日時を質

注6）松田文子（1996）心理的時間——その広くて深いなぞ．北大路書房．

問するのは，「意見を求める尋問・証人が直接経験しなかった事実について
の尋問」（刑事訴訟規則 199-13 第2項3号，4号）に該当し，すべきではな
い質問である。しかし，今もほとんどの法廷では，その不適切な質問がなさ
れ，被害者が物理的時間と異なる供述をすると，嘘つき扱いされるという理
不尽な評価が横行しているのである。

3．周トラウマ期解離

　周トラウマ期解離とは，心的外傷体験の「最中及び直後」に起こる意識変
容症状であり，抵抗する方がより酷い目に遭う可能性が高いことに対する身
体の自然な防衛反応である[注7]。
　その主な症状は，以下のとおりである。
①時間感覚の変容（スローモーション又は加速して感じる）
②非現実感（映画や夢の中の出来事のように感じる）
③離人感，身体からの離脱体験，身体イメージの変化（自分の身体という感
　じがしない，身体の大きさの知覚が変わる）
④トンネル視（視野狭窄），痛みの知覚の変化，失見当識
⑤記憶の欠落，欠損
⑥混乱（何が現実に起きているのかわからない感じ）
⑦注意や気づきの減退
⑧自動的な行動（自分の意思で行動をコントロールしていない感じ）[注8]。

注7）Wilson, J. P. and T. M. Keane (2004) Assessing psychological trauma and PTSD. Guilford
　　Press, New York. 周トラウマ期解離症状は，1990 年代からアメリカで研究が盛んになったも
　　のであるが，日本では専門家にも余り知られていない。アメリカの研究は，多数の兵士が戦場
　　で体験した実体験に基づく研究から始まり，レイプ被害者らも含めた研究として広く知られて
　　いる。人は，トラウマ体験時，約8割が周トラウマ期解離症状に陥り，戦争体験で3割，レイ
　　プ被害で約5割がPTSDに陥る。日本では，PTSDに陥った人が精神科医を受診しても，既に
　　周トラウマ期解離症状は過ぎ去っているため診察・治療対象ではないので，研究も進まなかっ
　　たのかもしれない。しかし，被害者は，自分が適切な行動が取れなかったことで自責の念に苦
　　しむことが多いので，周トラウマ期解離症状が正常な反応だと知れば，自分が適切な行動が取
　　れなかったことで自分を責める必要はないことが理解でき，適切な心理教育ができると思われる。
注8）柳田多美（2007）トラウマと解離 周トラウマ期解離――その概念と変遷について．トラウマ
　　ティック・ストレス，5(1)：25-31.

　ここでも，トラウマ体験の最中及び直後頃は，時間感覚が変容するのが「自然」とされている。

　人がレイプ被害時に周トラウマ期解離症状に陥るのがごく普通だと理解されれば，日時を間違い，（身体と意識が切り離されている以上）抵抗・逃走・援助要請もできず，事後も「自動的に」加害者の言いなりに迎合的行動をしたり，いつもと同じ行動しかできずに「被害者らしくない」と評価されたりしやすいことが理解しやすいであろう。

4．恐怖体験時の心理的時間はなぜ長く感じるのか？

　ポリヴェーガル理論は，恐怖体験時に人間の背側神経系の働きにより自動的・無意識的に凍りつき反応に陥ることを神経生理学的事象として示している。

　凍りつき反応時，人の心拍は低下し，エネルギー消費量も低下する。

　生物の時間感覚は，エネルギー消費量に比例する[注9]ので，凍りつき反応時，人は，時間を長く感じるはずである。

　逆に，恐怖体験に対し，闘争反応が生じる場合もあり，その時は，アドレナリンが出て心拍が上昇し，時間が速く感じるだろう。

　ポリヴェーガル理論は，トラウマ体験時に被害者に起こる心理的な反応につき，真に科学的な裏付けを与えてくれる可能性を持っている。

IV　なぜ裁判官は被害者供述を経験則に反して不合理だと評価するのか？

1．裁判官の経験則

　裁判官の経験則は，裁判官の経験に基づく常識である。

　裁判官（の大多数）は，自分自身はトラウマ被害経験がない。日頃の裁判

注9) 本川達雄 (1992) ゾウの時間　ネズミの時間——サイズの生物学. 中公新書.

で数が多い財産犯の被害者らの多くは性被害者ほど強いトラウマ体験はしていない。殺人未遂や重い傷害事件の被害者であれば正にトラウマ体験ではあるが，彼らの恐怖は裁判官にも分かりやすいのに対し，性被害者については負傷もしていないのに何が恐怖なのか余り理解はしていない。

２．裁判官が「経験則上不合理」と考えがちな性被害者の5つの不作為

性犯罪の無罪事件を集めて検討すると，裁判所が性被害者を理解できないのは，性被害者の言動が，他の犯罪の被害者と違い，「回避，抵抗，逃走，援助要請，直後開示」の５つ（いわば被害者に期待される作為義務）ができていないからだと思われた。

例えば，ある無罪事件[注10]では，小学生低学年の女児が学校の教室で昼休みに先生に宿題を持っていき，先生の膝の上に座らされてお尻を触られたという強制わいせつ事件において，女児は，公判廷で，弁護人と裁判官から，「①前にも触られて嫌だったのに，なぜ同級生がいるときじゃなくて誰もいないときに宿題出しにいったの，②先生が片手で宿題の採点をして片手でお尻を触っていたなら，身体を押さえつけていたわけではないのに，なぜ抵抗したり逃げたりしなかったの，③廊下を人が通ることもあったのに，なぜ大声で助けを呼ばなかったの，④なぜその日すぐにお母さんに話さなかったの」と５つの不作為の理由を問い詰められて答えられず，泣き出して無言になってしまい，被害供述の信用性を否定されて無罪とされた。

被害者は，このように法廷で５つの不作為を問い詰められて答えられず，供述の信用性を否定されることが多かった。

他方，ひったくりの被害者なら回避する間もなく，抵抗は不可能で，直後に被害届を出すものであり，５つの不作為は問題にならない。被害の中核である「バッグを取られた」のが同意に基づく交付ではないかと疑問を持たれることはまずないが，性被害者は「性交された」のは同意に基づくのではないかと常に疑問を持たれるという理不尽な状況にある。

注10）京都地裁宮津支判平成 26 年 6 月 9 日（判例秘書 L06950237）強制わいせつ被告事件。なお，同事件でも被害児は被害日を正確に答えられていない（当時は司法面接が実施されず，日時特定に関する捜査においても失敗があった）。

　ところが，性被害者は，5つの作為義務が履行できず，その合理的理由を説明できないため，「裁判官の経験則」からは不可解な存在である。

3．裁判所の知識不足を補う「被害者心理に関する専門的知見」の必要性

　そこで，裁判官にもトラウマに関する学習が必要不可欠になってくる。

　しかし，裁判官は，目に見えない「トラウマ心理」をなかなか信用しようとしない人種である。裁判官が事実認定で重視するのは物証等の客観証拠であり，人の供述の信用性はそもそも低い（人の供述には，観察・記憶・表現の各過程で不正確になるおそれがあり，しかも，虚偽供述のリスクがある（刑事訴訟法320条，刑事訴訟規則199-6の前提））。まして裁判官の経験則では理解困難な被害者供述の信用性は更に低い。

　そこで，被害者供述の信用性を補強するため，被害者心理に関する精神科医・臨床心理士等の「被害者の現実を知る」専門家の意見が重要になり，その専門家意見の根拠となるエビデンスの一環としてポリヴェーガル理論が重要であると思われる。

4．トラウマ記憶の特性に関する理解の必要性

　トラウマ記憶は，時間的・場所的に定位されず，未統合なまま長期記憶に保存され，トリガーによりフラッシュバックを生じるなど，日常的な出来事に関する非トラウマ記憶と異なる特性を有し，想起すると脳の言語野が不活性化するため供述が困難であることが，fMRIを用いた実験により確認されている（ヴァン・デア・コルク他編，2001）。

　日常的記憶（例えば昨日の食事内容）は覚えるのに苦労するが，トラウマ記憶（レイプ体験など）は忘れるのに苦労する。臨床心理士が患者にトラウマ記憶を忘れさせようとしてもなかなか忘れないし，トリガーによってフラッシュバックが生じてトラウマ体験の記憶が蘇ってしまう。つまり，日常的記憶とトラウマ記憶とでは，全く記憶のメカニズムが異なり，関与する脳の部位も異なることが近年の脳科学から判明している。裁判官は，被害者の記憶の正確性を吟味するに当たり，記憶心理学の専門家の意見を参考にする

ことがあるが，記憶心理学は基本的に実験心理学であり，実験倫理上，被験者にトラウマを与えることはできないので，日常的記憶に関する学問であって，トラウマ記憶のように実験が困難なもののメカニズムに関しては適用すべきでないことに留意すべきである。

また，裁判官は，法廷で偽証罪の制裁の下に裁判官の面前で証言させることが最も信用性の高い供述を得る方法であると信じているようであるが，性被害のようなトラウマ体験をした被害者にとっては，法廷のようなストレスの高い場面で証言を求められることは，言語野が不活性化した状態に陥るため，正確な情報を引き出すには最も不適切な環境であることを知るべきであろう。

V　被害者心理の鑑定人が行う鑑定の在り方

1．鑑定事項

鑑定事項は，被害者供述の真偽ではなく（その判断は裁判所の専権事項である），事案にもよるが，概ね以下の事項である。

①被害者の現在の精神症状の有無・内容・程度

②被害者の供述する被害内容と被害者の現在の精神症状との医学的／心理学的整合性（被害者供述を前提とした場合に，被害時及び被害後の被害者の言動や症状が医学的／心理学的に合理的に説明し得るか）

③他の原因により被害者の現在の精神症状を全て説明し得るか。

鑑定書は，①鑑定人が直接診察（観察）した被害者の精神症状と，②同症状の原因に関する専門家意見から成る。

また，被害者の証人尋問が予定されている場合は，供述不能（刑事訴訟法321条1項2号前段の要件）か否かも鑑定事項になり得る。供述不能が認められれば，被害者の捜査段階の供述調書又は司法面接DVDに証拠能力が認められ，被害者は法廷証言という苦痛を回避し得るので，今後より重要になると思われる。

さらに，被害者の精神症状の有無は，「強制性交／強制わいせつ致傷罪」

の成否を決し，重要情状でもあるので，鑑定事項になる場合もある。

2．鑑定方法

　通常，鑑定人は，提供された鑑定資料を読んだ上，被害者を問診し，心理検査を行うなどし，鑑定書（法的には「意見書」も同じ）を作成する。

1）被害者の現在の精神症状

①診断基準。DSM又はICDなどの国際的に確立した診断基準に基づく。性被害者によくある症状は，（複雑性）PTSD，抑鬱状態，摂食障害（体重の推移，BMI値等）等である。

②治療状況，投薬状況，入通院状況。休学・休職状況等の被害者の客観的状態や介護者らの観察等から，症状の程度及び予後予測を示す。

③必要な場合，被害者が供述不能か否かも意見を書く。

④被害者に現在精神症状が見られない場合，被害時の精神症状につき，周トラウマ期解離質問紙（PDEQ）や周トラウマ期苦痛質問紙（PDI）に基づき評価し，その後PTSD等を発症しなかった合理的理由（被害者に脆弱性がなかった，被害が暴力的・侵襲的・長期的でなかった，被害後に周囲のサポートがあったなど）を示す。

2）心理的受傷原因に対する専門的知見に基づく鑑定意見

①機序（メカニズム）

　一般的に，人は，トラウマティック・ストレスを受けた場合，友好反応（腹側神経系優位な反応）で対処できず，さらに闘争／逃走反応（交感神経優位な 反応）で対処できないと，凍りつき反応（背側神経系優位な反応）に陥り，迎合反応（腹側神経系と交感神経系の複合的反応と想定される）を示すなどの医学的／心理学的機序の説明。

②エビデンス

　その機序のエビデンスとして，臨床専門家としての自験例，各種研究論文・調査報告書・統計資料等を引用して説明する。

　<u>このエビデンス部分で，機序を科学的に説明し，臨床例を科学的に裏付け</u>

てくれるのが，ポリヴェーガル理論である。経験豊かな優れた臨床家であればあるほど，ポリヴェーガル理論が自己の患者の症状をよく示すことに気付き，説得力を持って機序を説明し得るであろう（そして，より多くの臨床家がポリヴェーガル理論を臨床応用することにより，「理論」が「現実」であることを示せれば，エビデンスとしての価値が益々高まり，より普遍的なものになる。）。

③被害者への当てはめ

　㋐被害者の供述する被害が，トラウマティック・ストレスに該当すること。

　㋑被害者の示す症状・言動が，そのような被害を受けた者が陥る症状として，医学的／心理学的に整合性があり，説明可能であること。（必要に応じ，他の実例とも類似していることの指摘）。

　㋒被告人・弁護人等が主張する（と想定される）他の可能性の排除。被害者が，被告人の主張するような虚偽供述をしていると仮定した場合，被害者の症状・言動に説明が付かない点があること[注11]。

3．鑑定資料

1）提供される鑑定資料

　警察官・検察官が捜査して鑑定人に提供すべき鑑定資料は，主に以下のものである。

①客観的で争いのない事実関係に関する資料（客観的記録，当事者間に争いのない事実など）

②被害者の供述調書等

③被告人の供述調書等

注11）例えば，被害児が父親から性的被害を受けたと供述し，抑うつ状態に陥って不登校になった事例において，父親は，「一切性的行為をしていない。娘は学校の成績が低下してサボりたいだけで，私の叱責を回避したくて虚偽供述している」と主張しているとする。父親の主張どおりとすれば，父親の身体虐待（これは父親も躾として自認）だけ言えばよく，性的虐待を言う必要がない，被害児は一時保護所で落ち着くと勉強に意欲を示していたなどの事情は説明が付かない一方，性虐待の後遺症として成績低下はよくあることである。このように，弁護人は，しばしば，原因（性虐待）と結果（成績低下・性非行等）を逆転させた弁解を主張するが，惑わされてはならない。

また，争点が何か，裁判所の関心事項は何かについても，教示しておく必要がある。

2）鑑定人が自ら収集する鑑定資料

①被害者の問診

②被害者の心理検査

③その他：鑑定人が自ら関係者を聴取する場合もあれば，検察官に連絡して追加資料の提供を求める場合もある。

4．捜査官がポリヴェーガル理論を知る必要性

鑑定人が，被害者の反応や症状を的確に判断するための鑑定資料を証拠化する上で，捜査官は，ポリヴェーガル理論について最小限の知識が必要である。

1）被害直後の被害者の様子

被害者が被害時に凍りついていたか否かについては，被害直後の被害者の様子を観察していた者（初期対応の警察官，初療時の担当看護師，付き添った親族・友人等）から，被害者が語った言葉はもちろん，被害者の様子を詳しく聴取しておくべきである。

このような初期の開示経緯は，証拠化されないことが多いが，関係者の記憶の鮮明な間に早期に証拠化しておくことが望ましい。

2）被害時の負傷

凍りつき時，人は，β-エンドルフィン等の作用により痛みを感じないが，凍りつき解除後に痛みを正常に感じるようになる。被害者は，しばしば，怪我をしていても「痛くなかった，怪我に気付かなかった，後で気付いた」などと言う。

被害者のこのような供述を不合理な供述・無意味な供述として無視するのではなく，きちんと供述調書に記載しなければならない。

3）なぜ被害者に「なぜ抵抗しなかったのか？」と聞いてはいけないのか

　捜査官は，「なぜ（そばに通行人がいたのに）助けを求めなかったのですか？」「なぜ抵抗／逃走しなかったのですか？」など，「なぜ」という非難的な質問をしてはならず，その代わりに，「助けを求めようと思いましたか？」「声は出ましたか？」「身体は動きましたか？」「身体に力は入りましたか？」などと凍りつき反応を具体的に聴取していく必要がある[注12]。

　ポリヴェーガル理論によれば，人の神経系には，交感神経系と副交感神経系の２つだけではなく，後者には背側神経系と腹側神経系とがあり，より原始的な背側神経系の働きにより凍りつき反応が生じる。つまり，大脳で理性的に「ここは動いた方（抵抗・逃走）が合理的である」と考えるより前に，背側神経系の働きにより心身が凍りつい（不動化）てしまい，抵抗・逃走できないという不合理な行動として表れてしまうのである。

　凍りつき反応が被害者の意思に基づく選択ではなく，被害者自身も理由など説明できず，自動的に，被害者の想定外で生じている神経生理学的反応であることを理解していれば，「なぜ」を使ってはいけないことが分かるはずであり，凍りつき反応について何をどう聞けば良いのかが分かるはずである。

5．ポリヴェーガル理論の実証性

　ポリヴェーガル理論で提示される凍りつき反応は，災害大国日本において，被災時の被災者の行動として疫学的にも実証されているといえる。東日本大震災の際，多くの人は，地震があれば津波が来る危険があると知っていたにもかかわらず，正常性バイアス[注13]のために直ちに避難行動を取らず，実際に津波が迫ってきたときには凍りつき反応のため避難行動がうまくできず，多くの人命が津波によって失われた。そして，震災後の避難所においても，

注12）田中嘉寿子（2018）改正刑法の性犯罪の暴行・脅迫要件の認定と被害者の『5F反応』. 甲南法務研究，14号；65-72.

注13）認知バイアスの一種で，リスクがあっても正常範囲内と誤認し，リスク認知が遅れ，リスクを過小評価し，回避行動が遅れる。田中嘉寿子（2015）性犯罪の被害者の供述の信用性に関するあるべき経験則について――防災心理学の知見の応用：正常性バイアスと凍り付き症候群. 江南法務研究，11号；57-70.

凍りつき反応が続いてエコノミークラス症候群で亡くなる方も少なくなかった。

彼らは，自己の意思に基づく選択の結果凍りついていたわけではなく，自動的に凍りつき反応が生じ，死に至ったのである。

このように，人間は，異常な状況に対し，凍りつきという不合理な行動しか取れないことが少なくない。凍りつき反応は，異常な状況に対する正常な，普通の反応なのである。

性被害者も，同様に凍りつき反応に陥り，凍りつき状態の間に物理的にも抵抗困難な状態に陥り，被害に遭ってしまう。

6．非「凍りつき」状態との比較

刑事裁判の事実認定においては，犯罪を非犯罪と比較検討することも大事である。

性被害者が凍りつき状態（一方的に性行為をされている）にある一方，双方の真の合意に基づく性行為の場合，合意の背景が愛情・性欲・利害関係等のいずれであっても，相応の相互的な反応があり，両者は似て非なるものである。

ポリヴェーガル理論では，しばしば「安心・安全」がキーワードとして出てくる。人がセックスで安心・安全を感じるには，相手方との信頼関係に基づく相互的な関係性を前提に，個々の性行為に至るまでの経緯において自己の安心・安全性を相手方にアピールした上で，相手から真の「同意」を得ることが必要である。

近時，性犯罪事件の刑事裁判では，同意の有無が争点となった場合，裁判所は，①相手方が性的関係に同意することが期待し得る関係性があったか，②性的行為に至る経緯において，「明示の同意」があったかを重視し，それらがなかった場合，原則として被害者の不同意が事実上推認され，例外的に被告人が被害者の「黙示の同意」があったことを示すと主張する間接事実の合理性を吟味するという手順で事実認定が行われることが多い。

しかし，コロナ禍以後の世界において，「黙示の同意」があり得るだろうか？　性的行為は感染必至の超濃厚接触である。「私は感染者ではない」こ

とをアピールして性的関係に至ることに「安心・安全」を感じさせてくれない限り，誰が性的行為に同意するであろうか？　たとえ夫婦であっても「あなた今日飲み会に行ったでしょ。危ないから最低1週間セックス禁止！」と言われてもおかしくない時代である。

「黙示の同意」を主張する被告人の多くは，「認知の歪み」を抱えており，「同意誤信」弁解は，近年まで，ジェンダーギャップ指数先進国中最下位の日本の常識に基づいて裁判でも通用していた[注14]。しかし，2019年に生じたフラワーデモ等を経て徐々に故意の認定においては「一般人」が客観的状況を見て不同意が認識できれば同意と思ったとの弁解は「認知の歪みにすぎない」などとして同意誤信弁解が通用しなくなりつつある[注15]。

裁判所が想定する「一般人」のジェンダーギャップ指数が上昇し，性被害者の凍りつき反応が「一般人の常識」となるかどうかによって，今後の性犯罪に関する裁判が変わる可能性がある。

また，少なくとも，性被害者に関わる者の間で，ポリヴェーガル理論に基づく凍りつき反応に関する理解が深まれば，被害者に対し，「あなたは何も悪くない」と心の底から言え，被害者に対する心理教育も深みが出て被害者支援がより良いものになると思われる。

注14) 福岡高裁宮崎支判平成26年12月11日（判例秘書L06920607）準強姦被告事件（原審・控訴審とも無罪）　被告人A（56歳）が，ゴルフ教室の生徒である被害女性V（18歳）に対し，VがAに従順で恩師として尊敬・信用していることに乗じ，ゴルフ指導の一環との口実でホテル客室内に連れ込み，「お前は度胸がないからゴルフが伸びない。俺とエッチをしたらゴルフは変わる。」等と言って押し倒し，強い衝撃を受けて極度に畏怖・困惑し，心理的抗拒不能状態に陥ったVを強姦した事案において，Vの抗拒不能を認めながら，Aは「心理学上の専門的知見は何ら有しておらず，かえって，女性の心理や性犯罪被害者を含むいわゆる弱者の心情を理解する能力や共感性に乏しく，本件後の被害者の両親に対する言動等に照らしても，むしろ無神経の部類に入ることがうかがわれる」ため，抗拒不能の認識がなく故意がないとして無罪とした。

注15) 福岡高判令和2年2月5日（判例秘書L07520118）準強姦被告事件（原審は誤信弁解を認めて故意がないとして無罪。控訴審で破棄・自判，懲役4年）。被告人Aが，サークルの懇親会の飲食店内において，被害女性Vが飲酒酩酊のため抗拒不能であるのに乗じ，Vと性交をした準強姦事件において，Aが飲酒酩酊のために眠り込んで抗拒不能の状態にあったVを直接見ている以上，Vの抗拒不能状態を認識していたと推論するのが当然であり，酩酊状態のVが「同意」できるはずがなく，Aの「（同サークル懇親会では従前から）女性に対して安易に性的行動に及ぶことができると考えていた」との同意誤信弁解に対し，「非常識な発想を誤信の根拠とすること自体が不合理である」と一刀両断して排斥した。

　ポリヴェーガル理論では，友好反応・迎合反応[注16]と関連の深いオキシトシンの研究と合わせて更に友好反応・迎合反応についても研究が進んでいる。凍結反応と友好反応・迎合反応という裁判官に誤解されやすい被害者の反応に関する科学的研究と臨床応用が進み，専門家が法廷に真に科学的な正義を提示し，被害者の保護が進むことを期待している。

文　献

Summit, R. C. (1983) The Child Sexual Abuse Accommodation Syndrome. Child Abuse and Neglect, 7; 177-193.
ヴァン・デア・コルク他編（2001）トラウマティック・ストレス――PTSD およびトラウマ反応の臨床と研究のすべて．誠信書房.

執筆者略歴

田中　嘉寿子（たなか かずこ）
東京高等検察庁　検事。
昭和 63 年京都大学法学部卒，平成 3 年検事任官後，各地検，大阪高等検察庁検事等を経て現職。武蔵野大学通信教育部人間科学科心理学専攻で学位取得。

注 16）前掲田中（2018）における「5F 反応」（友好・逃走・闘争・凍結・迎合反応）参照。

5．性加害受刑者処遇カウンセリング

再犯リスクの高い性犯罪者の理解と治療
——ポリヴェーガル理論の臨床応用可能性——

糸井岳史

I　はじめに：性犯罪者処遇プログラムの課題とポリヴェーガル理論

　2006 年の「刑事施設及び受刑者の処遇等に関する法律」の施行に伴い，「刑事施設における性犯罪者処遇プログラム」（以下，「プログラム」）が開始された。2023 年 4 月現在，プログラムの開始から 17 年以上が経過し，効果検証も行われている。法務省矯正研修所効果検証センターによる分析（2020）によると，プログラム受講群の性犯罪の再犯率が 15％（出所後 3 年以内）であるのに対して，比較対照群（非受講群）のそれは 22.5％であり，この差は統計的に有意であった。総じて言うと，プログラムは出所後の再犯率の低下に貢献している。

　一方で，効果の不十分さも指摘されている。性犯罪につながる問題性が最も大きい「高密度受講群」の再犯抑止効果が十分ではなかった。性犯罪の類型別では，「強制わいせつ事犯者」，「迷惑行為防止条例事犯者」（電車内でのちかん行為），「被害者が 13 歳未満の者」（小児への性犯罪者）で再犯抑止効果が認められなかった。

　再犯抑止効果が認められなかった，再犯リスクの高い性犯罪者（以下，「高リスク性犯罪者」）に共通する特性は，性犯罪が嗜癖化し，習慣行動化していることであった（性犯罪者処遇プログラム検討会，2020）。高リスク性犯罪者の効果的な治療のあり方を探求していくためにも，嗜癖的な性犯罪の機序を理解する必要がある。

　ポリヴェーガル理論（Polyvagal Theory）は，嗜癖の理解に，神経生理学
的な側面から光を当てる。嗜癖的な習慣行動を維持する神経基盤を，逆境体
験を生き延びるための神経系の反応として，発達的に理解する知見を提供す
る。嗜癖的な性犯罪者の治療は，もつれた糸をほぐすような作業でもあり，
神経系も含めた性犯罪の発達的な成り立ちを理解することは，効果的な治療
につながる不可欠な知見である。

　以上をふまえて本稿では，刑事施設に収監される性犯罪者の中でも，高リ
スク性犯罪者に焦点を当て，嗜癖的な性犯罪の発達的な成り立ちについて検
討する。特に，嗜癖的な性犯罪が形成される過程では，「逸脱した性的空想」
（deviant sexual fantasies；以下「性的空想」）が鍵概念となるので，性的空
想の機能の比較的詳細な記述を試みる。最後にポリヴェーガル理論から理論
的に導かれる，嗜癖的な性犯罪の機序と治療上の留意点を呈示して，高リス
ク性犯罪者の効果的な治療方法の進歩に，ささやかながら貢献をしたいと思
う。

II　嗜癖的な性犯罪の発達的成り立ち

　Marshall & Barbaree（1990）は，統合的性犯罪原因論（integrated theory
of etiology of sexual offending）の中で，逆境的な環境から性犯罪に至る発
達的な過程を論じた。Marshall & Barbareeの発達的な記述を準拠枠に，複
数の先行研究を加えて，嗜癖的な性犯罪が形成されていく過程を概観する。

　性犯罪者の成育歴には，身体的虐待，情緒的虐待，ネグレクト，性的虐待
などの，小児期逆境体験（Adverse Childhood Experiences；以下「ACE」）
が認められる（Whittaker et al., 2008；Seto & Lalumiere, 2010）。またACE
に伴いやすい「安全ではない愛着スタイル」の影響も，彼らの発達に反映さ
れる（Smallbone, 2006）。

　Winicott（1971）やTomasello（1999）が述べたように，子どもは，養育
者が抱く子どもの表象を読みとり，取り入れることにより自己概念を形成
する。安全ではない愛着スタイルは，「自分が望まれてこの世にいる」（岡
野，1996）という自己感の基底をなす感覚を曖昧にしてしまい，不安定でう

つろな自己像を形成する。「有害な恥」（toxic shame）「ソマティックな恥」（somatic shame）と呼ばれる，「基本的な自己感覚と基本的な身体的体験が，『恥』の体験を巡って構成」されるほどの，否定的な自己概念を抱くようになる（Kain & Terell, 2018）。

対人関係の困難も現れる。不安定な養育者の下では，わずかな愛情や承認を得るために，養育者の気まぐれに合わせるように調整する生き方が余儀なくされる。「受け入れられたい」という甘えと依存の欲求は，常に拒絶される恐怖と隣り合わせにある。養育者から必要なケアを引き出すために，相手の意向に敏感になり，顔色を窺い，その場で期待された自己像を呈示できなければならない。この対人関係のあり様が標準となり，親密な関係性を得ようと接近すると，拒絶される不安や緊張を抱くようになる。拒絶のリスクを避けるために，対人関係は受動的で迎合的になるか，回避的で孤立しがちになる。

先行研究によって繰り返し抽出される，性犯罪者の「低い自尊心」「親密な関係を築くことの困難」「不安・孤独感の強さ」等の特性は（Whittaker et al., 2008；Seto & Lalumiere, 2010），ACEを起点とした発達過程の中で，必然的に生み出されてきたものである。

このACEに始まる心理的苦痛を，性的空想を使って調整しはじめることが，将来の嗜癖的な性犯罪の予兆となる（Maniglio, 2010/2011/2012）。性的空想は，協同調整を体験できず，適切なコーピングスキルを育てられなかった子どもにとって，数少ない「自己治療」（Khantzian & Albanese, 2008）の手段となる。上述の報告書（性犯罪者処遇プログラム検討会，2020）でも，性的空想は嗜癖的な性犯罪と強い関連性があることが指摘されている。

III　嗜癖的な性犯罪の悪循環サイクル

心理的苦痛への対処としての性的空想が，嗜癖的な性犯罪に移行していく理由は，性的空想が，悪循環のサイクルを形成するからである。ここでは，嗜癖的な性犯罪を形成する悪循環のサイクルを，1. 性的空想の「自己持続的なサイクル」（Maniglio, 2011），2.「行動する解離」（津田，2019）による感

情のまひ，3.「恥辱のループ」（Scheff & Retzinger, 1997）の3つの側面から
考察する。

1．性的空想の「自己持続的なサイクル」

　性的空想には，現実の不足を補うという意味がある。例えば，親密な関係
性を築くことに困難があると，親密性の不足を性的空想の中で満たすように
なる。性的空想は，その時々に欠乏した心理的要素を，必要なだけ加えるこ
とを可能にする。特に，現実の「不動」を，空想における「可動」に，現実
の受動や迎合を，空想における能動や支配に転換して生きることは，性犯罪
者の性的空想のテーマになりやすい。彼らは，性的空想の中で，思い通りに
生きる。

　しかし，性的空想による心理的苦痛への対処は，生きづらさの根っこにあ
る問題を解決しない。むしろ空想で現実の不足を埋めれば埋めるほど，現実
とのずれは拡大し，問題は増幅される。心理的苦痛を軽減する効果は短時間
しか作用せず，すぐにもとの惨めな自分に戻ってしまう。すると，より必要
な要素を求めてイメージは修飾され，性的空想の頻度は増し，日常的に意識
を侵蝕するようになる。Maniglio（2011）が，性的空想の「自己持続的なサ
イクル」（self-perpetuating cycles）と呼んだ悪循環が生み出される。

　現実で得られないからこそ，性的空想に依拠してきたにもかかわらず，現
実とのずれが拡大していくと，その空虚さに気づきはじめる。そもそも空想
の世界に生きる静的な「可動化」は，本物の可動化を志向する交感神経系に
は物足りない。ここで性的空想の力を取り戻すために，空想を現実のものに
しようとする倒錯が生まれる。性的空想が心理的苦痛を取り除く手段として
十分に機能しなくなった者にとって，残された「もう一つの対処」が，性犯
罪の実行である（Maniglio, 2011）。性犯罪の実行は，現実の他者に迎合的な
「受動」と，空想の儚い「能動」を止揚し，「現実の能動」を作り出す。

　しかし，その実行の過程でも，性的空想と現実との間には，ずれが生まれ
る。現実は，けして空想通りにはならない。「理想の被害者」がいない，性
犯罪が実行できる状況にない，邪魔が入る，被害者の抵抗にあうなどの，思
い描いたストーリーとは異なる展開が生まれる。そのずれを埋めるように性

的空想は修正され，空想の完全な再現のために，より緻密に計画がたてられ，次の実行への準備が整えられる。こうして性的空想と現実との間を行ったり来たりしながら，性的空想を生きる空虚さが「克服」される。同時に，性犯罪の手口は洗練され，計画から実行へと導くようになる。

性的空想と現実の相互作用に伴う手口の進化は，多くの性犯罪の類型で認められる。例えば，薬物を用いた性犯罪（レイプドラッグ）では，使用される薬物の種類や量，飲み物にまぜるタイミングなどにおいて，「失敗」を繰り返す中で，イメージ通りに性犯罪を遂行するための絶妙なスキルが習得されていく。だから性犯罪者が「成功」したときに，それが「初めての性犯罪でした」ということはまずない。

2．「行動する解離」による感情のまひ

心理的苦痛への対処として，性的空想をくり返し使用するもう一つの弊害は，感情をまひさせることである。

対処としての性的空想は，「負の強化」の原理に基づき，否定的な感情と性的空想との間に強固な結びつきを作りあげる。すると「嫌な気分」になる度に，性的空想が着想されるようになる。例えば，怒りと性が対になると，妻とのささいな口論の後に，怒りのはけ口として性的空想が開始され，性犯罪への渇望が生まれるようになる。

さらに，はじめは特定の状況や感情（例えば上記の「怒り」）と結びついていた性的空想は，しだいに特異性を失い，ささいな感情的な不快さや動揺のみでも誘発されるようになる。この機能は，性犯罪者のパーソナリティの重要な構成要素となる。発達過程で構築された解離も重なり，瞬時に嫌な気分を封じ込めることを可能にする。彼らは，性的空想を多用することで，苦痛を耐えうる鈍感さを手にいれて，「タフ」になる。津田（2019）が「行動する解離」と呼んだ，嗜癖による解離が完成する。

ただしその代償として，内的感覚や感情の機微を無視して生きることにもなる。「ニューロセプション」（Porges, 2017）は機能せず，自分が置かれた状況の意味を読み取り，内受容感覚の導きに従って意思決定をするソマティックな精神の働きは失われる。もともと受動的で面白みのない現実から，

生き生きとした感覚や喜びも失われていき，現実はいっそう無味乾燥なものに感じられる。やがて性犯罪だけがリアリティのある体験として残されて，「生きている」という実感を求めて，ますます性犯罪の中に生きるようになる。

3．恥辱のループ

　こうして性犯罪者は，性犯罪が心理的苦痛から自己を救済し，「生きがい」を与えるかのような錯覚を手に入れる。しかし，社会からとうてい受け容れられず，忌み嫌われる性犯罪という手段は，むしろ心理的苦痛を強めてしまう。ここで感じる代表的な感情として恥と無力感がある（Gruber et al., 2014；Prove & Howell, 2006）。

　性犯罪の実行は，「性犯罪をやめられない，ダメな自分」として返ってくる。明らかに彼らの自己を傷つけて，恥と無力感を強めてしまう。その恥と無力感を取り除こうとして，より刺激的な性犯罪を渇望するようになる。Scheff & Retzinger（1997）は，このサイクルを「恥辱のループ」（shame-rage loops）と呼んだ。彼らは，このループを自分では止められなくなり，最終的に「早く捕まりたい」とさえ思うようになり，自己破壊的に逮捕されるリスクの高い性犯罪を大胆に実行するに至る。

　また，恥と無力感を払拭しようとする過程では，性的覚醒に怒りが随伴することが多い。性的空想に怒りが加わると，恥と無力感から脱け出すことを容易にする。恥という耐え難く不快な感情は，怒りに転化されることで許容できる感情に変わる（岡野，2014）。恥は感じる間もなく一瞬で怒りに移行し，怒りが性的覚醒を誘発する。怒りと性的覚醒が同期するようになると，性的空想はサディスティックな内容に変容しやすい。サディスティックな性的空想の中身は，性犯罪そのものであり，性犯罪への動因を強めていく。

IV　ポリヴェーガル理論から見た嗜癖的な性犯罪の機序

　嗜癖的な性犯罪の悪循環サイクルが形成される過程を3つの側面から考察

した。この３つの悪循環サイクルについて，ポリヴェーガル理論による理解を試みる。

　第１の性的空想の「自己持続的なサイクル」では，現実の不動を可動に，受動を能動に転換することが，性的空想の機能であった。第２の「行動する解離」では，不快な感情を封じ込めるのと同時に，「生きている」という感覚を取り戻すことが，性的空想の機能であった。第３の「恥辱のループ」では，恥と無力感を払拭することが，性的空想の機能であった。

　以上の現象を，ポリヴェーガル理論の視点から整理すると，嗜癖的な性犯罪の悪循環サイクルの類似性が見えてくる。不動，受動，恥などの，先行する現実の事象は，「凍りつき」，または「虚脱」と呼ばれる状態であり，これは背側迷走神経複合体（以下「背側」）の活性化が強い状態である。一方の，性的空想を含む性的覚醒は，交感神経系と副交感神経系（大島，1989），交感神経系（以下「交感系」）と腹側迷走神経複合体（以下「腹側」）の双方を活性化させる（津田，2019）。ただし性犯罪に伴う性的覚醒は，怒りの要素が強いことから，腹側に比し交感系の作用が大きいと推測される。つまり，「心理的苦痛への対処としての性的空想，性犯罪の実行」という現象は，背側優位の状態から，交感系優位への移行を伴う点で共通している。この神経系の活性化の移行が，悪循環サイクルの始まりとなる。

　悪循環サイクルが形成される神経系の働きを，もう少し細かく見ていきたい。嗜癖的な性犯罪者の再犯のトリガーとして，急性の気分変動が指摘されている（Serran, 2006）。急性の気分変動は，もともと脆弱で不安定な自己概念を揺さぶるような出来事がトリガーとなる。例えば，誰かに「侮辱された」「拒絶された」「誰からも相手にされない」と感じるようなことがある。すると恥が刺激されて，背側が活性化し，無力感の中に閉じ込められてしまう。この状態から抜け出すために，性的空想が開始される。性的覚醒によってもたらされる交感系の活性化やドーパミンの分泌が，一時的に「生きている」という鮮明な感覚を取り戻す。トリガーとなった出来事の中で感じた屈辱から，性的覚醒に怒りが伴い，さらに交感系が賦活する。性犯罪者は，交感系が活性化されることで，背側による凍りつきを，解除できたかのように感じる。

　しかし，腹側の関与が不十分なまま，交感系を過度に活性化させることで，

背側の働きを抑制しようとしても，交感系の活性化が，背側の活性化を誘発してしまうので，背側優位の状態から抜け出すことにはならない。背側を車のブレーキに，交感系をアクセルに例えるのであれば，ブレーキの働きを打ち破ろうとしてアクセルを踏むと，アクセルの強さに拮抗するようにブレーキが踏まれ，「共活性化」を招いてしまう。この交感系と背側の共活性化こそ「行動する解離」の神経基盤であり（津田，2021），嗜癖的な性犯罪を維持する神経生理学的な機序である。

V 嗜癖的な性犯罪者の治療：ポリヴェーガル理論のプログラムへの臨床応用

　刑事施設におけるプログラムは，6〜8名程度の小集団で行われる。以下，この治療の小集団のことを「グループ」，プログラムの受講者（性犯罪の受刑者）を「メンバー」，指導担当職員を「臨床家」と呼ぶ。

　ところで，プログラムが採用する集団精神療法には「グループ・プロセス」と呼ばれる，集団の成長と，メンバー個人の成長が，時間的経過とともに相互作用しながら展開する過程がある。ポリヴェーガル理論が重視する社会的関与の神経（腹側）への影響という意味でも，グループ・プロセスは重要であると考え，この視点を含めて考察する。

　また，嗜癖的な性犯罪から離脱するためには，悪循環サイクルから明らかであるように，少なくとも以下の3つの課題がある（課題の順序は，グループ・プロセスに沿うように，並べ替えた）。

　1.「恥辱のループ」からの離脱
　2.「行動する解離」による感情のまひの緩和
　3.「性的空想」から，現実の「可動・能動・自律」へ

　前項で触れたように，悪循環サイクルには，ポリヴェーガル理論で説明可能な共通の神経基盤があることから，ポリヴェーガル理論の視点を取り入れることにより，上記の3課題に対して，効果的に取り組むことが可能になると思われる。ポリヴェーガル理論の視点をふまえた治療上の留意点について順に述べる。

1．「恥辱のループ」からの離脱

　嗜癖的な性犯罪に認められる恥辱のループの神経基盤は，背側と交感系の相互増強による共活性化であった。共活性化が嗜癖的な性犯罪を維持する機序であると仮定すると，恥辱のループから離脱するためには，恥と怒りと性的覚醒の結びつきを解きほぐし，神経系の共活性化のパターンを修正する必要がある。

　しかし，プログラム開始時には，臨床家や他のメンバーに対する信頼もなく，恥や不信などの否定的な感情が刺激されやすい。恥が刺激されると，背側優位の状態に陥り，次に背側から脱け出そうとする従来のパターンが活性化される。恥が怒りを誘発し，プログラムへの抵抗や臨床家への攻撃性として現れる。

　このグループワーク初期に見られる抵抗やメンバー同士のトラブルは，絶好の治療機会となる。否定的感情を抱くメンバーに，他者の意向や顔色ではなく，自分の内側に注意を向けること，感情に触れること，感じたことを表現することを促し続ける。臨床家は，その気持ちと表現を，受け止める。「話したくない」というメンバーには，〈「話したくない」とは，どういう気持ちか〉と問う。「誰も信じられない」「秘密が漏れるのが不安」「（プログラムには）何も期待していない」「性犯罪をやめるつもりはない」などの後ろ向きで，ネガティブで，攻撃的な表現を，率直な表現として歓迎する。

　ここから，恥（背側）と怒り（交感系）の共活性化の修正が始まる。否定的な感情や体験を表現することは，恥や怒りを一時的に強め，背側や交感系を活性化させるものの，その表現を，臨床家の腹側が受け止めて理解することで，穏やかになる。恥が，性的空想に転化されることなく，怒りが恥に戻ることを防ぎ，エネルギーが放出されて「落ち着く」という感覚を得る。「表現し」「受け止められ」「落ち着く」，これをひたむきに繰り返す。この体験の繰り返しの中で，恥と怒りと性的覚醒の結びつきが解体されて，恥辱のループからの離脱が可能になる。

　大切なことは，メンバーが語り，臨床家が傾聴し，理解したことを伝え返す過程の一部始終は，他のメンバーも注視していることである。グループワークの参加者は，他のメンバーの発言が臨床家にどのように扱われるのか，

じっと見ている。この時，臨床家の神経系を含めたあり様が，すべてのメンバーの神経系を左右する。他のメンバーが表現し，臨床家に理解される過程を観察することは，疑似的に自己の体験となり，「表現して，落ち着く」という神経系の発達を促す。「話してもムダ」「話しても傷つくだけ」という過去の体験に基づく表象は修正され，自分もまた表現したいと思うようになる。

2．「行動する解離」による感情のまひの緩和

プログラムへの期待が高まると，これまで「誰にも話せなかった」体験が想起されるようになり，表現されるようになる。親から受けた虐待や差別，両親の離婚，自分が受けた性被害，いじめ被害，女性からの拒絶など，恥で構成された体験が語られて共有される。恥は，個人の中に隠され秘密にされているから恥なのであり，開示され，共有され，社会化されたら恥ではなくなる。

恥の共有は，グループの凝集性を強める。凝集性の高いグループは良質な「器」となり，「腹側で囲い込む安全空間」（津田，2021）となる。否定的な感情を調整し，問題解決のモデルを呈示する，「愛着」として機能するようになる。グループの器としての機能が高まるほど，メンバーは安心して自己の否定的な体験を開示して，恥の荷下ろしができるようになる。グループの凝集性が表現性を引き出し，表現性が凝集性をさらに強める，という好循環が生まれる。

恥が軽減されると，背側の活性化が緩和される。背側が緩和されると，交感系の活性化も緩和される。共活性化とは逆向きの相互作用が生まれて，「行動する解離」を弱体化する。恥の荷下ろしとともに，不安定な自己概念も修正され，内側から自己を脅かす恐怖に振り回されなくなる。慢性的な不快を，性的空想で遮断する必要がなくなり，性的空想への強迫的移行を止める。恐れずに感情に触れ，自己の感情を生きることができるようになる。

3．「性的空想」から，現実の「可動・能動・自律」へ

ここまでくると，グループは自律的に展開するようになる。臨床家の強い

ガイダンスなしに，グループワークが成立し，問題解決する力をグループが持ちはじめる。グループの力は，やがてメンバー個人の力として委譲される。ただし，この時点では，メンバーの神経系が整ったという印象はない。グループという器の力が補助自我的に機能することで，それぞれの脆弱な腹側を支え作動させる。

　グループが愛着の機能を持ち，メンバーの腹側が働くようになると，これまで性的空想と性犯罪の中でしか実現できなかった可動と能動を，グループの中で試すことができるようになる。この時，グループという安全空間は，現実の社会そのものではないが，自己や他者との関係性を学び直す，疑似的な現実となる。この現実の社会に移行するための空間の中で，他者に働きかける練習を重ねる。やがてメンバー同士のフィードバックの精度は増し，臨床家も顔負けの分析や助言がなされるようになる。家族との手紙のやり取りや面会時の対話にも変化が現れ，率直な気持ちを語るようになる。

　現実の世界で受動的に迎合し，力で支配される無力感に終止符を打つ。恥と自己不信との闘いの課題（Erickson, 1985）を克服し，性的空想と性犯罪においてのみ実感できた，能動的な自律を，現実の中でも実現できるようになり，性犯罪を手放すことができる。

VI　おわりに

　高リスク性犯罪者の，嗜癖的な性犯罪の発達的な機序と治療上の留意点について，ポリヴェーガル理論の視点から検討を試みた。

　性犯罪からの離脱が困難な者は，逮捕され刑務所に収監されても性犯罪を繰り返し，「性犯罪をやめられないダメな自分」として自己概念を傷つける。再犯を繰り返すたびに無力感は積み重なり，この無力感がまた次の性犯罪を準備するという悪循環をうむ。本稿では，この悪循環が形成される過程を素描した。我々臨床家は，この悪循環を断ち切らなければならない。

　悪循環を止める要点として，「表現し」「受け止められ」「落ち着く」こと。凝集性の高い安全空間の中で過去を語り恥の荷下ろしをすること。現実の生活の中で能動的な可動を体験すること，というプロセスの重要性を強調した。

こうして防衛システムの神経系（交感系と背側）の共活性化が緩和され，社会的関与の神経（腹側）による統制が可能になり，嗜癖的な性犯罪を止めることができると述べた。

　しかし読者の中には，筆者が性犯罪者を「甘やかしている」という印象を抱いた者もいるだろう。性犯罪者を治療する臨床家に対しては，彼らに「加害責任を直視させる」こと。「被害者の心身に与えた被害の大きさを認識させ罪障感を持たせる」こと。彼らの問題を直面化し対決する役割が期待されることがある。

　性犯罪者に対する社会の厳しい眼差しは，被害者への影響の大きさを考慮すれば当然である。ただし性犯罪者に対する処罰感情の大きさは，「厳罰化」「GPS装着」「ミーガン法」などの再犯防止上のエビデンスもなければ効果もない，むしろ再犯を増加させ被害者を増やす，誰の利益にもならない施策への誘導に利用されてしまうことがある。性犯罪者の治療を巡る議論には常にこうした危うさがある。

　ポリヴェーガル理論は，性犯罪者を「治療」の名の下に糾弾し懲らしめることや，問題を直面化して対決を迫るアプローチが，なぜ無意味であるのか。性犯罪者を人として処遇することが，なぜ大切であるのかについての理論的根拠を呈示する。「極悪非道」「モンスター」と罵倒される高リスク性犯罪者であっても，臨床家の温かさと希望を提供する姿勢こそが，再犯抑止への近道であることを，ポリヴェーガル理論は科学の力で教えてくれる。

　厳罰化を煽る冷静さを欠いた議論に流されることなく，ポリヴェーガル理論に代表される神経系の科学に導かれ，確実に性犯罪を止める臨床の科学を打ち立てるために，今後も地道な努力を続けたいと思う。

引用文献

Erickson, E.H. (1950) Childhood And Society.（仁科弥生訳（1977）幼児期と社会 I．みすず書房）

Gruber, D., Hansen, L., Soaper,K. et al. (2014) The role of shame in general, intimate and sexual violence perpetration. In Psychology of shame: New Research, Nova Science, New York.

法務省矯正研修所効果検証センター（2020）刑事施設における性犯罪者処遇プログラム受講者の再犯等に関する分析.

Kain, K., Terell, S.J. (2018) Nurturing Resilience: Helping Clients Move Forward from

Developmental Trauma. Barkeley. Calfornia, North Atlantic Books.（花丘ちぐさ・浅井咲子訳（2019）レジリエンスを育む――ポリヴェーガル理論による発達性トラウマの治療．岩崎学術出版社）

Khantzian, E.J., Albanese, M.J. (2008) Understanding addiction as self medication.（松本俊彦訳（2013）人はなぜ依存症になるのか　自己治療としてのアディクション．星和書店）

Maniglio, R. (2010) The role of deviant sexual fantasy in the etiopathogenesis of sexual homicide: A systematic review. Aggression and Violent Behavior, 15; 294-302.

Maniglio, R. (2011) The role of childhood trauma, psychological problems, and copong in the development of deviant sexual fantasies in sexual offenders. Clinical Psychology Review, 31; 748-756.

Maniglio, R. (2012) The role of parent-child bonding, attachment, and interpersonal problems in the development of deviant sexual fantasies in sexual offenders. Trauma, Violence & Abuse, 13(2); 83-96.

Marshall, W.L., Barbaree, H.E. (1990) An Integrated theory of the etiology of sexual offending. In Handbook of Sexual Assault: Issues, Theories, and Treatment of the Offender, Springer Science +Business Media. LLC.

岡野憲一郎（1996）エディパルな恥，プリ・エディパルな恥――「自分」という感覚との関わりから．日本語臨床 1　恥，星和書店.

岡野憲一郎（2014）恥と「自己愛トラウマ」．岩崎学術出版社.

大島清（1989）脳と性欲．共立出版.

Porges, S.W. (2017) The Pocket Guide to the Polyvagal Theory.（花丘ちぐさ訳（2018）ポリヴェーガル理論入門　心身に変革をおこす「安全」と「絆」．春秋社）

Prove, M, Howell, K. (2006) 小児わいせつ犯における恥の感情と罪悪感. In Sexual offendr treatment Controversial issues.（小林万洋・門本泉監訳（2010）性犯罪者の治療と処遇　その評価と争点．日本評論社）

Schef, T.J., & Retzinger, S.M. (1997) Shame, anger, and the social bond: A theory of sexual offenders and treatment. Electronic Journal of Sociology.

性犯罪者処遇プログラム検討会（2020）性犯罪者処遇プログラム検討会報告書.

Serran, G.A.（2006）性犯罪者の気分とコーピング. In Sexual offendr treatment Controversial issues.（小林万洋・門本泉監訳（2010）性犯罪者の治療と処遇　その評価と争点．日本評論社）

Seto, M.C, Lalumiere, M.L. (2010) What is so special about male adolescent sexual offending? A review and test of explanations through mata-analysis. Psychological Bulletin, 136(4); 526-575.

Smallbone, S.W.（2006）統合性性犯罪原因論をアタッチメント理論から再考する. In Sexual offendr treatment Controversial issues.（小林万洋・門本泉監訳（2010）性犯罪者の治療と処遇　その評価と争点．日本評論社）

Tomasello, M. (1999) The cultural origins of human cognition.（大橋壽夫ほか訳（2006）心とことばの起源を探る．勁草書房）

津田真人（2019）ポリヴェーガル理論を読む．星和書店.

津田真人（2021）ポリヴェーガル理論と複雑性PTSD――病態理解と治療．精神療法，47(5); 618-619.

Whitaker, D.J, Le, B., Hanson, R.K., et al. (2008) Risk factors for the perpetration of child sexual abuse: A review and meta-analysis. Child Abuse & Neglect, 32; 529-548.

Winicott, D.W. (1971) Playing and Reality.（橋本雅雄訳（1979）遊ぶことと現実．岩崎学術出版社）

執筆者略歴

糸井 岳史（いとい たけし）

川越少年刑務所処遇カウンセラー，路地裏発達支援オフィス代表。臨床心理士，公認心理師，ソマティック・エクスペリエンシング®・プラクティショナー。

著書に『なぜ私は凍りついたのか』（花丘ちぐさ編，共著，春秋社，2021年），『臨床心理検査バッテリーの実際』（高橋依子・津川律子編，共著，遠見書房，2015年），翻訳書に『ソマティックIFSセラピー』（S・マコーネル著，花丘ちぐさ監訳，岩崎学術出版社，2022年）などがある。

実践報告コラム「フェミニストカウンセリング，DV 被害者支援」

フェミニストカウンセリング，DV 被害者支援におけるポリヴェーガル理論の臨床応用　　　　椹木京子

　フェミニストカウンセリング（以下，FC）は，ジェンダーやフェミニズムの視点を持って女性を支援していくカウンセリングである。女性の生きづらさは社会の構造と深くかかわっているため，FCは社会構成主義の考え方を持ち，その理念はpersonal is politicalという言葉に表されている。

　現在の日本社会は男性中心主義で，近代より続く女性差別が根強く残った社会であり，女性は家庭や社会のあらゆる場面で困難な状況下で生きることを強いられている。ドメスティックバイオレンス（以下，DV）や性暴力など女性の問題にかかわるとそれは顕著に現れる。社会に縦横無尽に張り巡らされた女性差別的な構造によって被害者が逃げ場をなくしてしまうことは少なくない。また暴力的な環境から逃げることができても貧困や差別など新たな困難が目の前に現れる。このような構造は，女性から人としての尊厳や感情，身体をも奪うことに繋がっている。女性の抱える問題，DVや性暴力被害者支援を行う時は，この現状を理解し支援を行うことが求められる。

　DVとは配偶者や親密なパートナーからの暴力（身体的，精神的，性的，社会的，経済的，デジタルなど）のことをいい，その本質は支配とコントロールにある。それは虐待やイジメ，ハラスメントなどと構造は同じである。

　2001年配偶者暴力防止法が施行されて以来，DVの認知度は少しずつ上がっている。それと共にDVの相談件数も毎年増え続けており，特に見えづらい暴力の増加が目を引く。精神的暴力などはその最たるもので，被害者は支配・コントロールされることで混乱し，自責感や恐怖・無力感などを抱えながら苦しみ続ける。その影響は身体的暴力にも勝るとも劣らないにもかかわらず，世の中の多くの人はそのことを理解していない。

　しかしポリヴェーガル理論の視点でDV被害を見ればその影響は明らかになる。DV被害者支援をする際にFCの視点を持ち，且つポリヴェーガル理論を用いてどのように臨床で使えるのかを創作したケースを使って考えたい。

　【相談者はパートで働いている。生活の主たる収入は夫であり経済的な問題はない。夫から殴る蹴るなど身体的暴力は無いが，日常的に夫から「お前は馬鹿だ」「お前が悪い」「役立たず」などと罵倒され，全てを否定，または無視される。自

尊心は粉々にされ，日常生活は恐怖でしかない。夫の一挙手一投足に気を配り神経をすり減らし，全て夫に従う。子どももその様子を見て怯えている。こういった生活が続くことで，相談者は自責感や子どもへの罪悪感，恥を抱える。時を重ねるうちに自分の考えがまとまらず，体調も悪いことから心療内科を受診している。夫を怒らせる自分が悪いと考え，これまで誰にも相談していない。夫から離れたいが，その後の生活を考えると経済的な不安や自信が無いため，辛くても別れられない。】

　このケースをポリヴェーガル理論でみると，身体的暴力がなくても日常的に恐怖感があることで交感神経優位の生活を強いられていることが分かる。罵倒や否定をされて凍りつくこともあるだろう。また自責感や恥を持たされて誰にも相談できず孤立している。これは背側迷走神経だ。子育て中，パート勤務であることから離婚後の経済的な自立が難しいと考えるのは当然で，その無力感も孤立に拍車をかける。孤立することで社会的交流もできず協働調整もできない。恐怖に包まれた家庭環境で神経系は交感神経と背側迷走神経の乱高下の中にあり，心身ともに疲弊していったと思われる。同様に子どもへの影響も多大である。

　身体的暴力が無いから，経済的に困っていないからあなたのDV被害は大したことはない，あなたのわがままだ，本当に辛いなら別れるはずと考える人がいるが，実はそうではない。また別れた，離れたからといって恐怖への反応は終わるとは限らない。これまでの暴力の影響で相談者の神経系は調整不全を起こし，そのパターンを身体は記憶している。そのため安全な環境に避難したからといって調整不全や恐怖への反応は治まらない。

　「起こった出来事ではなく，その人の神経系で何が起きているか」を見ないとDV被害の本当の影響やその後の困難は見えてこない。本質が見えない中で支援を行うと見誤り，被害者を危険にさらし続ける可能性も高まる。

　DV被害者をより安全に支援するにはポリヴェーガル理論は間違いなく必要である。

執筆者略歴
樒木 京子（さわらぎ けいこ）
日本フェミニストカウンセリング学会認定フェミニストカウンセラー，公認心理師，ソマティック・エクスペリエンシング®・プラクティショナー。特定非営利活動法人博多ウィメンズカウンセリング代表。

編者あとがき

　私が初めてポリヴェーガル理論という言葉を聞いたのは，ソマティック・エクスペリエンシング®・トラウマ療法の講座に参加していた時で，この概念はアメリカ人講師から紹介された。ちょうど 11 年前のことである（2023年現在）。SE™講師の高揚した話し方から，何か重要な概念のようだとおぼろげに感じたことを思い出す。当時は書籍もあまり手に入らず，ポージェス博士の論文をまとめた原書（未邦訳）を取り寄せてみたものの，正直なところよくわからない。アメリカ人の友人たちも，「ああ，あのポリヴェーガルの本は，世界で最も効果的な不眠症治療薬だよ」と言って笑っている。つまり，難解すぎて，数ページ読むだけで必ず眠りに落ちる，というのだ。そこから，機会が得られる限り情報収集にあたり，学びを進めてきた。私のトラウマ療法の研究を進める過程で，ポージェス博士の論文をあれこれ当たってみて，最後は研究室に直接連絡を取って教えを乞うことになった。まったく知識ゼロのところからスタートし，全体像が見えてきて，これは世界を揺るがすような理論だと思い，何とか必要な人たちに知らせようと思った。そこで，機会が与えられるままに翻訳書や自著などを出版した。ここ 10 年の私の生活はポリヴェーガル理論一色だったといってもよい。

　ポージェス博士とデイナ氏が編集した，アメリカでの実践報告をベースにした『ポリヴェーガル理論臨床応用大全』（2023 年に春秋社から花丘ちぐさ訳にて出版）の翻訳作業に当たっていたとき，岩崎学術出版社の鈴木大輔氏より，「日本での臨床応用の本を編集してみるのはどうだろうか」とご提案をいただいた。そのときは，まだアメリカから発信されるものをひとつひと

つ拾いあげていくことで精いっぱいだったので、「そのような書籍を編集することはできるのだろうか？」と思った。また、どなたに執筆依頼をしたらよいのだろうかと、雲をつかむような思いだった。そこで、この10年間で出会った研究者や臨床家の皆様のことを一人一人思い浮かべてみると、実際は大変な人数に上った。そのなかには、知り合いなどと言うのは失礼にあたるような、御高名な研究者や臨床家のみなさまもいらっしゃった。実際、緊張しながら執筆依頼をしてみると、どなたも、豊かな腹側で、喜んでお引き受けくださった。本書籍の執筆者の豪華さが、ポリヴェーガル理論の魅力と真価を物語っている。

　また、研究者から臨床家まで網羅したことから、理論と実践が豊かな物語を紡ぎだしているのをお楽しみいただけるはずである。実践あってのポリヴェーガル理論であり、臨床家たちは、日々人々を幸せにすることで、ポリヴェーガル理論の有用性を市井の津々浦々で証明している。それは、人間と生命への力強い賛歌でもある。

　ご寄稿いただいた原稿を読み進めていくと、どんな分野にも課題があることがわかる。課題があるということは、そこに苦しんでいる人たちがいるということでもある。しかし、ポリヴェーガル理論はこうした様々な分野に、ブレイクスルーのチャンスを提供してくれている。私たちが人間らしい反応をすることについて、ポリヴェーガル理論は科学的な説明を与えてくれる。さらには、より人間らしく生きるためにはどの方向に進めばよいのかも、明快に示してくれる。

　ポージェス博士は研究者であり、研究成果を世に出すことによって責務を果たし、社会貢献されている。それを、私たちがどう受け止め、どう生かしていくかが大切だ。ポージェス博士は、近著『Polyvagal Safety』（2024年花丘ちぐさ訳で春秋社より出版予定）の中で、「ポリヴェーガル理論の有用性を否定するために時間を使うのではなく、人類に資する研究のために時間を使って欲しい」と呼びかけている。ポージェス博士からのギフトに秘められた可能性を、どこまで引き出していけるか、それが私たちの手にかかっているのだ。本書に盛られた各稿の豊かさ、深さ、知性のきらめき、実践の力強さ、より良き未来への祈りには、涙を禁じ得ないほどの感動を覚える。これだけの人が、これだけの取り組みをしているのである。私たちの未来は、

きっとより良いものになっていくはずである。そして，ポリヴェーガルの幸せの輪が日本にさらに大きく広がっていくことを祈念する。

　最後に，ご多忙の中，貴重な原稿をお寄せいただいた先生方に心からお礼を申し上げる。ポージェス・カーター両博士からもお心のこもったお言葉をいただくことができ，光栄である。岩崎学術出版社の鈴木大輔氏には，思いもかけないアイディアをご提示いただき，各先生方とのこまごまとしたやりとりをご担当いただき，本書出版を実現していただけたことを心から感謝する。最後に，片時も離れずにそばにいて，サポートし続けてくれるパートナーの山田岳氏と，すっかり自立して顔を見ることが少なくなってしまったが，いつも明るい笑いで満たしてくれる娘に感謝する。また，13年にわたりともに歩み，老犬となった蘭にも，家族になってくれたことを感謝したい。

2023年6月吉日

花丘ちぐさ

索　引

ま行

や・ら・わ行

数字・アルファベット

編著者略歴

花丘 ちぐさ（はなおか ちぐさ）

ポリヴェーガル・インスティテュート・インターナショナル・パートナー，ソマティック・エクスペリエンシング®・ファカルティ。桜美林大学非常勤講師。

早稲田大学教育学部国語国文学科卒業，米国ミシガン州立大学大学院人類学専攻修士課程修了，桜美林大学大学院国際人文社会科学専攻博士課程修了。博士（学術）。公認心理師。社団法人日本健康心理学会公認指導健康心理士。A級英語同時通訳者。

著書に『その生きづらさ，発達性トラウマ？』（春秋社），『なぜ私は凍りついたのか』（共編著，春秋社），訳書にS・W・ポージェス『ポリヴェーガル理論入門』，D・デイナ『セラピーのためのポリヴェーガル理論』，ポージェス＆デイナ『ポリヴェーガル理論 臨床応用大全』，S・ローゼンバーグ『からだのためのポリヴェーガル理論』，M・デラフーク『発達障害からニューロダイバーシティへ』，P・A・ラヴィーン『トラウマと記憶』（以上，春秋社），ケイン＆テレール『レジリエンスを育む』，F・G・アンダーソン他『内的家族システム療法スキルトレーニングマニュアル』，S・マコーネル『ソマティックIFSセラピー』（以上共訳，岩崎学術出版社）などがある。

わが国におけるポリヴェーガル理論の臨床応用
——トラウマ臨床をはじめとした実践報告集——

ISBN 978-4-7533-1220-7

編著者　花丘 ちぐさ

2023 年 6 月 29 日　初版第 1 刷発行

印刷・製本　㈱太平印刷社
───────

発行 ㈱岩崎学術出版社　〒 101-0062 東京都千代田区神田駿河台 3-6-1
発行者　杉田 啓三
電話 03(5577)6817　FAX 03(5577)6837

レジリエンスを育む
──ポリヴェーガル理論による発達性トラウマの治癒
キャシー・L・ケイン他著／花丘ちぐさ，浅井咲子訳
トラウマを癒す神経系のレジリエンスと調整

内的家族システム療法スキルトレーニングマニュアル
──不安，抑うつ，PTSD，薬物乱用へのトラウマ・インフォームド・ケア
F.G. アンダーソン他著／浅井咲子，花丘ちぐさ，山田岳訳
IFS の理論と実践を分かりやすく結びつけたワークブック

ソマティック IFS セラピー
──実践における気づき・呼吸・共鳴・ムーブメント・タッチ
S. マコーネル著／花丘ちぐさ監訳
身体を使ったソマティックな原理と IFS の枠組みの融合

サバイバーとセラピストのためのトラウマ変容ワークブック
──トラウマの生ける遺産を変容させる
J・フィッシャー著／浅井咲子訳
支援者・当事者必携、トラウマ克服のためのワークブック

子どものトラウマと攻撃性に向き合う
──ポリヴェーガル理論に基づくプレイセラピー
L. ディオン著／三ケ田智弘監訳
攻撃性とトラウマをやわらげるためのポリヴェーガル理論の活用

自我状態療法実践ガイド
G. エマーソン著／福井義一監訳
潜在意識にアクセスし自我状態間のコミュニケーションを促進する

実践 子どもと思春期のトラウマ治療
──レジリエンスを育てるアタッチメント・調整・能力（ARC）の枠組み
M.E. ブラウシュタイン他著／伊東ゆたか監訳
トラウマを体験した子どもへの介入の手引き